五色攝生

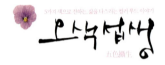

초판 1쇄 발행   2013년 10월 10일
초판 2쇄 발행   2013년 10월 24일

지 은 이   홍영재
펴 낸 곳   MID(엠아이디)
펴 낸 이   최성훈
총   괄   박동준
편 집 장   최재천
구   성   이경선
디 자 인   김선예
마 케 팅   김경문

주   소   서울특별시 마포구 마포동 136-1 한신빌딩 703호
전   화   (02) 704-3448
팩   스   (02) 6351-3448
이 메 일   mid@bookmid.com
홈페이지   www.bookmid.com
등   록   제313-2011-250호 (구: 제2010-167호)

인쇄제본   천일문화사
용지공급   ㈜유아이코퍼레이션

ISBN   979-11-85104-04-1   03510

ⓒ 홍영재, 2013
이 책은 저작권법에 따라 보호를 받는 저작물이므로 무단복제를 금지하며
이 책 내용의 전부 또는 일부를 이용하려면 반드시 저작권자와 MID의 서면동의를 받아야 합니다.

이 책에 쓰인 이미지들 가운데 퍼블릭도메인을 제외하고 저작권자를 확인하지 못해
계약을 맺지 못한 사진들이 일부 있습니다. 저작권자가 확인되는 대로
게재 허락을 받고 통상의 기준에 따라 사용료를 지불하도록 하겠습니다.

책 값은 표지 뒤쪽에 있습니다. 파본은 바꾸어 드립니다.

5가지 색으로 전하는, 삶을 다스리는 컬러 푸드 이야기

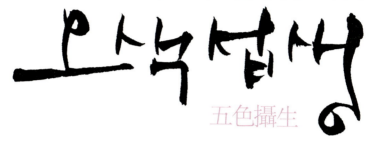

오색섭생

五色攝生

홍영재 지음

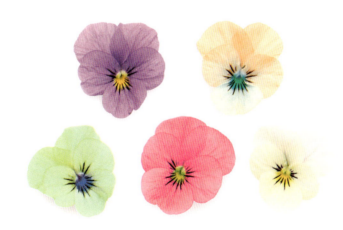

MID

이 책은 의학서적이 아닙니다. 부분적으로 의학적인 권고와 내용을 담고 있다 하더라도, 의학은 항시 변화하는 학문분야로 표준화된 안정성에 주의하여야 하지만 새로운 연구와 임상적 경험이 의학지식의 수준을 향상시킴에 따라 변화가 있을 수밖에 없습니다. 저자는 출판 시까지 알려진 가장 신뢰할 수 있는 정보를 확인하여 기술히도록 노력하였지만 인간의 오류나 의학의 변화가능성의 관점에서 출판사나 저자는 여기에 기술된 모든 정보가 정확하고 완벽하다고 보장할 수 없으므로, 이 책에 기술된 정보의 오류, 누락에 따른 피해나 손해에 대해 책임을 지지 않습니다. 질병이나 질환에 따른 건강 보조 식품을 복용할 경우에는 반드시 전문의와 상의하여 병용에 주의하여야 할 것입니다.

함께 만든 사람들

MID 출판사 프리뷰어 4기

김경희	김윤희	문세은	안후영	이정은
김광진	김은영	박미희	오세영	이정재
김규리	김정미	박은아	오지원	이현지
김매진	김하늬	박진옥	원하라	조현주
김보람	김해조	박춘덕	이미경	조혜원
김성희	김효진	변동근	이승한	최선경
김영은	남기선	변성래	이연경	최순영

● **프리뷰어** : 출간 전 책을 미리 읽고 내용 및 디자인 등에 대한 솔직한 의견을 제시해준 분들로 책의 완성도를 높이기 위한 MID의 특화 프로그램입니다.

프롤로그

아는 사람은 알겠지만, 2001년 가을 필자에게 두 가지 암이 동시에 찾아온 적이 있다. 대장암 말기에 신장암까지 몸 속에 자라 있었다. 대장을 30cm를 넘게 잘라내고 항암치료를 받으며 체중이 15kg 이상이 빠졌다. 수술대와 진료실에서 환자들을 치료하는 일로만 살아왔던 필자에게 수술대와 병상에 누워 환자로 사는 일은 쉽지 않았다. 그 일에 대한 소회는 이미 『암을 넘어 100세까지』라는 책을 통하여 많은 독자, 특히 암 환자와 그 가족들에게 많이 읽혀졌다. 암 치료를 이겨내고 십 년이 훌쩍 지난 지금 누구보다 건강한 몸과 마음으로 사람들을 만나면, 열에 아홉 명이 묻는 질문은 한결 같다. "어떻게 건강 관리를 하고 계시길래 이렇게 건강하신가요?"

21세기의 화두는 단연코 건강이다. 40~50대 몸짱 스타들이 탄생하고, 스타 헬스트레이너, 스타 요리사, 스타 의사들이 탄생하는

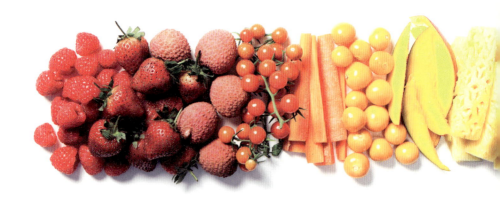

것도 건강이 삶의 화두가 된 시대에 살고 있다는 증거다. 나이와 상관없이 건강하고 아름다움 몸을 가진 사람들을 보며 더 이상 건강과 나이가 비례하지 않는다는 것을 목도하게 되고, 나이보다는 건강이 삶의 질을 좌우한다는 것을 알게 된 사람들은 건강과 관련된 직업을 가진 사람들을 찾게 되었고 그들의 이야기에 귀를 기울인다. 가만히 살펴보면 요즘처럼 방송과 언론에서 건강과 밀접한 사람들이 자주 등장하고 건강에 관한 이야기가 많이 오간 적이 있나 싶을 정도다.

그런데 가만히 보면 모든 건강 프로그램에는 공통된 분모가 있다. 바로 음식이다. 음식으로 못 고치는 병은 약으로도 못 고친다는 말이 있듯이 건강한 음식의 섭취가 건강을 지키는 최우선 조건임을 그 누구도 부정하지 않는다. 이를 반영하듯 음식문화의 트렌드 역시 건강이 된지 오래인데 문제는 건강음식 정보가 너무 많아

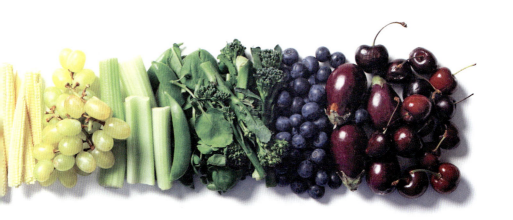

　대체 몸에 나쁜 음식이란 게 있기는 한 걸까라는 생각이 든다는 것이다. 막말로 몸에 좋다는 음식 다 챙겨먹다가는 감당 못할 식비에 허리가 휘겠다 싶다. 어떤 음식은 생전 듣도 보도 못한 것인 경우도 있고, 들어는 봤지만 산삼마냥 귀해 구하기가 여의치 않은 것, 값이 너무 비싸 보통 사람이 평생 한번이나 먹을 수 있을까 싶은 것들도 있다. 과연 그런 식품들도 건강음식이라고 칭할 수 있을까 하는 의문이 든다.

　그럼에도 일단 건강음식이라고 소개되면 귀가 솔깃해지는 것은 사실이다. 특히 암 등의 질병을 가진 경우 가장 먼저 바꾸고 신경 쓰는 것이 음식인 만큼 건강음식의 유혹은 상당하다. 의사인 필자도 혹하게 만드는 건강음식에 대한 넘치는 정보들. 나도 그럴진대 일반인들은 얼마나 건강음식의 취사선택이 어려울까? 그래서 든 생각

프롤로그

이 건강음식에도 지표가 필요한 시점이라는 것이다. 그 지표를 무엇으로 삼아야 할까 고민했고 그 결과물로 이 책을 집필하게 되었다.

심사숙고하여 건강음식의 지표로 삼은 것은 자연 상태의 식품이 가지고 있는 고유의 '색'이다. 식품의 색에는 파이토케미컬^{phytochemical}이라는, 식물이 스스로를 보호하기 위해 만들어 내는 방어물질이자 천연색소를 만드는 물질이 들어있다. 파이토케미컬의 종류는 매우 다양해 식물의 다양한 색을 내며, 색마다 파이토케미컬의 종류가 다르다. 쉽게 말해 토마토가 빨간색을 내고, 호박이 노란색을 내는 등 식품마다 색이 다른 것은 식물이 가지고 있는 이 파이토케미컬이 각기 다르기 때문이다.

이 파이토케미컬은 다른 말로 '식물생리활성영양소'로도 불린다. 우리가 익히 알고 있는 영양소인 단백질, 탄수화물, 지방, 비타민, 무기질과는 전혀 다른 물질로 오직 파이토케미컬을 함유하고 있는 색을 가진 식품을 통해서만 섭취할 수 있다. 인체에 흡수되면 각종 생리활성기능을 통해 항산화 작용, 해독 작용, 항염증 작용, 노화방지, 면역력 강화, 콜레스테롤 저하, 항알레르기 효과, 항당뇨 효과를 나타내 암이나 심장질환, 혈관계 질환, 성인병 등에 아주 탁월한 효능을 발휘한다. 파이토케미컬을 가진 '색'있는 음식을 건강 음식으로 선택한 이유다.

색이 선명할수록 파이토케미컬이 많이 함유되어 있다. 그리고 색마다 함유되어 있는 파이토케미컬의 종류가 다르며, 그에 따른 효능도 다르므로 다양한 색깔의 식품을 섭취하는 것이 매우 중요하다. 대표적으로 빨간색, 노란색, 녹색, 하얀색, 보라색의 컬러 푸드가 있는데 빨간색에는 '라이코펜', 노란색에는 '베타카로틴', 녹색에는 '엽록소', 흰색에는 '안토크산틴', 보라색에는 '안토시아닌' 이라 불리는 파이토케미컬이 대표적으로 함유되어 있다. 이러한 파이토케미컬은 각각의 효능도 다르지만 함께 섭취하면 상호작용으로 조화와 균형을 이루므로 건강하기 위해서는 다양한 색깔음식, 즉 컬러 푸드를 섭취해야 한다.

그래서 이 책은 각 컬러별로 색이 아주 강한, 다시 말해 색마다 다른 각각의 파이토케미컬의 함유량이 높은 건강식품을 소개해 놓았다. 그렇다고 기준이 색에만 국한된 것은 아니다. 이 시대의 많은 질병들은 음식의 과도한 섭취로 발생한다. 어쩌다 한번 먹은 음식 때문이 아니라 습관적으로 먹은 음식이 성인병 등의 주범이다. 그렇다면 건강 역시 그 해답을 음식으로, 그것도 자주 먹는 음식의 변화에서 찾아야 한다. 매일 식탁에 오르는 음식을 몸에 좋은 음식으로 바꾸는 것이 핵심인 셈이다. 그렇기 때문에 색이 강하면서도 주변에서 쉽게 구할 수 있는 것, 자주 먹어도 몸에 해가 되지 않는 것, 가격 부담도 적어 누구나 먹을 수 있는 것을 건강음식의 보조지표로 삼았다.

그리하여 선택된 다섯 가지 컬러 푸드에 각각 네 가지의 식품을 소개하였다. 그 식품들이 컬러 푸드의 전부는 아니지만 적어도 컬러 푸드를 상징할 만한 식품들이라고 자부한다. 혹자는 선택한 식품의 수가 너무 적다고 생각할지도 모르지만 건강식품의 수를 늘리는 것보다는 적은 수의 건강식품이라도 제대로 알고 꾸준히 먹는 습관을 기르는 것이 중요하다고 생각했음을 알아주길 바라는 마음이다. 때론 거창한 진수성찬보다 반찬 몇 개 올리지 않은 소박하지만 정성이 들어간 어머니의 밥상이 입맛을 돋우듯이 하나하나의 건강음식을 소개할 때마다 정성을 다했음을 밝히는 바이다.

사실 필자가 암에 걸리지 않았더라면 이런 책을 쓰기는 커녕 부엌 근처에도 가 보지 않았을 터이다. 항암치료를 받던 시기, 어느 음식 하나 입에 댈 수 없을 때 유일하게 먹을 수 있었던 청국장과 나아가서 일상에서 쉽게 접할 수 있는 우리 음식들을 통해 섭생을 조절하고 건강을 회복하면서 자연스레 음식에 더 관심을 갖게 되었고, 『청국장 100세 건강법』이라는 책을 쓴 것은 물론 직접 식당까지 운영하게 되었으니 어쩌면 이 책은 암이 내게 준 선물과도 같은 책인지도 모를 일이다.

재미로 읽기에도 부족함이 없도록 노력하였다. 색이 있는 건강 음식을 이야기하되, 음식과 건강에만 집중하지 않고, 그 음식과 관련된 다양한 색 이야기와 음식의 역사와 문화 등 음식의 스토리를 곁들여 흥미로운 밥상을 차려보았다. 이 책을 읽은 후에는 아마 소개된 음식을 먹을 때마다 음식과 관련된 이야기들이 떠올라 보다 스토리 있는 음식문화까지 즐길 수 있게 될 것이라고 생각한다. 등잔 밑이 어둡다는 말처럼 건강의 해답 역시 가까운 집 밥의 변화에서 찾아야 함을 기억하며 이제 내가 준비한 건강 밥상을 받아 보시길 바란다.

이 책을 쓰고 있는 와중에 우리나라가 21세기 안에 일본 등을 제치고 세계 최장수국이 될 것이라는 전망을 담은 유엔 보고서가 발표됐다. 유엔 경제사회국(DESA)의 '2012 세계인구전망' 보고서에 의하면 현재까지는 수십 년째 일본이 장수국가 1위를 차지하고 있지만 2045~2050년에는 홍콩이 일본을 제치고 1위가 될 것이며 한국인의 평균 기대수명은 88.4세까지 늘어나 홍콩에 이어 2위가 될 것이라고 한다. 또 2095~2100년에 이르면 한국인의 평균 기대수명은 95.5세로 더욱 늘어나 홍콩과 일본을 모두 제치고 세계 최장수국에 등극한다는 게 유엔의 전망이다. 100세 시대, 100세 시대 했는데 정말 코앞으로 100세 시대가 다가왔다는 것을 이 보고서를 통해 다시 한 번 확인할 수 있다. 더불어 100세 시대의 개막이 우리나라에서부터 시작될 가능성이 높다는 새로운 사실도 알게 되었다.

장수시대가 개막하고, 장수국가가 된다는 것은 반가운 일이다. 그러나 그 전제는 반드시 건강한 장수가 되어야 하며, 개인이 장수시대를 누릴 수 있어야 의미가 있다. 건강한 장수란 늘어나는 수명만큼의 세월을 활동적으로 움직일 수 있는 육체적 건강과 즐길 수 있는 정신적 건강이 바탕이 된 장수를 말한다. 발달된 의과학은 건강하지 못한 상태에서도 삶을 이어갈 수 있게 해 주고 있어 단순히 오래 산다는 것만으로 행복한 장수시대가 도래할 것이라고 희망을 품어서는 곤란하다. 또한 아무리 장수시대가 열리고 장수국가가 된다고 해도 모든 사람이 장수를 할 수 있는 것은 아니라는 사실을 잊어서도 안 된다. 평균 수명이 얼마나 늘어나든 의과학이 얼마나 발전하든 질병에 걸리고, 그로 인해 고통 받고, 사망하는 개인이란 늘 존재하기 마련이니까 말이다. 결국 개개인마다 얼마나 건강을 지키고 유지하느냐에 따라 장수시대의 행복편차가 극심하게 발생하게 되므로 스스로의 건강에 책임을 지고 노력해야만 한다.

2013년 가을

홍영재

목차

● **프롤로그** • 7

● RED

빨강 이야기 • 23
괴테, 색을 말하다 • 23 ｜ 색의 왕, 빨강 • 28 ｜ 조선의 왕들은 왜 빨간색 옷을 입었을까? • 30 ｜ 빨간색의 이중성 • 32 ｜ 빨간색의 힘 • 36 ｜ 빨강, 음식을 물들이다 • 38

건강음식의 대표주자, 토마토 • 44
토마토, 과일일까? 채소일까? • 44 ｜ 의사도 권하는 장수, 건강 음식의 대표주자 • 46 ｜ 토마토의 빨간색, 암과 대적한다 • 49 ｜ 토마토, 잘 먹는 법 • 52 ｜ 토마토, 새롭게 먹는 법 • 54

심장을 지키는 레드와인 • 58
인류의 문명과 함께한 술 • 59 ｜ 왜 화이트와인이 아니고 레드와인 인가? • 64 ｜ 레드와인의 붉은 색이 심장을 지켜낸다 • 67 ｜ 절제의 술 • 69 ｜ 시간으로 완성되는 술 • 72

노화를 막아주는 수박 • 78
우리 땅에 온 500년 된 손님, 수박 • 78 | 여름을 위해 준비한 자연의 선물 • 80 | 초록과 대비되는 수박의 빨간색, 노화를 방지한다 • 82 | 맛있는 수박 잘 고르고 잘 먹는 법 • 88 | 우장춘 박사와 씨 없는 수박 • 92

우리 몸을 맵게 지켜주는 고추 • 95
양념의 힘 • 95 | 매운맛의 비밀, 건강 지킴이 캅사이신 • 97 | 고추의 영양 결정체, 빨간 고춧가루 • 102 | 김치, 고추를 만나다 • 104 | 우리나라 풍습 속의 고추 • 108

YELLOW & ORANGE

노랑과 주황 이야기 • 113
뉴턴, 빛에서 색을 발견하다 • 113 | 빛과 태양, 황금의 색 노랑 • 116 | 화가들을 사로잡은 색, 노랑 • 121 | 생활 속의 노란색 • 124 | 노랑과 빨강의 혼합, 주황 • 129 | 노랑과 주황, 음식을 물들이다 • 130

베타카로틴의 보고, 당근 • 132
우리가 잘 모르는 당근 이야기 • 132 | 당근, 베타카로틴의 보고 • 135 | 채소계의 인삼 • 137 | 당근, 잘 골라 영양가 있게 먹는 법 • 138 | 벅스 바니가 사랑한 음식 • 142

해독의 왕, 호박 • 145
아낌없이 주는 호박 • 145 | 호박의 속은 노랗다 • 148 | 호박, 해독의 왕 • 151 | 다양한 호박 잘 골라 아무지게 먹는 법 • 154 | 호박, 못생기지 않았다 • 162

NASA의 우주식량, 고구마 • 167
NASA가 선택한 고구마 • 167 | 고구마, 대장암을 잡는다 • 174 | 자색 고구마를 먹어라 • 176 | 고구마 VS 감자, 다이어트 식품의 승자는? • 184

나를 살린 황금덩어리 청국장 • 189
청국장의 탄생 • 189 | 황금색 발효의 기적 • 192 | 청국장, 건강을 위한 황금덩어리 • 196 | 청국장을 특별하게 만드는 영양소들 • 204 | 결혼 예물, 청국장 • 207

• GREEN

초록 이야기 • 215
소리에도 색이 있다 • 215 | 자연과 생명의 색, 초록 • 218 | 지친 그대, 초록으로 떠나라! • 221 | 영화 속 외계인의 피는 왜 녹색일까? • 224 | 초록, 사회의 변화를 이야기하다 • 228 | 초록 음식 안에 엽록소 있다 • 230

암 증식을 억제하는 브로콜리 • 233
브로콜리가 녹색 꽃양배추라 불리는 이유 • 233 | 브로콜리를 특별하게 만들어주는 설포라판 • 236 | 브로콜리, 선택이 아닌 필수 • 239 | 건강한 브로콜리 고르는 법 • 241 | 브로콜리에 대한 의과학적 연구결과들 • 246

독을 없애는 푸른 보약, 매실 • 250
역사 속의 매실 이야기 • 250 | 매실, 세 가지 독을 잡는다 • 254 | 매실은 시어야 맛이다 • 256 | 매실은 약으로 먹는 음식이다 • 258 | 일본의 대표음식 우메보시 • 261

태양의 영양소, 매생이 • 264
우리가 해조류를 먹어야 하는 이유 • 264 | 왜 매생이인가 • 266 | 식물성 고단백 식품 매생이 • 268 | 미운 사위에게 매생이국 준다 • 270 | 노벨상을 받은 클로로필 이야기 • 272

초록색 인삼, 시금치 • 275
구해줘요 뽀빠이, 추억의 만화 속 시금치 이야기 • 276 | 채소의 왕 • 277 | 여성과 어린이라면 꼭 챙겨먹어야 할 시금치의 효능 • 279 | 조심해 조리해야 할 시금치 • 282 | 식탁을 풍성하게 만들어 줄 시금치 활용법 • 283

WHITE

하양 이야기 • 289
색 치료에 사용되다 • 289 | 색의 근본, 하양 • 292 | 흰색 교향곡 • 296 | 흰색을 사랑한 우리민족 이야기 • 298 | 푸드의 하얀색 비밀, 안토크산틴 • 303

페니실린보다 강한 항생제, 마늘 • 306
우리나라 마늘의 역사 • 306 | 항암식품의 최고봉 • 308 | 일해백리一害百利 • 311 | 마늘, 구워 먹어도 좋다 • 314 | 김포공항에서는 마늘 냄새가 난다? • 318

면역력 강화의 요정, 버섯 • 321
버섯은 채소가 아니다 • 322 | 맛과 향, 영양의 삼박자 • 325 | 천연조미료를 만들어 먹자 • 329 | 우리에게 익숙한 건강 버섯들 • 331 | 버섯의 왕 송이버섯 이야기 • 336

맵고도 달콤한 로컬 푸드, 양파 • 343

푸드 마일리지food mileage를 아십니까? • 343 | 양파의 역사와 이름에 얽힌 이야기들 • 349 | 이중적인 맛을 가진 양파의 건강 비밀 • 351 | 양파의 다양한 쓰임새 • 355

사람을 닮고, 사람을 살리는 인삼 • 357

사람을 닮았다 • 357 | 인삼의 사포닌은 특별하다 • 363 | 바이러스와 인삼 • 367 | 좋은 인삼 고르는 법 • 370 | 인삼의 변화는 무죄-홍삼 • 375

• PURPLE & BLACK

보라 이야기 • 383

색, 마음과 입을 움직이다 • 383 | 신비의 색 보라 • 386 | 보라색 제비꽃 이야기 • 391 | 카리스마의 색, 검정 • 399 | 스티브 잡스와 검은색 터틀넥 • 404 | 블랙의 새로운 유행, 블랙 푸드 • 410

암을 잡는 가지 • 413

과소평가된 채소, 가지 • 414 | 이규보의 시 속에 드러난 가지 이야기 • 416 | 가지의 보라색 속에 안토시아닌 성분이 들어 있다 • 419 | 항암작용 외의 가지의 효능들 • 421 | 여름에 먹으면 더욱 좋은 가지 • 423

눈 건강을 지켜주는 블루베리 • 429

북미 원주민과 블루베리 • 430 | 눈 건강을 지키는 보라색 첨병, 블루베리의 안토시아닌 • 431 | 신이 내린 선물, 블루베리 • 436 | 여름에 먹으면 더욱 좋다 • 440 | 새로운 베리가 나타났다 • 444

바다를 품은 면역식품, 오징어먹물 • 448

한국인이 사랑하는 오징어 • 449 | 제대로 알고 먹자. 오징어 영양과 효능 • 455 | 오징어먹물주머니 어디에 붙어있나 • 458 | 오징어먹물, 무엇이 좋은가 • 462 | 신기한 오징어먹물 이야기 • 464

신의 선물, 초콜릿 • 467

정신건강을 위한 소소한 선물 • 468 | 초콜릿의 역사 속으로 • 472 | 초콜릿에는 천연 항산화제 폴리페놀이 들어있다 • 477 | 초콜릿과 비만 • 479 | 초콜릿에 대한 기사들 • 484

- **에필로그** • 491
- **참고도서** • 495

RED
—

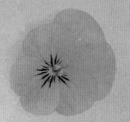

빨강 이야기

괴테, 색을 말하다

『젊은 베르테르의 슬픔』, 『파우스트』 등 시대를 초월한 걸작을 남긴 독일의 대문호 요한 볼프강 폰 괴테 Johan Wolfgang von Goethe 는 알면 알수록 양파껍질을 벗기는 것과 같은 재미를 선사하는 사람이다. 보통 위대한 문학가 정도로만 알고 있는 괴테지만, 사실 그는 여러 가지 직업을 가진, 다채로운 삶을 영위한 사람이다. 색으로 치자면 일곱 색깔 무지개 같다고나 할까.

괴테는 변호사로 활동한 적도 있으며, 그림에 심취하여 이탈리아에서 그림을 배우는 화가로 살기도 했다. 또한 소설가, 시인, 극작가라는 명함 외에도 정치가, 과학자라는 타이틀도 가지고 있었다. 능력도 상당했던지 정치인으로서 바이마르 공국의 여러 공직을 거쳐 결국 재상까지 올라 십 년 넘게 국정에 참여했고, 과학자로서

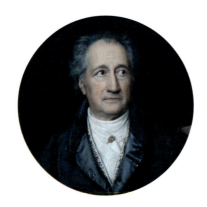

요한 볼프강 폰 괴테

Johann Wolfgang von Goethe at age 79, Joseph Karl Stieler, 1828, 출처 Wikipedia

는 지질학, 광물학, 식물학 등의 자연과학에 지대한 관심을 가지고 꾸준히 연구 활동에 몰두하기도 했다.

심지어 의학에도 족적을 남겼는데, 동물에게만 있고 인간에게는 없던 것으로 여겨졌던 간악골(間顎骨)•을 발견한 것도 괴테다. 간악골의 발견은 괴테가 죽기 1년 전에야 학회의 인정을 받았는데 이 발견은 비교해부학에 지대한 영향을 끼친 중요한 발견이었다. 이 외에

• **간악골(間顎骨, premaxilla)** : 척추동물의 위턱뼈 앞부분의 바깥쪽 안쪽에 위치한 1쌍의 뼈. 포유류는 이 간악골에 앞니가 붙어있다. 사람의 경우엔 태아 때에는 다른 동물들과 마찬가지로 독립된 뼈로 존재하나 출생 전에 상악골과 붙어 상악골의 일부가 되고, 출생 후에는 봉합되어 그 흔적만 남거나 사라진다. 18세기경까지는 인류에게는 간악골이 없는 것으로 여겨졌으나 괴테가 태아의 두개골을 조사하여 간악골과 상악골이 봉합된 흔적을 발견하여 인류에게도 간악골이 존재함을 입증하였다. 이로 인해 간악골과 상악골의 봉합흔적이 되는 경계를 문치봉합, 혹은 괴테봉합이라고 한다. 괴테봉합의 발견은 해부학과 진화학상 중요한 발견이다.

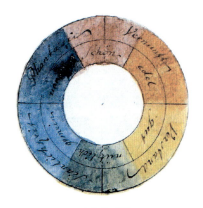

괴테의 색환

goethe color wheel, 1810, 출처 Wikipedia

도 괴테는 「식물변태론」 등의 과학논문을 발표하기도 했으니, 그야말로 다재다능한 천재 중의 천재였던 셈이다.

개인적으로 가장 의외였던 것은 괴테가 빛과 그림자, 그리고 색채에 대해서 유난히 관심이 많았다는 점이다. 아마도 화가로서의 활동이 색에 대한 관심을 불러 일으켰으리라 생각되는데 20여 년의 연구 끝에 『색채론』을 발표했을 정도니 그 관심과 열정이 어느 정도였는지 짐작이 가능하다. 괴테의 색채론에 대한 자부심은 상상을 초월하는데, 그는 자신의 색채론에 대해 이렇게 말하곤 했다.

"내가 쓴 문학작품은 다른 사람도 쓸 수 있었던 것이다.
하지만 색채론만큼은 독창적인 것으로 불멸의 작업이다."

안타깝게도 당시 괴테의 색채론은 과학적으로는 인정을 받지는 못했다. 오히려 매우 오만한 사람이라는 말을 듣게 만들었는데, 빛과 색을 과학적인 입장에서 연구한 뉴턴의 광학론이 대세였던 시대에 주관적인 시각과 철학적인 생각까지 겸비한 그의 색채론은 받아들여지기 힘들었던 탓이다.

괴테는 색이 감성을 가지고 있으며, 도덕성을 겸비하고, 언어처럼 말을 하며, 대중성을 내포하고 있다고 주장했다. 과학자이자 문학가, 예술가였던 그였기에 가능했던 연구가 아니었나 싶다. 그의 색채론은 비록 과학적으로는 외면을 받았지만 많은 예술가들에게 영감을 주었다. 그의 색채론을 읽고 영향을 받아 그림을 그리는 화가들이 생겨났고, 인상주의와 추상미술의 탄생에 색채론이 지대한 영향을 끼쳤다. 미술사를 변화시킨 셈이다. 지금도 미술이나 사진, 영상 등을 전공하는 사람들에게 괴테의 색채론은 필독서나 마찬가지니 과학적 견해를 떠나 색에 대한 괴테의 식견이 놀랍다.

특히나 색이 감성을 가지고 있다는 괴테의 주장은 색채심리학의 시작이나 마찬가지다. 색으로 정신건강을 돕고, 다이어트 등 건강에 도움을 주는 환경에 색을 이용하며, 음식이 가진 색, 즉 컬러 푸드의 중요성이 부각되고 있는 요즘 괴테는 색이 가진 오묘한 힘을 이미 알고 있었던 것이 아닐까 생각해 본다. 혹자는 괴테의 색채론에서 동양사상의 근본이 되는 음양오행의 이치를 본다고 하니 자연의 색을 직

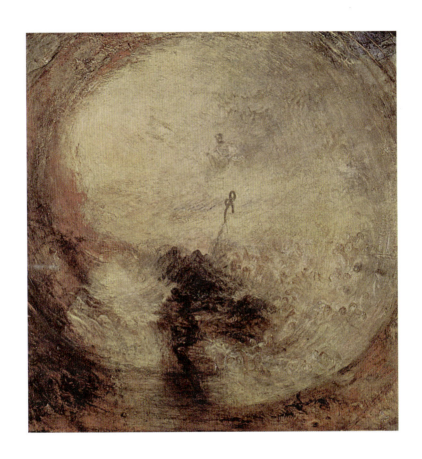

빛과 색채 : 대홍수 후의 아침, 창세기를 쓰는 모세

조지프 말로드 윌리엄 터너(J. M. W. Turner)가 괴테의 색채론을 읽고 영감을 받아 그린 작품.
Light and Colour (Goethe's Theory) - the Morning after the Deluge, Moses Writing the Book of Genesis, 1843, 출처 Wikipedia

시하고, 그 내면을 들여다 본 괴테의 통찰력이 놀랍기만 하다.

> "태양은 안개가 낀 날에는 노란 원반으로 보인다. 중심부는 노란
> 색이고 가장자리는 붉은 색을 띤다. 대기 중에 연기가 생기거나
> 시로코* 바람이 부는 남유럽의 대기조건에서 태양을 둘러싼 구
> 름 전체에서 붉은 빛이 반사된다. 아침과 저녁에 하늘이 붉게 물
> 드는 것은 이 때문이다. 짙은 안개에 쌓인 태양은 붉은 색조로 나
> 타난다. 태양이 떠오를수록, 점점 더 밝은 노란색으로 빛난다."
>
> - 괴테의 색채론 중에서

색의 왕, 빨강

괴테는 빨강을 '색의 왕'이라고 했다. 괴테의 말을 빌자면 파랑은
희미해진 검정이고 노랑은 안개 낀 흰색인 반면 빨강은 무채색의 요
소와는 별개인 아주 독립적인 색이다. 괴테의 말에 공감할 수밖에
없는 것이 빨강이 주는 이미지와 시각적 효과는 너무나 강렬하다.
빨간색이 가진 원시적인 힘과 에너지를 인정하지 않을 수 없다. 어
느 모임이나 파티같이 사람들이 많이 모이는 곳에 가면 빨간 드레스
를 입은 여성이 가장 먼저 눈에 띄는 경험을 누구든 해보았을 것이

● **시로코(Sirocco)** : 좁은 의미로는 남부 이탈리아의 시칠리아 섬에 부는 지방풍. 넓은 의미로
는 지중해 주변의 유럽 및 아프리카 국가에서 부는 고온 건조한 바람을 가리킨다. 사막에서 시
작되는 바람으로 호우나 흙먼지가 섞인 비를 동반하기도 한다.

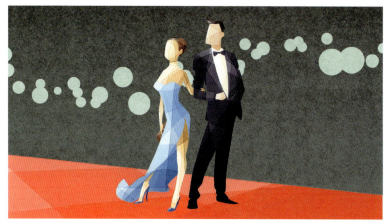

ⓒ 김범석

다. 한마디로 절로 눈이 가는 색이 빨강이다. 주목받고 싶은 사람이라면 빨간색 옷을 입으면 된다.

그래서인지 동서양을 막론하고 빨강색은 권위를 나타내는 색으로 많이 사용되었다. 보통 빨강은 태양과 불을 상징하는 색으로 여겨져 권력자들의 사랑을 받았다. 하늘의 자식, 하늘의 선택을 받은 자라는 주장을 하기에 태양을 상징하는 빨간색만큼 좋은 선택은 없었을 것이다. 여기에 대중들 앞에 서면 단연 주목을 받는 색이니 높은 단상에 서서 위압감을 풍기기에도 좋았으리라.

물론 너도나도 빨간색 옷을 입으면 그 상징성이나 권위성이 훼손된다. 그래서 권력자들은 서민들이 자신과 같은 빨간색의 복장을 하는 것을 탐탁하게 여기지 않았다. 왕이나 귀족 등이 아니면 빨간색을 착용하지 못하게 함으로써 색을 권력과 지위의 수단으로 사용하였다. 빨간색을 귀족의 색이라고 부르는 이유다.

현재에도 이러한 빨간색의 권위는 완전히 사라지지 않았다. 추기경이 입은 붉은색 복장을 보면 자신도 모르게 존경심을 표현하게 되고, 세계의 유명 오페라 하우스의 붉은 카펫을 밟으면 큰 소리를 내면 안 될 것 같은 조심스런 분위기가 느껴진다. 칸느 등 세계 유명 영화제는 물론 우리나라의 영화제는 붉은 카펫을 깔아 영화제를 찾아 준 스타들을 대접한다.

조선의 왕들은 왜 빨간색 옷을 입었을까?

우리나라 조선시대를 배경으로 한 사극을 보면 왕들의 복장이 빨간색 곤룡포袞龍袍인 경우가 많다. 왕의 복식은 용도에 따라 여러 가지였고 그 색도 다양했지만 그중 가장 잘 알려진 것은 역시 붉은 비단에 어깨와 허리 부분에 황금실로 용을 수놓은 곤룡포袞龍袍라 불리는 복장이다. 곤룡포는 달리 용포龍袍 혹은 곤복袞服이라고도 불렸는데 황제나 임금이 시무복으로 입던 정복이다. 즉, 정무를 볼 때 입었던 옷이다.

알고 보면 이 붉은 곤룡포에 서글픈 역사가 숨겨져 있다. 사실 곤룡포는 붉은색만 있는 것이 아니다. 황색, 적색, 흑색, 파란색 등 다

오색섭생

30

안녕하십니까?

제가 이번에 지난 십여 년간 병을 다스리며 건강을 회복하고
많은 강연을 통해 섭생의 중요성을 알려온 내용들을 모아서
컬러푸드에 관한 책을 펴냈습니다.

식품의 색에 들어있는 파이토케미컬 phytochemical 을 살펴 보고,
그 색에 얽힌 음식의 역사와 문화 등에 대한 이야기를 엮었습니다.
'음식으로 못 고치는 병은 약으로도 못 고친다'는 오래된
히포크라테스의 말을 현대적 시각으로 풀어보려 했습니다.

다소 부족하더라도 저의 책에
많은 관심과 성원 부탁드립니다.
감사합니다.

홍영재 배상

* **도서구입문의:** MiD 출판사(704-3448)

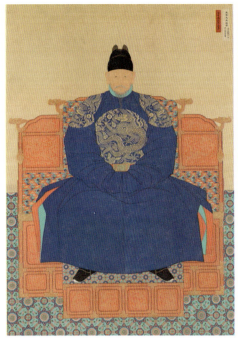 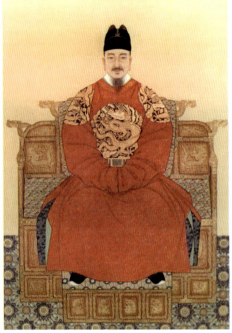

푸른색 곤룡포를 입은	붉은색 곤룡포를 입은
태조 이성계의 어진	세종대왕의 영정
출처 Wikipedia	출처 Wikipedia

양한 색의 곤룡포가 있다. 일반적으로 중국에서 황제는 황색의 곤룡포, 황태자는 적색의 곤룡포를 입었다. 곤룡포의 색으로 황제와 황태자의 지위를 구분한 것이다.

    우리나라 왕들이 황태자가 입는 적색의 곤룡포를 입을 수밖에 없었던 것은 중국의 눈치를 봐야했기 때문이다. 붉은색 곤룡포를 입

음으로써 중국의 황제를 예우한 것이다. 나쁘게 생각하면 황태자의
위치로 격하시킴으로써 중국의 속국임을 인정했다고 볼 수도 있지
만 당시의 정치적 상황이나 전쟁의 빌미를 주지 않기 위한 선택이
었다고도 할 수 있다.

그렇다고 조선의 모든 왕들이 붉은색의 곤룡포만 입었던 것은 아
니다. 조선을 세운 태조 이성계는 청색의 곤룡포를 입었다고 한다.
새로운 왕조, 새로운 세상을 연다는 의미로 해가 뜨는 동쪽을 뜻하
는 청색의 곤룡포를 입은 것이다. 또한 대한제국을 선포하고 왕이
라는 지위를 격상시켜 황제라 칭한 고종과 순종은 황색의 곤룡포를
입었다. 현재에도 우리나라에 왕이 남아있다면 그는 어떤 색의 곤
룡포를 입었을까?

빨간색의 이중성

색 중에서 가장 극단적인 상징성을 가진 것이 빨간색이다. 불과
태양, 심장과 피를 연상시키는 빨간색은 신과 가까운 색으로 여겨
져 신성과 권력, 권위, 생명 등을 의미하기도 하지만 반대로 죽음을
연상시키기도 한다. 과거 이집트에서 "빨갛게 만든다"는 말은 "죽이
겠다"는 의미로 사용하기도 했다.

국가 간에도 빨간색이 주는 고전적 의미가 다르다. 프랑스에서

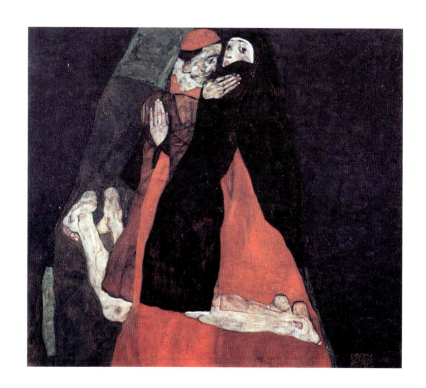

에곤 실레 作, '추기경과 수녀'

구스타프 클림트의 명작 '키스'를 패러디한 작품이다. 클림트의 키스가 황금색으로 따뜻한 분위기를 연출하고 남녀의 표정 역시 황홀한 표정인 반면 에곤 실레는 검은색과 대비되는 붉은색 추기경의 옷으로 금지된 욕망과 권력의 힘, 악마적인 유혹 등을 표현했다.

The Cardinal and Nun (Tenderness), 1912, 출처 Wikipedia

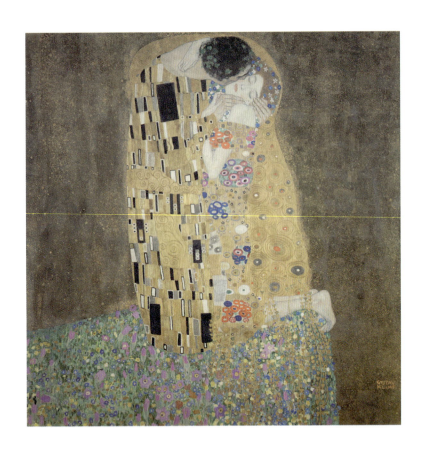

구스타프 클림트 作 '키스'

The Kiss 1908, 출처 Wikipedia

는 빨간색이 박애를 상징하여 국기의 한 부분을 차지하고 있지만, 중국에서의 빨간색은 혁명을 상징한다. 귀신을 물리치는 색으로 여겨져 부적에 사용되며 신년에는 붉은 옷을 입어 복을 기원하기도 한다. 러시아의 경우엔 빨간색은 아름다움을 상징하는 색으로 세계적으로 유명한 붉은 광장은 러시아인들에겐 아름다운 광장이란 의미를 갖는다.

우리나라의 경우엔 빨간색이 갖는 의미의 상징성이 더욱 이중적으로 느껴진다. 왕을 상징하는 색으로 권력과 권위를 상징하며, 음양오행 상으로는 양陽의 기운을 나타내는 귀한 색으로 여겨지는 반면 실생활에 사용되는 빨간색의 의미는 정반대로 나쁜 경우가 많다. 수입보다 지출이 많음을 의미하는 적자赤字를 비롯하여 빨갱이, 새빨간 거짓말, 호적에 빨간 줄이 간다, 빨간 상놈(더할 나위 없는 상놈이라는 뜻), 빨간 딱지 등이 대표적인 예다. 우스갯소리지만 과거에는 빨갱이로 오해받을까봐 빨간 양말이나 장갑도 끼지 않았다는 말이 있었다. 우리 역사의 아픔이 느껴지는 이야기다.

다행인 것은 고통의 역사로 인한 빨간색에 대한 거부감이 이젠 거의 사라졌다는 것이다. 2002년 월드컵 당시 온 국민이 붉은 악마가 되어 서로 얼싸안고 흥겨워한 것은 그래서 그 의미가 더욱 크게 느껴진다. 얼토당토않은 레드 콤플렉스에서 벗어났다는 증거가 아닌가.

이처럼 때로는 생명의 원천으로, 또 때로는 죽음의 상징으로, 아름다움의 결정체로 한편으로는 질투와 분노의 색으로 얼굴을 바꾸는 빨간색. 스위스 태생의 화가이자 색채교육가인 요하네스 이텐Johannes Itten은 빨간색의 이중성을 이렇게 표현하고 있다.

"빨간색은 검은색을 바탕으로 악마적이고 불길한 주황으로부터 감미로운 천사와 같은 분홍에 이르기까지 천국과 지옥의 중간단계를 모두 표현할 수 있다."

악마와 천사가 공존하는 색. 그만큼 빨간색은 치명적인 유혹이며 매혹될 수밖에 없는 색임에 분명하다.

빨간색의 힘

빨간색은 정열적이며 자극이 강한 색이다. 그 어떤 색보다 즉각적인 반응을 불러온다. 그만큼 빨간색이 치료의 목적으로 쓰일 때는 그 효과가 다른 색들보다 빠르고 효과적이다. 색채심리학의 견지에서 보면 빨간색은 사람들에게 동기를 유발시키고, 성적 자극을 주며, 활동적이게 만드는 힘이 있다고 한다. 따라서 부부관계가 원만하지 못하거나, 소극적인 성격의 사람, 활동성이 부족한 사람 등이 빨간색을 가까이 하면 좋다.

손발이 차가운 사람이나 체온이 낮은 사람들의 경우엔 빨간색 장갑이나 양말, 목도리, 의복 등을 착용하면 도움을 받을 수 있다. 실제로 빨간색으로 칠해진 방과 파란색으로 칠해진 방의 온도차를 보면 빨간색으로 칠해진 방의 온도가 1~3도 가량 높게 측정된다고 한다.

빨간색은 식욕을 돋우는 힘도 가지고 있다. 지글지글 소리를 내며 익어가는 붉은 고기를 보고 있으면 절로 침이 꿀꺽 넘어가기 마련인데, 고기 굽는 냄새도 영향이 있겠지만 붉은 고기의 색깔도 식욕을 동하게 만드는 역할을 한다. 식욕이 없는 사람이라면 붉은 색을 띤 음식을 먹거나 그릇이나 식탁 주변을 레드로 장식해보는 것도 좋을 것이다.

이러한 빨간색의 속성을 가장 잘 이용하고 있는 것이 패스트푸드점이다. 패스트푸드점은 인테리어에 빨간색을 많이 사용하여 손님들에게 공복감을 불러일으키는 마케팅 전략을 많이 사용한다. 흥분을 유발하는 빨간색의 또 다른 속성까지 더해져 손님들은 빨리 많이 먹고 재빠르게 자리를 뜸으로써 가게의 매출 및 회전율을 높여준다.

심장이 제 기능을 하고, 피가 맑으며 혈액순환이 잘되면 얼굴에 붉은 기가 돈다. 이를 두고 홍안이란 말을 하는데 붉은 기가 도는 얼굴로 젊어서 혈색이 좋은 얼굴을 가리킨다. 최근 들어 동안童顔 열풍이 불고 있다. 진정한 동안은 바로 홍안이 수반되어야 하는 것이 아닐까 생각해 본다. 홍안이야말로 그저 어려보이는 것이 아니라 건강하게 젊어 보인다는 의미니 말이다. 나이든 사람에게도 홍안은 최고의 칭찬이 될 것이다. 만약 당신이 실연을 당했다면 빨간색 립스틱을 발라보라. 늙어가는 육체가 서럽다면 당장 일어나 빨간색 옷을 구입해 입어보라. 용기를 내야 할 일이 있다면 빨간색 지

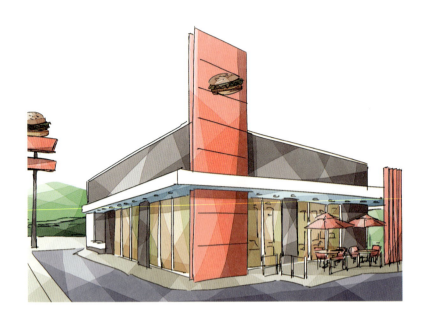

빨간색과 패스트푸드 점

패스트푸드점은 빨간색의 힘을 잘 이용하고 있다. 빨간색은 뇌의 식욕조절중추를 자극해 식욕을 자극한다.
ⓒ 김범석

갑을 사보자. 집이 유난히 춥게 느껴진다면 빨간색 커튼을 달아보는 것도 좋을 것이다.

빨강, 음식을 물들이다

수학에서 1+1은 2다. 그러나 살다보면 인생에서는 수학공식과는 다른 답이 존재한다는 것을 알게 된다. 삶에서 1+1은 때로는 3

이 되기도 하고 100이 되기도 한다. 누구와 혹은 무엇과 만났느냐에 따라 시너지 효과, 즉 윈윈 효과가 발휘되기 때문이다. 물론 그러기 위해서는 짝을 잘 만나야 한다. 그런 면에서 빨간색은 파트너로 삼기에 아주 좋은 컬러다. 빨간색 자체가 가진 이미지가 워낙 강렬하고 효과적이어서 잘만 이용하면 생각보다 훨씬 큰 시너지 효과를 얻을 수 있다.

한 예로 빨간색이 신발과 만나 전 세계 여성들의 마음을 사로잡는 고가의 세계적인 명품 슈즈를 탄생시켰다. 프랑스의 패션 디자이너 크리스티앙 루부탱이 자신의 이름을 따 만든 브랜드의 슈즈는 밑창 전체가 빨간색으로 되어 있다. 발걸음을 옮길 때마다 언뜻언뜻 보이는 밑창의 빨간색의 섹시함은 여성들의 마음을 사로잡았고, 이제 슈즈 밑창의 빨간색은 그가 만든 구두의 트레이드마크가되어 여성들이 가장 소장하고 싶은 명품슈즈로 꼽히고 있다. 할리우드 영화 시상식에 참가하는 여배우들의 절반 정도가 이 크리스티앙 루부탱의 슈즈를 신는다고 하니 얼마나 사랑받고 있는지 알수 있다.

개인적으로 아주 좋아하는 탱고 역시 빨간색과 음악, 그리고 춤이 만난 가장 유혹적인 결과물 중 하나다. 심장 깊은 곳을 울리는, 어딘지 우울하고 슬프면서도 아름다운 탱고 음악과 절제되면서도 강렬한 본능을 간직한 탱고의 춤사위가 여자 무용수의 빨간 드레스

RED

39

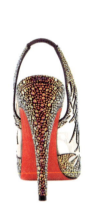
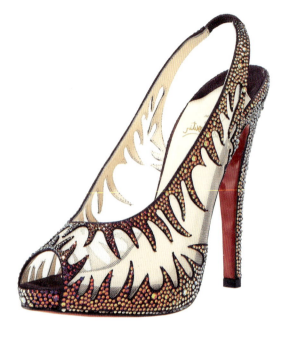

'가장 섹시한 구두'

2010년 가장 섹시한 구두로 선정된 크리스티앙 루부탱의 마랄리나 크리스탈 펌프스. 밑창의 빨간색이 은근슬쩍 시선을 사로잡는다.

www.christianlouboutin.com

위로 펼쳐지면 비로소 탱고가 완벽해진다는 느낌이 든다. 물론 탱고를 추는 여자 무용수가 반드시 빨간 드레스를 입을 필요는 없지만 남자 무용수의 검은 턱시도와 대비되는 빨간 드레스가 주는 시각적 효과야말로 탱고가 주는 느낌을 가장 잘 살린다고 생각한다.

그렇다면 음식은 어떨까? 빨간색이 음식과 만나면, 음식이 빨간

오색섭생

색을 입으면 어떤 시너지 효과를 우리에게 선물해 줄까? 우리가 흔히 쓰는 표현 중에 '익다', '익어간다'는 말이 있다. '과일이 익다' 등 열매나 씨 등이 다 자라서 여물었다는 의미로 쓰이기도 하고, '고기가 익다' 등 날것이 불 등의 열에 가해져 맛과 성질이 달라질 때 쓰이기도 한다. 그 외에도 일이 어느 정도 익숙하고 능숙해질 때는 '손에 익었다', 계절이 혹은 누군가를 생각하는 마음이 깊어질 때는 '봄이 익어간다', '사랑이 익어간다'로 표현하기도 한다. 나이가 들어감에 따라 연륜과 경험이 녹아들어 지혜가 쌓일 때 역시 '삶이 익어간다'는 말을 사용한다.

이처럼 익다, 익어간다라는 말은 대체로 성숙을 의미하고 있다. 어떤 것, 또는 어떤 상황이 완성을 향해 점차 나아가는 상태에 주로 쓰인다. 특히 음식에 '익다', '익어간다'는 말이 쓰일 때는 우리가 먹을 수 있는 음식이 된다는 의미를 내포하고 있으니 과일이나 벼가 익어야만 우리는 비로소 음식을 먹고 즐거움을 느끼며 에너지를 섭취할 수 있게 되는 것이다. 주목할 것은 수많은 익다, 익어간다는 표현 중에서도 우리가 가장 많이 사용하는 것은 '빨갛게 익었다', '빨갛게 익어간다'는 말이라는 사실이다. 과도한 상상일지는

RED

41

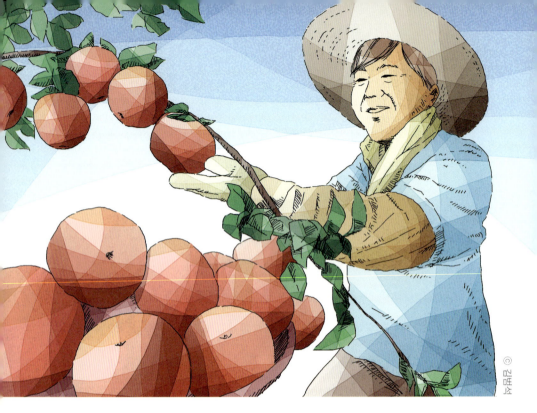

　모르지만 나는 그 이유를 우리가 섭취하는 음식에서 몸에 좋은 많은 음식들이 빨간색을 띠고, 빨갛게 익어야 먹을 수 있고, 빨갛게 익은 상태로 섭취해야 제대로 된 영양소를 얻을 수 있기 때문에 우리가 무의식적으로 '빨갛게 익었다', '빨갛게 익어간다'는 말을 많이 사용하는 것이 아닌가 생각해 본다. 아마 그 무의식적인 정보는 선조로부터 대대로 물려받은 DNA에 입력된 정보가 아닐까?

　실제로 빨갛게 익은 후 먹는 음식들은 빨갛게 익기 전과 확연하게 다른 영양성분을 가지고 있다. 익기 전에는 없던 성분이 새로 생겨나는 것이다. 정확하게 말하면 새로 생겨나는 성분으로 인해 색이 빨갛게 변한다고 볼 수 있다. 대표적인 것이 빨갛게 잘 익은 토마토에 들어있는 '라이코펜'이란 성분인데 이 라이코펜으로 인해 토마토가 빨갛게 변한다. 토마토에는 몸에 좋은 많은 성분들이 함유되어 있지만 라이코펜은 그중에서도 으뜸이다. 라이코펜과 토마토에 대한 이야기는 뒤에서 집중적으로 다뤄볼 예정이므로 넘어가겠지만 결국 토마토를 특별하게 만드는 것은 토마토의 빨간색이라 해도 과언이 아니다.

이처럼 신기하게도 음식들은 제 색깔로 몸에 좋은 음식인지, 아닌지, 언제 먹어야 더 좋은지를 드러낸다. 우리는 이를 알고 그 음식들이 익어서 완성되었을 때 먹기만 하면 된다. 빨갛게 익어가는 음식들은 이렇게 소리치고 있는지도 모른다.

"제가 빨갛게 익으면 그때 드세요!"

그럼 이제부터 빨간색을 입은 음식들 중 반드시 식탁에 올려야 할 레드 푸드에 대해 이야기해보자.

건강음식의 대표주자, 토마토

'음식만으로 환자를 고칠 수 있다면
약은 약통 안에 그냥 두시오.'

- 히포크라테스

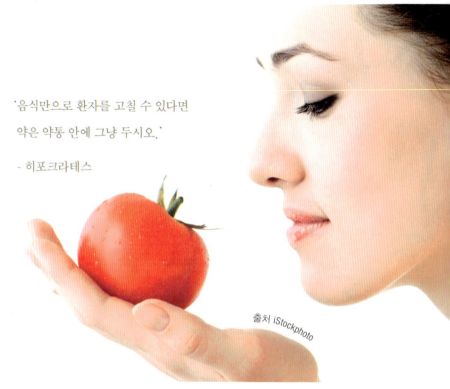

출처 iStockphoto

토마토, 과일일까? 채소일까?

마추피추, 잉카제국이라는 위대한 인류의 문화유산을 가진 나라 남미 페루가 원산지인 토마토는 우리말로 '일년감'이라 한다. 크기와 생긴 것이 감과 비슷하고 일년생 반덩굴성 식물열매이기 때문에 붙여진 이름이 아닌가 싶다. 한자로는 남만시南蠻柿라고 하는데 이는 남쪽에 사는 이민족의 감이라는 정도로 해석할 수 있겠다. 이렇게 이름만 놓고 보면 감의 친구나 먼 친척일 것 같은 토마토. 감이 과일이니 토마토도 당연히 과일 같겠지만 알고 보면 그 정체성이 참으로 모호하다. 누군가는 토마토를 과일이라 하고 또 다른 누군가는 토마토를 채소라고 하니 말이다.

과일인지 채소인지 사람들을 혼동시키기 일쑤인 토마토는 실제로 미국에서 정부와 상인들 사이에서 과일이냐 채소냐를 두고 논란까지 일으킨 전력이 있다. 그 논란이 제법 컸던 모양인지 미국의 대법원에까지 이 문제가 올라갔다. 결국 미국의 대법원은 토마토를 채소라고 판결을 내림으로써 이 분란을 종결지었다.

결론적으로 말하자면 토마토는 채소에 속한다. 만약 시험에 토마토가 과일이냐 채소냐라는 문제가 나온다면 채소라고 적어야 틀리지 않는다. 하지만 심정적으로 여전히 토마토는 많은 사람들에게 과일이라는 이미지를 씻어버리지 못하고 있는 것도 현실이다.

이는 토마토가 과일과 채소의 특성을 모두 가진 덕분에 일어나는 혼란인데 다른 말로 하자면 토마토 속에는 과일과 채소의 영양소가 모두 함유되어 있을 정도로 건강에 좋은 음식이라는 의미도 된다. 그러니 과일이면 어떻고 채소면 어떨까. 건강에 좋은 음식이니 가까이하고 자주 섭취해 주면 더 이상 좋을 것이 없다.

의사도 권하는 장수, 건강음식의 대표주자

서양에서는 오래전부터 '토마토가 빨갛게 익어 가면 (환자들의 수가 줄어들어) 의사들 안색이 파래진다'는 말이 있을 정도로 토마토가 건강음식으로 각광을 받았고, 많은 음식의 재료로 사용되어왔다. 하지만 우리나라에서 토마토가 주목을 받기 시작한 것은 비교적 최근의 일이 아닌가 싶다. 내 기억으로 어린 시절 다른 과일이나 채소에 비해 토마토를 접했던 기억은 적은 편이다. 어쩌다 토마토를 먹어도 생으로 먹었지 요리해 먹은 기억은 없다. 게다가 어린아이의 입맛에는 안 맞았는지 토마토를 내와도 잘 먹지 않아 어머니가 설탕에 재어두었다가 주면 겨우 몇 점 집어 먹은 기억이 난다. 사실 토마토는 설탕에 재어먹으면 그 효능이 떨어져 음식궁합으로 토마토와 설탕은 상당히 안 좋은 편인데 그 당시에는 어머니도 어린 나도 그 사실을 몰랐다. 그저 단맛에 입이 홀렸다.

효능에 비해 푸대접을 받았던 토마토가 각광을 받기 시작한 것은 암, 성인병 등의 발병률이 급속도로 높아지고, 음식을 맛으로 먹던 시대에서 영양을 고려한 섭취라는 식품영양학적인 측면이 대중화되면서 부터이다. 여기에 장수시대의 개막과 웰빙 트렌드가 합쳐져 이제는 오래 건강하게 살기 위해서는 먹는 것부터 고쳐야 한다는 인식이 일반화되면서 사람들은 너도나도 건강에 좋은 음식을 찾기에 혈안이 되었다. 그때 여기저기서 대표적 건강음식으로 꼽힌 첫 번

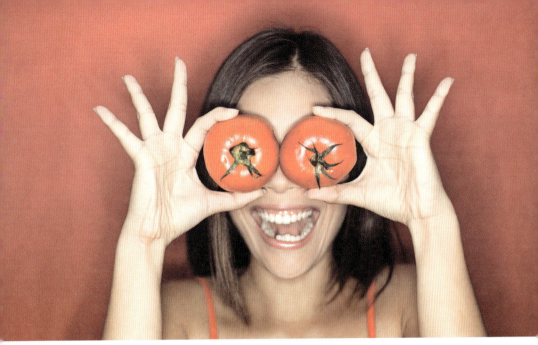

출처 iStockphoto

째 음식이 바로 토마토다. 뉴욕 타임즈는 세계 10대 건강음식에 토마토를 제1순위로 선정해 발표했고, 사람들은 새삼 토마토의 효능에 대해 귀 기울이며 섭취에 더욱 신경을 쓰기 시작했다.

  이제는 건강을 이야기할 때 토마토가 빠지는 법이 없다. 암, 비만, 성인병 등 각종 질병 예방은 물론 장수를 논할 때도 토마토가 가장 먼저 언급된다. 의사들조차 식단조절 및 식습관 변화를 강조하며 토마토를 먹으라고 강조한다. 한마디로 토마토는 세계적으로 제1순위로 인정받는 건강 음식이다. 토마토의 위상이 참 높아졌는데 알면 알수록 그만한 대접을 충분히 받을만한 식품이 바로 토마토다. 여기저기서 하도 토마토를 기사화하고 방송하여 이제는 잘 알

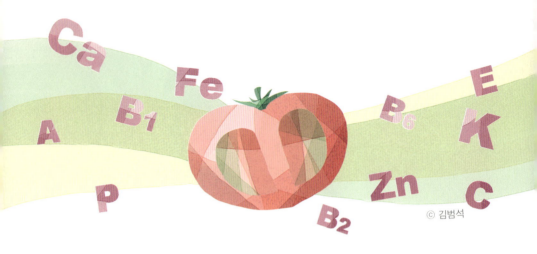

려져 있지만 다시 한 번 토마토의 영양성분을 살펴보아도 좋을 것이라 생각한다.

먼저 토마토의 성분을 보면 95% 이상이 수분이다. 그만큼 칼로리가 낮아 100g당 14kcal밖에 되지 않기 때문에 먹어도 살이 찌지 않는다. 중간크기의 토마토가 약 200g 정도 나가니 토마토 세 개를 먹어도 100kcal가 넘지 않아 각종 성인병의 원인이 되는 비만을 예방하고 다이어트에 효과적이다. 참고로 시중에서 쉽게 구할 수 있는, 전자레인지에 데워먹는 흰쌀밥 제품의 경우 밥 한 공기 정도 분량인 200g 제품은 약 300kcal의 열량을 가지고 있다.

토마토는 칼로리만 낮은 것이 아니다. 칼로리는 낮지만 아무리 먹어도 포만감을 주지 못하면 비만예방이나 다이어트에 별 도움이 되지 않는다. 하지만 토마토에는 '펙틴'이라는 섬유질 성분이 많아 위에 오래 머무르며 포만감을 유발하기 때문에 한 끼 정도 밥 대신 토마토로 식사를 한다면 별 스트레스 없이 다이어트 효과를 볼 수 있다.

토마토만큼 다양한 영양소를 함유하고 있는 식품도 드물다. 칼슘, 인, 철, 아연, 칼륨 등의 각종 미네랄은 물론 비타민 A, B_1, B_2, B_6, C, E, 나이아신, 엽산 등의 비타민이 다양하게 함유되어 있다. 마치 종합비타민제를 보는 것 같다. 특히 비타민 C는 토마토 한 개에 하루 섭취 권장량의 절반가량이나 들어 있어 피부미용과 면역력 향상에 더할 나위 없이 좋다. 이외에도 토마토에는 구연산, 사과산, 호박산, 아미노산, 루틴, 단백질, 당질, 회분, 식이섬유 등이 골고루 함유되어있어 영양소의 총집합 식품이라 할 만하다.

이러니 의사들이 토마토에 안 반하고 배기겠는가.

토마토의 빨간색, 암과 대적한다

아는 사람은 알고 모르는 사람은 모르겠지만 필자는 암과 싸운 경험이 있는 의사다. 대장암과 신장암, 두 가지 암의 진단을 받았지만 수술 후 지금까지 암의 재발 없이 건강하게 살고 있다. 이런 내가 하루도 빠짐없이 꼭 챙겨먹는 음식이 몇 가지 있는데 그 중 하나가 바로 토마토다. 토마토가 대표적인 항암식품이기 때문이다.

토마토의 항암효과는 바로 토마토의 빨간색으로부터 나온다. 토마토의 빨간색은 '라이코펜'이라는 성분에 의해서인데 이 라이코펜

은 우리 몸에서 생기는 활성산소를 막아주어 세포를 젊고 건강하게
함으로써 노화를 예방해줄 뿐 아니라 암을 유발하는 돌연변이세포
의 생성을 억제하는 효과를 가지고 있다. 라이코펜뿐 아니라 토마
토에 함유된 비타민 C와 E, 베타카로틴, 셀레늄 등도 항암효과를
가지고 있다.

특히 라이코펜은 남성의 전립선암, 여성의 유방암 및 대장암 등
의 소화기 계통의 암을 예방하는 데 효과적인 것으로 알려져 있다.
미국 하버드대학의 연구에 의하면 토마토 요리를 주 10회 이상 먹
으면 주 2회 이하 먹는 사람들에 비해 전립선암에 걸릴 위험이 45%
나 낮아지는 것으로 나타났다고 한다.

이외에도 라이코펜은 심장마비의 위험 역시 절반으로 줄이며 혈
전이 생기는 것을 막아줘 심혈관 질환 및 뇌졸중, 심근경색 등을 예
방하는 효과도 가지고 있다. 또한 알코올 분해시 발생하는 독성물질
을 배출하는 역할을 수행하기도 해 술을 많이 마시는 사람의 경우,
토마토를 술안주로 먹으면 해독에 도움을 받을 수 있다. 그래서일
까? 이탈리아 사람들은 술을 먹은 후에는 토마토를 듬뿍 올린 피자
를 먹어 숙취를 해소하고, 서양의 일부나라에서는 보드카와 토마토
주스를 섞어 만든 일명 '블러디 메리 Bloody Mary●'를 해장술로 마시기
도 한다. 술 먹은 다음날 느끼한 피자는 우리나라 사람들의 입맛에
는 맞을 리 없고, 술로 해장을 한다는 게 결코 권장할 방법은 아니겠

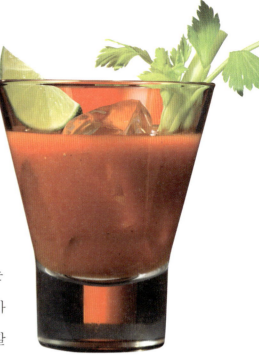

블러디 메리
출처 iStockphoto

지만 그만큼 토마토의 숙취해소 능력을 서양인들은 경험으로 알고 있다는 의미이리라.

입을 열어 말하자면 끝이 없는 토마토의 효능은 여기서 끝이 아니다. 토마토에 함유되어 있는 칼륨은 과도한 염분을 몸 밖으로 배출시켜 고혈압을 예방하는데 도움을 주며, 비타민 K는 칼슘이 빠져나가는 것을 막아 골다공증 및 치매 예방에도 좋다. 그 밖에도 신진대사를 활발하게 하고, 피부탄력을 좋게 하며, 기미를 예방하는 등 피부미용 효과와 부종 및 변비의 완화에도 도움이 된다. 소화가 안 되는 사람도 토마토를 먹으면 소화 기능을 강화시킬 수 있으며 위에도 부담을 적게 줄 수 있다.

- **블러디 메리** : 보드카와 토마토 주스를 넣은 칵테일로, 흔히 해장술이라고 불리기도 한다. '피의 메리'라는 무서운 이름을 가지고 있는 이 칵테일은, 16세기 중반의 잉글랜드 여왕 메리 튜더(Mary Tudor, 1516~1558)로부터 유래했다는 설이 가장 유력하다. 가톨릭교를 부활시키고 신교도를 박해한 것으로 유명한 메리 여왕은, 무자비한 신교도 박해로 인해 '피의 메리'라고 불렸다.

자, 이래도 토마토를 먹지 않을 텐가!

토마토, 잘 먹는 법

기본적으로 토마토는 덜 익은 초록의 것보다 빨갛게 잘 익은 것을 먹는 것이 건강에 훨씬 좋다. 덜 익은 토마토에는 감자의 싹에 있는 독성분과 같은 솔라닌이 들어 있어 잘못 먹으면 복통이나 설사 등을 일으킬 수 있다. 따라서 감자의 싹을 제거해 먹듯이 덜 익은 토마토는 빨갛게 익기를 기다려 먹는 것이 올바른 섭취 방법이다. 비단 독성분이 아니라도 항암작용 등을 하는 '라이코펜' 성분을 섭취하려면 반드시 빨갛게 익은 토마토를 먹어야 한다. 토마토가 빨간색을 띠는 이유는 바로 이 라이코펜 성분 때문이다. 덜 익은 초록의 토마토에는 라이코펜 성분이 현저히 적다.

나아가 빨간 토마토를 어떻게 먹느냐에 따라서도 토마토에 들어있는 영양소의 섭취가 달라지는데 우리 어머니가 그랬듯이 아이들이 토마토를 잘 먹지 않는다고 설탕을 뿌려 주면 영양소의 손실이 크다. 토마토에 들어있는 비타민 B가 설탕을 분해하느라 다 소비되어 정작 인체에는 도움을 주지 못하게 된다. 또 설탕으로 인해 칼로리가 올라가므로 비만을 예방하거나 다이어트에 도움을 주는 효과가 현저히 낮아진다. 따라서 토마토 주스를 집에서 만들어 먹을 때도 설탕을 첨가하지 않는 것이 좋으며 맛이 밋밋하게 느껴진다면 설탕대신 차라리 소금을 조금 첨가해 먹는 것이 낫다.

다음은 토마토를 생으로 먹거나 주스로 갈아 마시는 것이 좋은지, 열을 가해 먹는 것이 좋은지 알아볼 차례다. 보통 채소류는 삶거나 볶는 등 열에 노출되면 영양소가 어느 정도 파괴되는 경우가 많다. 그러나 토마토는 다르다. 특이하게도 토마토는 열을 가해 먹으면 영양분의 체내흡수율이 높아진다. 토마토에 많이 함유되어있는 라이코펜의 경우, 열을 가하면 그 성분이 토마토 세포벽 밖으로 빠져나와 우리 몸에 잘 흡수된다. 그러므로 토마토를 끓는 물에 살짝 익혀 먹으면 생으로 토마토를 먹을 때보다 건강상 훨씬 도움이 된다.

익힌 토마토를 그냥 먹어도 색다른 맛을 느낄 수 있지만 그 맛이 입맛에 안 맞다면 익힌 토마토 요리를 해서 먹기를 권한다. 대표적인 익힌 토마토 요리로는 토마토 스프, 토마토 퓨레, 토마토 케첩 등이 있다. 또한 토마토는 기름과 함께 섭취하는 것이 좋다. 토마토에 다량 함유되어 있는 라이코펜과 지용성 비타민은 기름과 함께 섭취하게 되면 체내 흡수율이 높아진다. 어떻게 토마토를 기름과 함께 요리해 먹을지 고민할 필요는 없다. 우리 가까이에 아주 익숙한 요리가 있다. 바로 토마토 샐러드와 토마토 소스다. 각종 채소와 토마토를 섞어 샐러드를 만들어 먹을 때 올리브유를 살짝 뿌려주면 아주 간단하면서도 쉽게 토마토의 영양소를 제대로 섭취하게 된다. 모차렐라치즈와 토마토를 함께 곁들이는 샐러드인 '카프레제'도 추천한다. 모차렐라치즈와 토마토를 0.5cm로 썰어 슬라이스 하고, 썰어놓은 토마토와 모차렐라치즈를 번갈아가며 얹고 올리브유가 들어간 바질 페스토를 뿌려주면 완성되는 이 샐러드는 맛도 담백하고 치즈로 인해 영양까지 보충되어 한 끼 간단한 식사로도 손색이 없다. 참고로 모차렐라치즈 대신 두부를 응용한 퓨전 샐러드도 영양과 다이어트 두 마리 토끼를 잡을 수 있는 훌륭한 음식이 된다.

마지막으로 올리브유에 마늘과 양파를 볶고 익힌 토마토나 토마토 퓨레 등을 섞어 만드는 토마토 소스는 토마토에 열을 가하고 기름까지 더한 음식으로 토마토의 영양분을 가장 효과적으로 체내에 흡수시킬 수 있는 방법이다. 오늘 토마토 소스를 이용한 토마토 스파게티나, 토마토 소스에 밥을 볶아 먹어보는 것은 어떨까?

토마토, 새롭게 먹는 법

세계적으로 유명한 토마토 요리는 아무래도 토마토 소스를 이용한 스파게티가 아닌가 싶다. 그 밖에도 피자, 리소토, 샐러드, 스프 등에 토마토는 대중적으로 이용되고 있다. 미국, 프랑스, 멕시코, 스페인, 영국, 인도 등 토마토를 이용한 요리를 하는 나라는 수없이

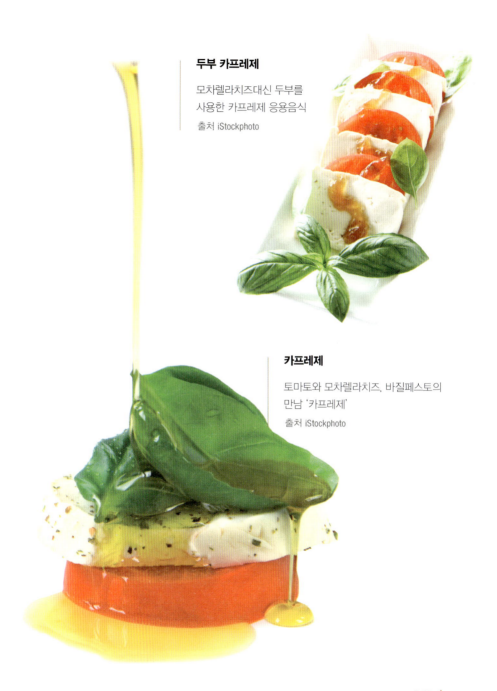

두부 카프레제

모차렐라치즈대신 두부를
사용한 카프레제 응용음식

출처 iStockphoto

카프레제

토마토와 모차렐라치즈, 바질페스토의
만남 '카프레제'

출처 iStockphoto

RED

많다. 하다못해 인스턴트 햄버거, 샌드위치 등에도 토마토가 들어가 있으면 풍미가 남다르게 느껴지고 토마토가 들어있지 않은 것보다 어쩐지 신선한 식감을 느낄 수 있다.

생각해 보면 우리가 섭취에 좀 더 신경을 쓰고 요리에 넣으려고만 마음먹으면 생각보다 응용할 요리가 많은 것이 토마토다. 어쩐지 억울한 기분이 든다. 음식문화와 솜씨라면 세계 어느 나라에도 뒤지지 않건만 왜 우리나라에는 토마토 요리가 좀 더 개발되지 않고 있는지, 토마토 요리가 일상화 될 수 없는지, 그래서 좀 더 우리나라 사람들이 토마토를 많이 섭취할 방법은 없는지 음식점을 운영하는 나부터 고민 좀 해봐야 될 것 같다. 비록 토마토가 우리나라 토속음식은 아닐지라도 이제 세계적인 식품이니 우리나라를 대표할 토마토 음식 하나 나와 주면 좋겠다는 생각도 하게 된다.

물론 예전보다는 주부들이 실생활에서 토마토를 요리에 사용하려고 많은 노력을 하고 있는 것 같다. 어떤 주부는 아이들 볶음밥을 해 줄 때 토마토를 넣기도 한다. 새우와 양파 등 각종 채소, 밥을 올리브유에 볶고 적당한 간을 한 후 토마토까지 적당히 썰어 살짝 한 번 더 볶은 후 스크램블 한 계란까지 함께 섞어주면 아이들의 영양 섭취에 균형이 잡힌 아주 좋은 식사가 마련된다. 커리, 우리나라 말로 카레에도 토마토를 넣고, 하다못해 일본식 된장국인 미소에도 토마토를 넣어 요리를 하는 경우도 보았다. 토마토를 그저 생식으로,

오색섭생

56

기껏해야 주스로 만들어 먹거나 햄이나 계란을 부쳐 먹을 때 토마토케첩을 뿌려먹고 가끔 외식을 할 때 토마토 스파게티를 먹던 때에 비하면 많은 발전이다. 집에서 토마토 케첩, 토마토 소스, 토마토 스프 등을 직접 만들어 먹는 사람들도 꽤 늘었다.

참고로 필자가 운영하고 있는 음식점에서만 맛볼 수 있는 토마토 요리가 하나 있는데, 청국장 전문점답게 '청국장을 품은' 토마토이다. 상큼한 토마토 소스와 구수한 청국장이 어우러진 맛, 서걱거리는 토마토와 달콤한 아몬드처럼 변한 청국장을 씹는 식감 덕분에 이 요리는 우리 음식점 인기 메뉴가 된지 오래다. 맛깔 나는 이 요리의 이름은 사랑을 듬뿍 담은 '허니 토마토'이다. 맛이 궁금하다면 언제든 방문해 주서도 좋다. 더 좋은 것은 이 책을 읽는 독자들이 더 색다르고 맛있는 토마토 요리를 개발해 주시는 것일 테지만 말이다.

허니토마토

ⓒ Design comma

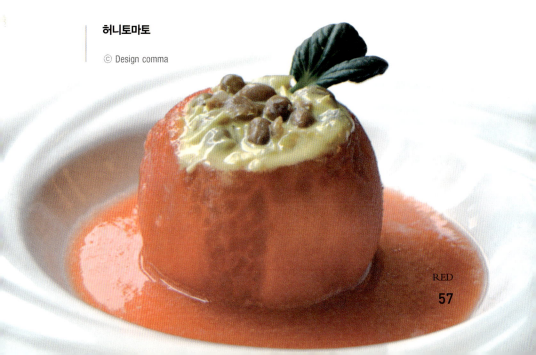

RED

심장을 지키는 레드와인

'신은 물을 만들었지만
인간은 와인을 만들었다.'

- 빅토르 위고

출처 iStockphoto

오색섭생

58

인류의 문명과 함께한 술

프랑스의 화학자이자 미생물학자인 파스퇴르는 화학자로서의 업적도 상당하지만 그보다는 미생물학자로의 업적이 너무 커서 '미생물학의 아버지'로 불리는 사람이다. 현대과학에서 미생물학의 기초를 다졌는데 미생물과 질병의 연관성을 연구하여 전염성 질병의 원인이 미생물이라는 학설을 완성했을 뿐 아니라, 인간과 고등동물에 발생하는 미생물로 인한 전염성 질환을 연구해 질병을 해결하기 위한 예방접종법을 개발해냈다. 대표적으로 세균으로 인한 가축성 전염병인 탄저병과, 닭 콜레라의 예방접종법, 그리고 사람에게도 전염이 되는 바이러스로 인한 광견병의 예방백신 등을 만들어 인류건강에 이바지했다.

파스퇴르의 미생물 연구가 질병의 치료에만 국한됐던 것은 아니다. 사실 그의 미생물연구는 질병치료 이전에 와인과 맥주 제조에 매우 중요한 미생물에 의한 발효와 음식물의 부패에 대한 연구로 큰 성과를 얻었다. 포도주를 쉽게 산패하게 하는 원인균을 연구하여 포도주의 산패를 막는 저온살균법을 개발, 프랑스의 포도주제조업의 발전에 큰 영향을 끼쳤다. 파스퇴르가 고안한 저온살균법은 달리 파스퇴르법이라고도 불리는데 우유에도 적용되어 현재에도 사용되고 있다. 우리나라에 파스퇴르란 이름의 우유가 있는 것도 다 이러한 파스퇴르의 업적 때문이다.

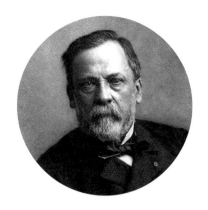

루이 파스퇴르

French biologist Louis Pasteur (1822~1895), 1886, 출처 Wikipedia

최근 들어 발효음식이 주목받으며 발효음식을 과학적으로 입증하고 체계적으로 정립하고자 하는 움직임이 활발한데 파스퇴르는 이미 200여 년 전에 발효음식을 과학적으로 접근한 셈이다. 이러한 업적들로 프랑스인들에게 나폴레옹보다 존경받는다는 그는 와인에 대해 이런 말을 남겼다.

'한 병의 와인에는 세상의 어떤 책보다 더 많은 철학이 있다.'

와인애호가들은 파스퇴르의 말에 전적으로 동의할지 모른다. 와인을 즐기기는 해도 애호가라고는 할 수 없는 나는 와인에서 철학까지 엿보는 행운을 누리질 못했지만, 포도주의 긴 역사에 대해서는 놀라지 않을 수가 없다. 생각보다 포도주의 역사가 너무 오래

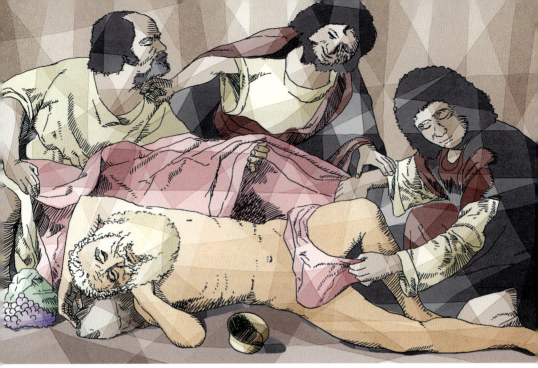

ⓒ 김범석

됐기 때문이다. 조금 과장하자면 와인은 인류의 역사와 함께 했다고 해도 과언이 아니다.

많은 발명과 발견이 그렇듯 포도주가 인류 문명에 처음 등장한 것은 아마도 우연으로 추측된다. 원시인들이 포도를 밟아 짜낸 과일즙이 우연이라는 기적을 만나 마법처럼 발효되면서 포도주가 탄생했고, 그 맛을 본 인류가 감탄하면서 포도주 제조방법이 대대로 내려온 것이 지금까지 이어지고 있는 것이다.

구약성서 창세기에는 노아가 포도주를 먹고 취해 벌거벗은 모습을 기록하고 있는데 이것이 사실이라면 포도주는 지금으로부터

RED

61

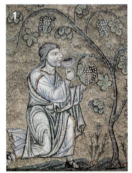
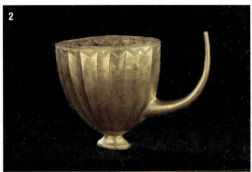
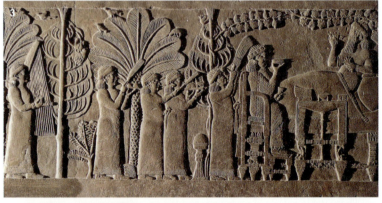
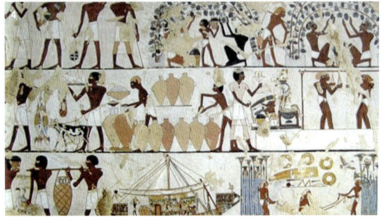

오색섭생

약 6천 년 전에도 존재했다고 볼 수 있다. 그 역사만큼 포도주에 관련된 유적도 상당하다. 옛 소련에 속해있었지만 독립한 조지아• 부근에서는 BC 6000년경 신석기 시대의 포도주 양조와 관련된 벽화가 발견되었고, BC 4000년경 고대 메소포타미아의 상형문자에는 포도주에 대한 기록이 있다. 바빌로니아의 함무라비법전에는 포도주의 양을 속여 판 사람을 물속에 집어넣었다는 기록이 남아있다.

고대 이집트인들은 장례식에 포도주를 사용하였으며, 히브리인들은 포도주 애호가였다고 한다. 고대 로마인들 역시 포도주를 사랑했다. 로마 신화에 의하면 포도주 제조법은 제우스의 아들 바커스(그리스 신화에서는 디오니소스, 로마신화에서는 바카스, 바쿠스, 바

• **조지아(Georgia)** : 러시아식으로 그루지야(Gruziya)라고 불렀다. 그러나 1991년 소비에트연방(현 러시아)에서 독립한 후 그루지야는 전 세계에 자국을 조지아(Georgia)로 불러달라고 요청하였다. 미국의 조지아(Georgia)주와 철자가 같아 혼동될 수 있으나 우리나라를 비롯한 세계 각국은 이를 받아들여 공식국가 명칭을 그루지야에서 조지아로 부르고 있다. 참고로 조지아 국민들이 스스로 부르는 국가명칭은 사카르트벨로(Sakartvelos)이다.

1	**노아의 포도**	2	**포도주잔**
	베니스 마르코 대성당 타일 벽화		메소포타미아
	6세기 경, 출처 Wikipedia		B.C 2500, 출처 Wikipedia

3	**아시리아 궁전 벽화**	4	**이집트 피라미드 벽화**
	아시리아 아슈르바니팔 궁전 벽화, 포도나무와 와인을 마시고 있는 모습		포도재배 및 양조를 하고 있는 고대 이집트인들의 모습
	B.C 545, 출처 Wikipedia		B.C 1450, 출처 Wikipedia

커스 등으로 불린다)에 의해 인간에게 전해졌다. 그래서 로마인들은 바커스를 숭배했으며, 포도주를 만들어 유럽전역에 수출했다. 그 배경에는 포도를 수확하고 포도주를 생산하기 적합한 이탈리아의 토양과 기후가 한몫했겠지만 당시 로마인들의 포도주 제조기술은 17~18세기의 과학적인 근대적 양조기술과 별반 차이가 없다고 하니 놀랄 일이다. 지금도 이탈리아는 포도주 박물관이라고 불릴 정도로 다양한 포도주를 생산하고 있고, 포도주 산업이 발달되어 있는데 그 기반은 고대 로마인들로부터 생성되어 이어져 온 산물이다.

포도주의 역사, 알면 알수록 놀랍지 않은가? 까마득한 세월을 거슬러 올라간 그 어느 곳에서 지금 나와 마찬가지로 포도주가 담긴 잔을 기울이는 사람들이 존재했다는 생각을 하면 포도주의 맛에 깊이가 더 생기는 것 같다. 그건 아마 역사의 맛, 인류 문명의 맛이 아닐까.

왜 화이트와인이 아니고 레드와인인가?

앞서 언급했지만 몇 년 전 미국의 시사주간지 뉴욕 타임즈는 세계 10대 건강식품을 선정하여 발표했다. 토마토, 귀리, 블루베리, 녹차, 마늘, 연어, 브로콜리, 견과류, 레드와인, 시금치가 그 주인공이다. 모두 익숙한 음식들이고 마음만 먹으면 주변에서 쉽게 구할 수 있는 음식들이지만 새삼스럽게 주목을 받았다. 지금도 건강 음식하면 이 타임지가 선정한 음식들이 주로 거론되고 있고, 신문이나 언론에서 건강관련 기사나 프로그램에 빠지지 않고 뉴욕 타임즈 선정 건강음식이라고 시시때때로 언급되니 그 위력이 놀랍다면 놀랍다.

뭐, 경위야 어떠하건 많은 사람들이 건강음식에 관심을 가지게 되고 찾아 먹게 되는 계기가 된다면야 좋은 일이니 사람의 건강과 생명을 책임지는 의사로서는 감사하는 마음을 가지고 있다.

그런데 세계 10대 건강음식을 보며 이런 의문을 가진 사람들이 있을 것이다. 음주는 각종 성인병 및 암을 유발하는 등 각종 질병의 원인이라는데 어떻게 술의 일종인 와인이 건강식품으로 꼽혔을까? 그리고 와인이면 와인이지 왜 꼭 집어 레드와인만을 건강식품으로 꼽았을까? 화이트와인이나 로제와인, 샴페인, 스파클링 와인 등은 건강에 좋지 않나?

이 궁금증을 풀기 위해서는 와인에 대해 조금이라도 알아야 한다. 그래서 간단하게나마 와인에 대해 이야기하고자 한다. 먼저 와인의 종류다. 와인은 그 생산지에 따라, 포도의 종에 따라, 탄산함유의 유무에 따라 분류되기도 하고, 깊게 세분하자면 끝이 없이 다양하게 분류될 수 있다. 하지만 가장 일반적이고 쉬운 분류는 와인의 색깔에 따른 것으로 보통 레드와인, 화이트와인, 로제와인(핑크

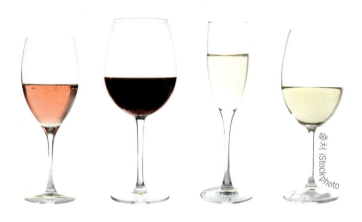

와인이라고도 함)으로 나누는 것이다.

　레드와인은 우리가 흔히 말하는 적포도로 만들어진다. 껍질째 적포도를 넣어 술로 만든다. 반면 화이트와인은 청포도를 원료로 하거나 껍질을 벗긴 적포도로 만든다. 로제와인은 레드와인과 화이트와인의 중간색인 연한 핑크색을 가진 와인이다. 레드와인과 화이트와인을 절반씩 섞어 만들거나 적포도로 즙을 짜다 연한 핑크색을 띠면 중간에 껍질을 벗겨내 적포도 껍질에 담긴 색소가 덜 우러나오게 하는 방법으로 만들어진다.

　바로 이 각각의 와인을 만드는 포도 원료의 차이가 와인의 색을 결정하고, 나아가 와인의 함유된 성분까지도 변화시킨다. 적포도를 원료로 하고 껍질과 씨까지 함께 으깨 발효시키는 레드와인에는 건강에 좋은 다양한 폴리페놀 성분이 많이 함유되어 있는 반면 청포도나 껍질을 벗긴 적포도를 원료로 하는 화이트와인에는 폴리페놀 성분이 레드와인에 비해 상당히 적다. 로제와인은 색과 맛, 성분 모든 면에서 레드와인과 화이트와인의 중간이라고 보면 된다. 이런 차이가 나는 이유는 폴리페놀 성분이 청포도보다는 적포도에, 또 과육보다는 껍질과 씨에 많이 들어있기 때문이다. 그리고 폴리페놀 함유량의 차이가 타임지가 레드와인의 손을 들어준 이유다. 폴리페놀이 대체 무엇이기에? 이 질문에 대한 대답은 바로 아래 기다리고 있다.

레드와인의 붉은 색이 심장을 지켜낸다

서양에서는 고대 이집트나 바빌로니아 시대부터 와인을 질병 치료에 이용해 왔다고 한다. 의학의 아버지 히포크라테스 역시 '적당량의 와인은 질병을 치료할 수 있다'고 했다. 현대의 의학자들 역시 반대의 의견은 아니다. 특히 레드와인이 질병예방의 효과가 큰 것으로 보고 있다. 한 예로 식생활에서 다른 서양 국가들과 마찬가지로 육류와 지방섭취량이 많은 프랑스인들의 심장질환이 미국의 3분의 1에 불과한 것은 레드와인을 즐겨먹는 프랑스인들의 식습관이라고 많은 의학자들은 생각한다. 미국의 한 종합병원에서는 환자들에게 일정량의 적포도주를 마시게 함으로써 심장발작을 반으로 줄였다는 보고도 있다. 레드와인에 어떤 비밀이 숨겨져 있기에 이런 일들이 가능한 것일까?

적포도를 껍질째 발효시키는 레드와인에는 탄닌, 카테킨, 심플페놀, 프라보놀, 레스베라트롤, 안토시아닌 등의 '폴리페놀'이 다양하게 함유되어 있다. 폴리페놀은 대표적인 항산화작용을 하는 물질로 노화를 방지하고 세포가 늙어가는 것을 예방해 준다. 특히 각종 심장질환 예방에 레드와인의 효능이 탁월한데 그 이유는 폴리페놀이 우리 몸에 안 좋은 콜레스테롤인 LDL$^{Low Density Lipo-Protein}$이 혈관에 들러붙어 혈관이 좁아지거나 혈전이 생기는 것을 막아 동맥경화를 억제하고, 나아가 동맥경화로 인한 심근경색 등의 심장질환 및 뇌경색 등을 예방해 주기 때문이다.

포도주의 붉은 색을 내는 폴리페놀의 일종인 안토시아닌은 우리 몸의 활성산소를 제거하는 항산화역할을 한다. 항산화물질은 피부노화를 방지하고 감염을 방지할 뿐 아니라 세포손상을 막아주어 암세포가 발생하지 않도록 해주는 강력한 항암물질이다. 레드와인에 포함된 또 다른 폴리페놀 성분인 카테킨과 레스베라트롤 역시 항암작용으로 암을 예방하는 효능을 가지고 있다. 놀라운 것은 폴리페놀은 알코올을 만났을 때 더욱 활성화되고 흡수가 잘 된다는 것이다. 알코올과 폴리페놀이 같이 함유되어 있는 레드와인은 그래서 더 각별하고 건강에 좋은 음식이 된다.

참고로 포도를 발효시키지 않고 즙만 내서 먹는 포도주스에도 폴리페놀 성분이 들어 있다. 하지만 알코올이 함유된 음식이 아니므로 레드와인보다 폴리페놀의 효능은 떨어진다. 레드와인에는 폴리페놀만 있는 것이 아니다. 각종 유기산과 비타민 미네랄이 함유되어 있어 스트레스 해소에 도움을 주고 감기 등의 질환을 예방해주며, 소화를 촉진해 준다.

이러고 보니 포도주를 생명의 술이라고 부르는 이유를 알 것도 같다. 시간이 지날수록 깊어지는 맛을 내는 포도주가 살아 숨 쉬며 변해가는 술이라는 이유도 있겠지만, 그만큼 사람의 건강을 지켜주는 술이기에 그런 것이 아닐까. 시간과 함께 성숙해가는 변화의 술, 인간의 역사와 함께 한 술, 끊임없이 문화와 접목되는 술, 건강을 지키는 술… 포도주의 매력에 나도 빨려 들어갈 것 같다.

절제의 술

'술 익는 마을마다 타는 저녁놀'

대한민국 사람이라면 누구나 한번쯤 읽어봤을 박목월 시인의 시 '나그네'의 한 구절이다. 어렸을 때 시험공부를 목적으로 읽었을 때는 몰랐던 시인의 감성이 나이가 드니 절로 느껴진다. 아마도 그 마을은 길목으로 접어드는 순간부터 술이 익어가는 달큼한 냄새가 진동을 하여 나그네의 입맛을 다시게 할 것이며, 고된 발걸음을 잠시 쉬어가도록 유혹할 것이다. 자연까지 다가올 저녁을 알리며 붉게 물드니 나그네는 얼마나 빨리 머물 곳을 찾아 쉬고 싶을 것인가. 사방을 붉게 물들이는 저녁놀은 술이 익어가듯 하늘을 물들이며 마을 전체를 감싸오니 적막한 시골 마을은 한 폭의 풍경화가 되리라. 누군들 그 풍경화 속에 들어가 자신조차 풍경화 속의 한 점이 되어 머물고 싶지 않을까. 그러나 나그네는 잠시 쉬고 다시 길을 떠나야 할 운명이니 나그네의 목을 축여 줄 한잔 술은 그만큼 소중하고 안타까우리라. 지친 여정을 시원함으로 달래주며 다시금 길을 떠날 힘을 줄 게다.

술이란 이처럼 잘 먹으면 인생의 시름을 달래주는 선물이 되지만 잘못 마시면 인생과 건강을 망치는 주범이 된다. 예외는 없다. 건강에 좋다는 레드와인 역시 마찬가지다. 혹시나 건강에 좋다는 이유를 들어 레드와인을 폭음할 분들을 위해 건강을 위해 레드와인을 잘 먹는 방법을 이야기하고 넘어가야겠다.

레드와인의 색깔은 꽤 다양하다. 기본적으로 붉은색을 띠지만 보라색 혹은 자주색, 밝은 붉은색, 어두운 붉은색, 오렌지색, 벽돌색 등 차이가 난다. 보라색이나 자주색의 레드와인은 담근지 그리 오래되지 않은 와인이고 오렌지색이나 벽돌색에 가까울수록 오래된 것이다. 와인애호가들이야 당연히 담근지 오래된 레드와인을 선호할 테지만 건강을 위해서라면 굳이 비싼 오래된 와인을 고집할 필요가 없다. 그보다는 오히려 붉은색이 짙은 와인을 골라 섭취하는 것이 건강에 도움이 된다. 붉은색이 짙다는 것은 안토시아닌 성분이 많이 함유되어 있다는 의미이기 때문이다.

또 와인의 맛, 바디감 등 때문에 고민하는 분들도 있을 텐데 기본적으로 가장 좋은 와인은 남들의 평가에 따라 달라지는 것이 아니라 자신의 입맛에 맞으면 그게 가장 좋은 와인이다. 한마디로 괜히 친구 따라 와인 마실 필요는 없다는 말이다. 섭취량은 하루 한두 잔이 가장 적당하다. 500mL 맥주잔으로 한두 잔 들이키고 적당량을 마셨다고 우기는 분들은 없겠지만, 와인 한두 잔의 양은 110mL~300mL 정도다.

되도록 식사와 함께 와인을 마시고 가급적 조금씩 마신다. 와인은 절제의 술이다. 원샷을 하는 술이 아니라 먼저 색을 보고, 향기를 맡고, 마지막으로 한 모금 맛을 음미하는 술. 식사 중간 중간 가족들과 이야기를 나누며 레드와인을 마신다면 가족의 화목을 도모함은 물론 식사시간이 저절로 길어지고 레드와인으로 건강까지 챙기는 일석삼조의 효과를 얻을 수 있다.

와인만 마실 때에는 치즈를 곁들이면 좋다. 와인과 치즈는 찰떡궁합인 음식이다. 와인을 지나치게 많이 오랫동안 마시면 치아가 부식될 가능성이 있는데 치즈와 함께 먹으면 치즈에 함유된 풍부한 칼슘이 이를 막아주는 역할을 한다. 참고로 레드와인보다 화이트 와인이 훨씬 치아를 많이 부식시킨다.

알코올로 인한 문제가 있거나 질병이 있다면 몸에 좋다고 무턱대고 마시지 말고 의사와 상의하며 섭취여부를 결정하는 것이 좋다. 과유불급이라고 했다. 아무리 몸에 좋은 음식도 지나치면 독이 될 수 있다. 그것은 음식의 잘못이 아니라 음식을 먹는 사람의 잘못이다. 기본적으로 나쁜 음식은 거의 없다. 음식을 잘못 먹는 사람이 있을 뿐이다. 이 점을 명심하자.

시간으로 완성되는 술

시간이 약이란 말이 있다. 살아보니 이 말만큼은 시대를 초월한 진리임을 알겠다. 어떠한 고난과 역경이 닥쳐도 "이 또한 지나가리라" 스스로 외치며 위안할 수 있는 힘을 시간은 가지고 있다. 시간은 음식에도 약이 된다. 음식 맛은 정성이란 말처럼 정성이란 이름의 시간을 들인 음식이 맛이 좋고 건강에도 유익하다. 느리게 만들고 느리게 먹는 이런 슬로우푸드에 대해서 레드와인에 대해 쓰면서 다시금 생각해 보게 됐다. 장수 웰빙시대의 개막과 더불어 패스트푸드가 천대받고 슬로우푸드가 각광받는 것은 당연해 보인다.

패스트푸드란 익히 알고 있는 바와 같이 굉장히 간단한 조리과정을 거치는 음식들이다. 빨리 만들어지고, 빨리 먹을 수 있다. 바쁜 현대인들에게는 안성맞춤인 음식인 셈이다. 그러나 작용이 있으면

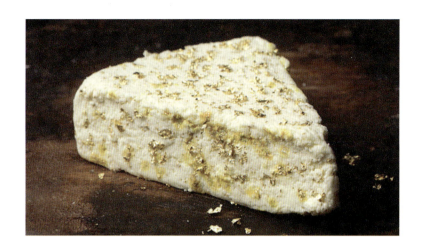

세상에서 가장 비싼 치즈

2011년 영국의 한 유제품 업체가 크리스마스를 맞아 선보인 세상에서 가장 비싼 화이트 스틸턴 치즈. 화이트 스틸턴 치즈 속에 식용 금가루와 리큐어(과일 향신료 등을 섞어 만든 술)가 촘촘히 박혀있어 일반 스틸턴 치즈보다 67배나 비싼 가격인 100g 당 60파운드(한화 약 10만원), 1kg 당 608파운드(약 100만 원)가 책정됐다. 세계 3대 블루치즈의 하나인 스틸턴 치즈는 영국 치즈의 왕으로 불린다.

출처 www.therichest.org

반작용이 있고, 얻는 것이 있으면 반드시 잃는 것이 있는 것이 자연과 인생의 법칙이듯 빨리 먹을 수 있는 것이 패스트푸드의 득이라면, 잃는 것은 알다시피 건강이다. 햄버거, 피자, 닭튀김, 라면, 각종 3분 요리 등으로 대표되는 패스트푸드는 열량, 지방, 나트륨, 인공첨가물의 함유량이 많아 성인병을 비롯한 각종 질병의 원인이 된다.

패스트푸드가 대량생산의 공장음식이라면 슬로우푸드는 장인이 만든 물건과 같은 음식이다. 요리하는 사람이 직접 신선한 재료를 구해 다듬고, 썰고, 조리하는 과정 모두에 시간이 걸리지만 각자의 입맛에 맞게 요리할 수 있고, 인공첨가물 대신 자연첨가물을 사용하며, 나트륨의 함량을 조절하는 등 먹는 사람의 건강을 배려하게 된다. 요리하는 사람이나 먹기 위해 기다리는 사람이나 시간을 두고 기다려야 하는 음식이지만 그 속에 정성이 있고, 마음이 깃들어 있으니 기다림의 미학을 충분히 발휘할 가치가 있다.

기다림의 미학이 음식문화 깊숙이 스며든 나라가 바로 우리나라다. 전통적인 우리나라 음식은 시간을 소요하지 않는 것이 없다. 밥이며 나물, 각종 국이나 찌개류 모두 뚝딱 만들어지지 않는다. 고추장, 된장을 비롯한 장류나 김치, 짱아찌, 젓갈 등의 절임음식들은 또 어떠한가. 모두 짧게는 몇 개월 길게는 몇 년을 기다려야 하는 슬로우푸드 중의 슬로우푸드다.

이러한 슬로우푸드에는 발효의 과학이 숨어 있다. 제대로 보관하지 않은 우유는 어느 정도의 기간이 지나면 상해서 못 먹는다. 하지만 발효라는 과정을 거치면 요구르트가 되고 치즈가 되어 오랜 시간이 지나도 먹을 수 있고, 건강음식으로 탈바꿈하게 된다.

음식이 지닌 가치도 급상승한다. 잘 숙성된 오래 묵은 된장과 간장을 보관하고 있는 종갓집에는 그 장을 얻기 위한 사람들의 발걸음이 끊이질 않는다. 듣기로 어느 대기업의 회장님은 장으로 유명한 종 갓집에서 사온 장으로 만든 음식만 입에 대신다고 한다. 모르긴 몰라도 그 장의 값은 시중에서 파는 장의 가격과는 상당한 차이가 나리라. 수작업으로 만든 오래된 치즈나 돼지 뒷다리를 오랜 시간 건조시킨 스페인의 생햄 '하몽Jamón' 역시 그 가격이 만만치 않다. 시간의 투자가 음식의 명품을 탄생시키는 것이다.

투자한 시간이 길어질수록 명품이 되는 대표적인 음식 중 하나가 바로 포도주다. 짧게는 몇 개월 길게는 몇 백 년을 숙성시키는 포도주는 해가 지날수록 맛이 깊어지고 값어치가 상승한다. 시간으로 완성되는 술이 바로 포도주인 셈이다.

포도주 중에서 제일가는 포도주는 무엇일까? 취향에 따라 다르겠지만 와인 애호가들이 평생 단 한번만이라도 맛을 보고 싶어 한다는 프랑스 부르고뉴지방의 '로마네 꽁띠Romanée-Conti'라는 와인이 세계 최고의 와인중의 하나로 꼽힌다.

와인전문가 라맹Ramain은 "체리향기를 품고, 빛나는 루비의 빛깔을 지니고, 섬세한 부드러움을 지닌 위대한 와인"이라고 로마네 꽁띠를 극찬했다고 한다. 어떤 이는 그 맛이 벨벳과 같은 바디감, 고혹적인 향, 미스터리를 담은 맛이라고 하니 과연 세계최고의 와인이라는 명성이 괜히 얻어진 것이 아닌가보다. 역사도 깊다. 프랑스의 국왕 루이5세의 장조카인 꽁띠 왕자Prince de Conti, 1717~1776가 로마네

RED

75

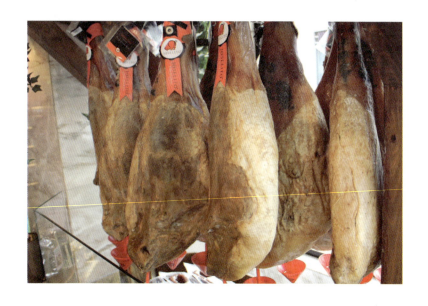

하몽

돼지 뒷다리를 소금과 후추에 절여 1년 이상 건조시키는 하몽. 하몽은 이렇게 매단 상태로 건조시킨다.

출처 Wikipedia

하몽은 얇게 저며 먹는 것이 일반적이다. 훈제하거나 익히지 않고 건조만으로 만들어진 생햄으로 겉은 단단하지만 잘라내면 속은 생고기의 맛이 그대로 살아있다. 적포주와 곁들여 먹으면 풍미가 더해진다.

출처 beberycomer.wordpress.com

지역의 포도밭을 사들이면서 포도밭에 자신의 이름을 붙였다고 한다. 지금의 명성은 분명 세월이 쌓아올린 양조기술의 경험과 노력 덕분일 것이다.

로마네 꽁띠는 세계에서 가장 비싼 와인으로도 알려졌다. 2007년 5월 크리스티 경매장에서 로마네 꽁띠 1985년산 빈티지는 우리 돈으로 약 2억 2천만 원에 낙찰된 바 있다. 한낱 술 한 병에 매겨진 가격이 그 정도라니 정말 놀랍지 않은가? 물론 모든 로마네 꽁띠가 그 정도 가격을 하는 것은 아니지만 한 해 6천병 내외만 생산되는 로마네 꽁띠는 구하기도 어렵고 비싼 와인임에는 분명하다.

와인애호가가 아닌 것이 다행이다. 로마네 꽁띠를 맛보는 것을 평생의 소원으로 삼지 않아도 되니까. 난 그저 오늘 밤 내 입맛에 맞는 적당한 가격의 와인을 한잔 하며 이런 상상이나 해 볼까 한다. 언젠가는 우리나라 어느 종갓집에서 만든 몇백 년 된 장 한 단지가 크리스티 경매장에서 몇 억에 팔리는 모습 같은 것.

로마네 꽁띠

로마네 꽁띠는 한 해 약 6천 병 내외만 생산된다.
출처 www.romanee-conti.com

노화를 막아주는 수박

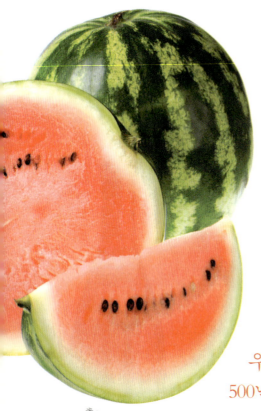

출처 iStockphoto

'수박은 이 세상 제일의 사치품으로, 한 번 맛을 보면 천사들이 무엇을 먹는지 알 수 있다.'
- 마크 트웨인

우리 땅에 온 500년 된 손님, 수박

봄바람이 불고, 벚꽃이 피었다가 지고, 햇살이 점점 여물어가며 어깨 위를 따뜻하게 지지는 느낌이 들면 어김없이 과일가게 한 귀퉁이를 점령하기 시작하는 달덩이같이 생긴 녀석이 있다. 수박이다. 녀석의 등장은 이제 여름이 얼마 안 남았다는 신호탄이나 마찬가지다. 그런데 알고 보면 이 녀석, 참 염치없다. 채소인 주제에 과일가게의 주역처럼 떡 하니 자리를 차지하고 있으니 말이다. 그렇다. 토마토와 마찬가지로 수박 역시 과일이 아닌 채소에 속한다. 쌍떡잎식물 박목 박과에 속하는 덩굴성 한해살이풀이 녀석의 진정한 정체다.

박과에 속한다니 어쩐지 우리나라 토종 식물일 것 같지만 그것도 아니다. 원산지는 머나먼 아프리카다. 고대 이집트 시대부터 재배되었다고 하니 약 4천 년 전부터 재배된 뿌리 깊은 역사를 가진 식물이다. 세계 각지에 퍼져 분포되기 시작한 것은 약 500년 전부터다. 우리나라에는 고려말 홍다구洪茶丘라는 사람에 의해 개성에서 처음 재배되었고, 조선시대에 보편화되었다. 조선시대 '연산군일기'에도 수박 재배 기록이 남아있다. 우리나라에 정착한지도 500년 이상이 된 것이다.

반세기를 넘게 이 땅에서 살았으니 우리 땅에서 나는 제철과일이다. 어느 땅에서 자라 어느 경로를 따라왔는지, 그 과정에서 무엇이 뿌려지고 얼마나 오래된 것인지 알 수 없는 수입과일과는 차원이 다르니 마음 놓고 먹어도 좋다. 참고로 우리나라 토종수박으로는 지역특산물인 무등산 수박이 있다. 특이하게도 무등산 수박에는 줄무늬가 없다. 하지만 그 맛은 월등하게 좋아 임금님께 바치는 진상품으로 사용되었다. 지금도 무등산 수박은 보통 수박보다 비싼 값에 거래되고 있다.

여름을 위해 준비한 자연의 선물

우리나라 선조들은 참 운치가 있고 지혜로웠다. 계절을 구분하기 위해 사용한 24절기마다 절기에 맞는 놀이문화와 먹을 것 등을 통해 자연을 즐기고, 이웃 간에 화합을 도모하고, 시름을 달래고, 전통을 계승시키고, 건강까지 챙겼으니 말이다.

절기에 먹었던 선조들의 음식을 보면 정말 놀랍다. 뭐하나 허튼 것이 없다. 한 예로 봄의 시작을 알리는 입춘立春에는 궁중에서는 오신반五辛盤을 임금님 수라상에 올렸다. 오신반은 움파, 산갓, 당귀싹, 미나리싹, 무싹, 파, 다섯 가지 시고 매운 나물을 겨자와 함께 무치는 생채 요리다. 이것을 먹으면 겨울 동안 움츠렸던 오장에 기운을 통하게 하여 건강하게 해준다고 했다. 겨울 동안 나물을 먹기 힘들었을 시절, 봄과 함께 나물을 섭취해 비타민 등의 영양소를 섭취하고 봄기운에 나른해지는 몸과 마음에 활력을 부여한 것이다.

민가에서도 이를 따라 눈을 뚫고 돋아난 햇나물을 뜯어 무쳐 먹었으니 이는 세생채細生菜라고 했다. 입춘날 세생채를 이웃과 나눠먹는 풍습도 있었는데 이는 입춘채라고 하였다. 생각건대 아마도 서

오색섭생

80

로의 집에 있는 햇나물을 주고받으며 정을 나누기도 했지만 그 과정에서 서로에게 없는 나물들을 얻어먹음으로써 보다 다양한 영양섭취가 가능했을 것이다.

이렇듯 절기음식 속에는 그 계절마다 건강을 도모하기 위해 꼭 필요한 음식들이 들어 있다. 24절기뿐만이 아니다. 우리민족 4대 명절인 설, 한식, 단오, 추석과 초복, 중복, 말복의 삼복에도 선조들은 건강을 위한 지혜가 담긴 음식들을 먹어왔다.

그중 기가 허해지고 더위에 심신이 지치는 삼복에는 빠뜨리지 않고 꼭 챙겨먹는 음식이 있었으니 바로 수박이다. 물론 개를 잡아 개장국(구탕, 보신탕이라고도 함)을 끓여 먹거나, 중병아리를 잡아 계삼탕鷄蔘湯, 즉 영계백숙을 끓여먹기도 하고 팥죽을 먹기도 했다. 팥죽을 먹으면 더위를 먹지 않고 질병에도 걸리지 않는다고 여겨졌다.

다시 수박이야기로 돌아가자면 선조들이 삼복, 그중에서도 여름 더위의 시작과 끝인 초복과 말복에 수박을 챙겨먹었는데, 수분손실이 많은 여름, 수분이 95%를 차지하는 수박을 먹음으로써 갈증을 해소하고 수분을 보충해 더위를 이겨내는 지혜를 발휘한 것이다.

수박이야말로 여름을 보내는 인간을 위해 자연이 준비한 선물이라도 봐도 과언이 아니다. 한 여름, 더위를 피해 산간계곡에서 물에 발을 담그는 탁족濯足을 하며 시를 읊고, 자연경관을 즐기는 풍류를 알았던 우리의 선조들. 그들 곁에는 보다 차게 먹기 위해 계곡물에 담가둔 수박이 있었다.

참고로 우리 선조들은 복날 탁족은 즐기되 계곡에 몸을 다 담가 목욕을 하는 것은 피했다고 한다. 복날 목욕을 하면 오히려 건강을 해친다고 생각했기 때문이다. 과유불급이라고 여기에도 덥다고 너무 차가운 것만 찾으면 오히려 해가 된다는 선조들의 지혜가 담겨 있는 것만 같다.

초록과 대비되는 수박의 빨간색, 노화를 방지한다

초록색이 선명한 수박은 호랑이처럼 검은색 줄무늬를 가졌다. 풍채도 어느 채소와 과일보다 크고 좋다. 그래서인지 과일가게의 수많은 과일 속에서도 시선을 사로잡으며 제 존재를 당당히 어필한다. 그런 수박을 반으로 자르면 이번에는 초록색과 하얀 속껍질과 함께 강렬히 대비되는 붉은 속살이 드러난다. 검은 씨앗을 품고 있는 붉은 속살은 보는 것만으로도 침을 꼴깍 넘어가게 하는 효과가 있다. 자연의 색이 만들어낸 조화가 놀랍다.

은은하게 퍼져 나오는 수박향은 또 어떤가. 수분의 냄새를 가득 품고 있으면서도 상큼한 풀꽃 내음이 나기도 하는 수박향은 시원하고 달콤한 과육을 당장이라도 입으로 가져가 즐기고 싶게 만든다. 수박의 유혹이다. 이러한 수박의 영어명이 참 재미나다. 영어로 수

오색섭생

82

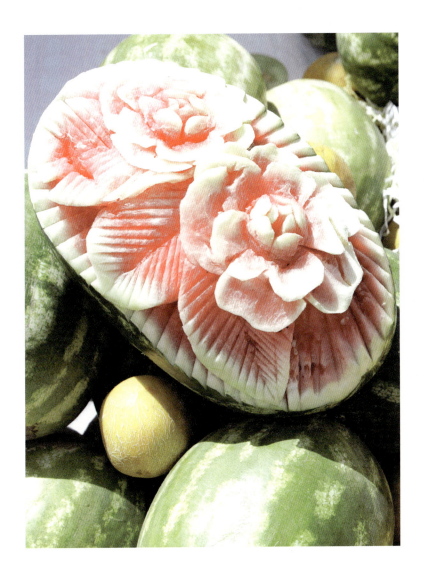

수박으로 만든 화려한 공예작품들

수박은 껍질이 단단하고 겉과 속의 색깔이 선명하게 달라 공예 작품의 소재로 많이 이용되기도 한다.

출처 iStockphoto

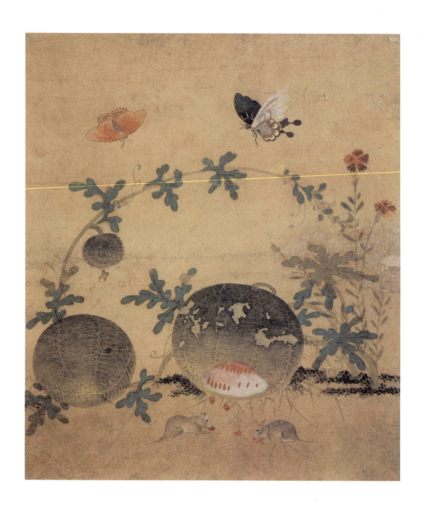

신사임당의 10첩 초충도(곤충과 식물을 그린 그림)

병풍 중 처음을 장식하는 '수박과 들쥐' 그림. 수박은 옛 그림에서 다산과 자손번성의 의미를 담고 있다. 국립박물관 소장.

출처 Wikipedia

박은 'watermelon'이다. 물멜론이라니 우리말로 그냥 풀어내니 이름이 우습다. 그러나 수박의 특징을 아주 잘 드러낸 이름이기도 하다. 이름에서 알 수 있듯이 수박에는 수분함량이 많다. 약 95%가 수분이다. 그래서 우리나라에서도 '물 수'자에 '오이 과'자를 써서 수과水瓜라고 부르기도 한다.

수분이 많이 들어있으니 당연히 여름철 갈증해소에 좋고 피부보습 효과도 뛰어나다. 수분은 많지만 100g당 약 20~30kcal로 열량은 매우 낮아 다이어트를 하는 사람들에게도 도움이 된다. 또 수박에는 아미노산과 아르기닌이라는 '시트룰린' 성분이 들어 있어 체내에 쌓여있는 독성물질을 배출하는 해독작용과 이뇨작용을 한다. 게다가 아르기닌은 간의 효소생성을 촉진하여 간을 건강하게 하는데 도움을 주어 숙취해소의 효과도 가지고 있다. 수박을 먹으면 소변을 많이 보는데 이것은 수박이 몸 안의 독성물질을 해독하여 소변으로 원활하게 배출시키기 때문이다.

수박에 많이 함유된 칼륨과 구연산 역시 이뇨작용을 도와주어 부종과 염증을 가라앉혀준다. 이중 칼륨은 몸 안의 과다한 나트륨의 배출에 없어서는 안 될 성분인데 나트륨 섭취가 많은 우리나라 사람에게 칼륨이 많이 함유된 수박만큼 좋은 음식이 또 없다. 이밖에도 수박에 함유된 과당과 포도당은 지친 몸에 활력을 주며 과육과 껍질에 풍부하게 들어있는 비타민과 무기질은 피부미용과 피로회복에도 효능이 있다. 수박씨에는 불포화 지방산과 리놀렌산이 함유되어 있다. 이 성분들은 고혈압과 동맥경화를 예방해주므로 수박을 먹을 때에는 씨까지 함께 씹어 먹으면 더욱 좋다.

무엇보다 수박을 특별하게 만들어주는 것은 수박의 빨간색 과육에 함유되어 있는 '라이코펜'이다. 앞서 말한대로 라이코펜은 활성산소를 없애주고 세포들의 노화를 막고, 심장질환과 암을 예방해주는 대표적인 성분으로 알려져 있다. 자궁암, 유방암, 췌장암, 위암, 전립선암 등 대부분의 암에 예방 효능이 있는 이 강력한 노화방지, 항암성분은 그동안 토마토에 많이 함유되어 있는 것으로 알려져 있지만 사실 수박은 라이코펜을 앞서 소개한 토마토나 적포도주보다 3~6배 높게 가지고 있다.

실제로 2002년 미국의 농무부[USDA] 산하 농업연구소[ARS]는 품종이나 재배환경에 따라 차이가 있지만 생체이용효율이 높은 라이코펜을 수박이 토마토보다 40%나 많이 가지고 있다는 연구결과를 공개했다. 그러고 보면 수박은 버릴 데가 없는 음식이다. 껍질부터, 과육, 씨까지 모조리 영양덩어리다. 수박의 꽃말인 '큰마음'처럼 아낌없이, 생긴 것처럼 통 크게 모두 주고 가는 식물인 것 같다.

40대 이상인 분들은 반드시 수박을 가까이 하고 자주 섭취하기를 적극적으로 추천해 드린다. 심장질환, 암, 성인병이 결코 남일 같지 않게 느껴지기 시작하는 40대부터는 이 모두를 예방해주는 데

오색섭생

수박만큼 좋은 음식이 없기 때문이다. 참고로 필자 역시 암이 발병한 이후 지금까지 수박을 아주 가까이하고 있다. 특히 여름, 수박이 제철일 때에는 하루도 빠지지 않고 먹으려고 노력한다. 차가운 청량음료대신 냉장고에 넣어둔 수박을 잘라 먹으면 입만 잠깐 시원한 것이 아니라 몸 전체가 개운해지는 것이 아주 기분이 좋아진다.

마지막으로 수박에 대한 재미난 연구결과가 있어 소개하고자 한다. 몇 년 전 미국의 텍사스 A&M 대학의 과일·채소 개량센터 비무 파틸Bhimu Patil 박사팀은 수박에 발기부전 치료제인 비아그라와 비슷한 효과를 내는 식물성 미세영양소phyto-nutrients가 다량 함유되어 있다는 연구결과를 발표했다. 수박의 섭취로 실제로 비아그라를 복용하는 것 같은 효과를 내기는 어렵겠지만 참 흥미로운 연구결과다. 대체 수박의 효능은 어디까지인지 놀랍기만 하다. 오늘밤, 아내와 연인과 좀 더 섹시한 밤을 보낼 계획이라면 수박 한통을 사서 먹어보는 것은 어떨까?

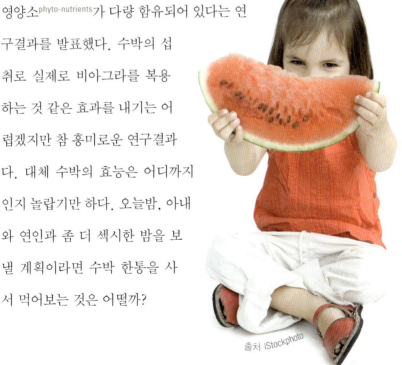
출처 iStockphoto

맛있는 수박 잘 고르고 잘 먹는 법

과일가게 앞에서 수박을 고르는 사람들에겐 공통된 특징이 있다. 모두들 좋은 수박을 고르기 위해 수박을 통통 쳐보고, 그 소리를 듣는 것이다. 과연 이 방법이 좋은 수박을 고르는 방법일까? 맞는다면 어떤 소리를 내는 수박을 찾기 위해 두드리는 것일까? 지금부터 맛있고 신선한 수박을 고르는 법을 알아보자.

우선 수박은 꼭지가 싱싱하고 줄무늬가 모이는 배꼽부분은 작은 것을 고르는 것이 좋다. 또한 줄무늬 수가 많고 줄무늬 모양이 뚜렷한 것, 줄무늬의 검은색이 진한 것이 좋은 수박이다. 이렇게 겉모습을 보고 난 후에는 수박을 두드려 본다. 두드렸을 때 맑은 소리가 나는 것이 싱싱하고 잘 익은 수박이다. 그리고 무엇보다 제철인 여름에 수확된 수박이 최고다. 이런 방법으로 잘 고른 수박은 섭씨 2도 이하에서 냉장 보관하여 먹으면 맛있다. 수박의 단맛이 저온에서 더욱 증가하기 때문이다.

수박을 칼로 잘라 빨간 과육을 먹는 방법 외에 수박을 잘 먹는 방법은 없을까? 수박을 먹을 때에는 빨간 과육만 먹지 말고 하얀 속껍질부분과 검은 씨도 함께 먹으면 좋다. 시트룰린 성분이 속껍질 부분에 많이 함유되어 있고, 검은 씨에는 불포화지방산 및 칼슘, 무기질 등이 풍부하게 함유되어 동맥경화 등을 예방해 주기 때문이다. 그러나 사실 수박을 먹으면서 하얀 속껍질까지 일부러 먹는 사람

오색섭생

88

은 드물다. 빨간 과육과 함께 조금은 속껍질을 섭취하게 되지만 대부분의 속껍질은 버리게 된다. 검은 씨도 마찬가지다. 먹기는커녕 오히려 씨를 골라 먹기가 싫어 수박을 먹지 않는다는 사람도 있다.

이런 분들을 위해 소개하고픈 요리가 있다. 바로 수박의 하얀 속껍질을 이용한 무침이다. 만드는 방법은 간단하다. 빨간 과육을 다 먹고 남은 수박껍질에서 파란 겉껍질 부분을 칼로 잘라 하얀 겉껍질만을 남긴다. 그후 하얀 속껍질을 먹기 좋은 크기로 썰어 소금에 20~30분간 절인다. 절인 속껍질의 물기를 짠 후 다진 마늘, 고춧가루, 매실액, 식초, 고추장, 파 등을 넣어 무치면 새콤달콤 맛있는 무침요리가 완성된다.

사실 이 요리는 음식 귀한 줄 알았던 옛날에는 많이 해 먹었던 요리다. 그러나 어느 순간부터 사라지더니 지금은 가정에서 쉽게 해 먹지 않는 요리가 되어버렸다. 건강도 챙길 수 있고, 먹고 나면 부피가 커 뒤처리가 쉽지 않은 수박껍질의 부피까지 줄여 쓰레기봉투 값도 아끼고 나아가 환경까지 생각하는 일석 삼조의 요리니 부디 많은 사람들이 다시 식탁에 올리길 바라는 마음이다.

물김치를 담글 때 무 대신 수박 속껍질을 이용해도 좋다. 익은 물김치를 먹어보면 무를 넣었을 때와 다르지 않은 맛에 놀랄 것이다. 그래도 수박 속껍질이 남아서 처치곤란이라면 속껍질을 얇게 잘라내어 팩에 활용해도 좋다. 비타민 C가 풍부하게 함유된 수박속껍질

팩은 오이마사지 만큼 피부에 좋다.

수박의 검은 씨는 깨끗이 씻어 말린 후 프라이팬에 볶아 먹으면 좋은 주전부리가 된다. 볶을 때 소금을 조금 뿌려주면 술안주로도 그만이다. 중국 사람들은 씨앗 볶음을 많이 먹는데 그중에서도 수박 씨를 볶은 것을 남녀노소 가리지 않고 즐겨 먹는다.

수박을 더 시원하게 즐기고 싶다면 수박주스를 만들어 먹자. 이상하게 다른 과일주스보다 수박주스를 만들어 먹는 사람이 적은 것 같은데 수박주스의 맛을 보면 그 시원함과 맛에 반할 것이다. 방법은 매우 간단하다. 껍질을 제거하고 검은 씨를 빼낸 수박을 약간의 꿀이나 시럽을 넣어 갈면 된다. 수박 자체에 수분함량이 많기 때문에 따로 물을 첨가할 필요는 없지만 약간의 얼음을 넣어 함께 갈아주면 더 시원하게 마실 수 있다. 이때 검은 씨를 빼내는 이유는 검은 씨가 맛을 변질시킬 수 있기 때문이다.

참고로 수박은 토마토, 당근, 브로콜리 등과 궁합이 잘 맞는 식품이다. 따라서 주스 등을 만들어 먹을 때 함께 넣으면 영양이 더욱 풍부해진다. 특히 삶은 토마토와 수박을 함께 먹으면 숙취해소에 아주 효과적이고 건강에도 좋다.

이밖에도 수박을 이용한 대표 요리로는 간식이나 디저트로도 좋은 화채가 있는데, 수박과 여러 가지 과일을 먹기 좋게 잘라 우유를 넣어 먹는다. 화채를 만들 때 사이다를 사용하거나 사이다와 우유를 섞어 만드는 사람들이 많은데 우유만을 넣는 것이 훨씬 건강에 좋다. 우유에 넣은 수박화채는 시간이 지남에 따라 수박의 빨간색이 우유에 물들어 옅은 핑크색으로 변해 보기에도 예쁘다. 수박을 비롯한 과일에는 당분이 많이 함유되어 있으므로 굳이 설탕 등을 넣어 먹을 필요도 없다. 굳이 더 단맛을 원한다면 꿀을 넣어 먹도록 하자. 수박주스를 만들어 우유에 섞어 만드는 방법도 단맛을 보충해 줄 수 있다. 우유 대신 오미자차나 오미자 엑기스를 물에 섞어 만든 오미자 수박화채도 별미다.

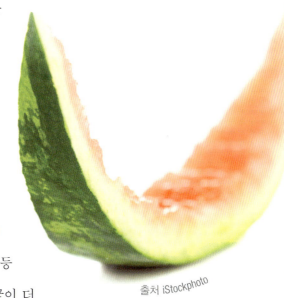

출처 iStockphoto

몸에 좋은 수박이라지만 먹을 때 주의할 점도 있다. 이뇨작용이 크므로 밤에 자기 전에 너무 많이 먹으면 소변이 자주 마려워 숙면을 취하기 어려울 수 있다. 또 수박은 찬 성질을 가진 음식이므로 체질이 차가운 사람이 많이 먹고, 찬 물속에 오래 있거나 너무 시원한 곳에서 잠들면 배탈이 날 수 있다. 이런 점들만 주의한다면 수박은 우리의 건강을 지켜주는 지킴이 역할을 톡톡히 수행할 것이다.

우장춘 박사와 씨 없는 수박

수박하면 떠오르는 인물이 있다. 바로 우장춘 박사다. 세계적인 육종 학자였던 그는 일제시대와 6.25전쟁으로 폐허가 된, 자급자족조차 불가능했던 우리나라 토지에 맞는 우량종자를 개발해 국민들을 굶주림에서 벗어나게 해준 공로를 세웠다. 배추, 무, 고추, 오이, 양파, 토마토, 수박, 참외, 양배추 등과 이모작이 가능한 벼 품종 등 수십 개의 종자가 그의 손에서 우량종자로 개발되어 우리 땅에 심어졌다.

세계 어떤 과일 앞에서도 맛과 당도, 품질 면에서 기죽지 않는 제주 감귤 역시 그의 손에서 탄생했다. 이 대단한 과일의 종자와 재배 기술을 개발한 우장춘 박사는 제주 등지에 생산지를 구축해 지금까지 이어지는 제주 감귤 산업을 탄생시켰다.

그 외에도 쉽게 병에 걸려 한해 농사를 망치기 일쑤였던 강원도 감자의 종자를 변형해 강한 면역력을 가진 감자로 탈바꿈시키고, 원예종자를 개발해 원예 산업이 시작될 수 있도록 하는 등 그의 업적은 이루 말할 수 없다. 그로부터 우리나라 농업이 현대화되었다고 해도 과언이 아니다.

그러나 그의 업적 중에 대다수 사람들이 잘못 알고 있는 사실이 하나 있다. 바로 씨 없는 수박을 우장춘 박사가 개발했다는 것이다. 사실 씨 없는 수박을 처음 개발한 사람은 일본의 '기하라 히토시' 박

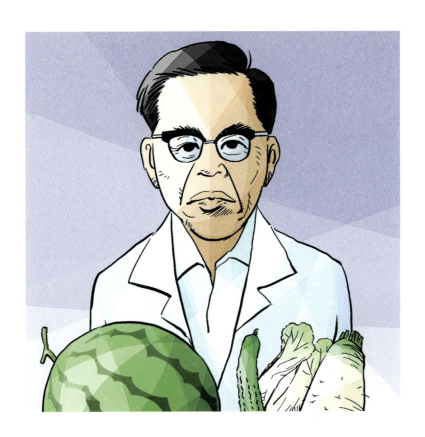

우장춘 박사

우장춘 박사는 씨 없는 수박을 우리나라에서 처음 재배했고, 제주도 감귤 등 다양한 육종 상품을 내놓았으며, 우량종자 개발에 힘썼다.
ⓒ 김범석

사이다. 기하라 히토시와 친분이 있었던 우장춘 박사는 씨 없는 수박의 종자를 개발해낸 것이 아니라 우리나라에서 씨 없는 수박을 처음 재배한 사람이라는 것이 보다 정확하다.

뭐, 씨 없는 수박을 그가 개발해 내지 않았다고 실망할 필요는 없다. 우장춘 박사는 씨 없는 수박 개발을 넘어서는 수많은 업적을 남기고 우리 국민이 굶주림에서 해방될 수 있는 토대를 만들어 준 인물이니까. 이 땅의 국민들에게 먹을 것을 선사해줬으니 그보다 큰 일을 해낸 인물이 몇이나 되겠는가.

요즘은 다양한 수박들이 많이 선보인다. 네모난 수박, 노란수박, 참외수박 등등. 이 수박들을 볼 때마다 우장춘 박사를 떠올리는 것은 아니지만, 가끔은 새로운 우장춘 박사가 탄생하길 진심으로 바래 본다. 지구온난화, 환경파괴 등으로 인류의 미래 식량문제가 크게 대두되고 있는 지금 세계 각국은 우수한 종자를 확보하기 위한 종자 전쟁을 시작한지 오래다. 이러한 때 새로운 우장춘 박사가 나타나 우리나라를 종자강국으로 만들어 준다면 얼마나 좋을까. 사람들은 농업을 쇠퇴산업이라고 착각할지 모르지만 미래에는 자국의 농업, 먹거리를 지키는 나라가 식량난을 해결하고 세계를 장악하는 경제 대국, 선진국이 될 것이므로.

우리 몸을 맵게 지켜주는
고추

'음식에 대한 사랑처럼
진실된 사랑은 없다.'

- 조지 버나드 쇼

출처 iStockphoto

양념의 힘

우리나라 음식의 특징 중 하나는 주재료 부재료 외에 음식에 첨가되는 양념의 수가 많다는 것이다. 나물 등과 같이 겉으로 보기에는 간단해 보이는 음식이라도 마늘, 생강, 파, 된장, 고추장, 소금, 고춧가루, 참기름, 들기름, 간장, 깨 등의 기본적인 양념재료들 중 적어도 네다섯 가지 이상이 들어간다. 아마도 음식에 양념을 이렇게 많이 사용하는 나라는 우리나라 빼고는 찾아보기 힘들 것이

RED

95

다. 고기요리만 봐도 그렇다. 주로 생고기를 불에 구워먹는 서양의 스테이크 요리에 비해 옛날부터 우리가 먹어 온 불고기, 두루치기, 갈비찜 등은 많은 재료와 양념이 들어간다.

이렇듯 우리나라 음식이라면 빠지지 않고 들어가는 양념은 우리나라 음식의 힘이다. 한식이 건강음식으로 주목받고 있는 데는 이 양념의 힘이 크다. 채식위주의 식단을 가진 우리나라 음식의 영양 균형을 이 양념이 잡아주고 있기 때문이다. 대표적으로 채식위주의 식사를 할 때 모자랄 수 있는 단백질과 지방 등은 된장, 고추장, 참기름, 들기름, 깨 등으로 보충하게 된다.

살펴보면 우리나라 양념재료에 몸에 나쁜 것은 하나도 없다. 세계적인 건강식품인 마늘, 발효식품의 대명사인 된장, 고추장, 간장, 단백질과 필수 아미노산의 함유량이 높은 참깨, 기를 보해주는 파, 김치를 세계적인 음식으로 만든 고춧가루 등 모두 일부러라도 찾아서 먹어야 할 건강한 식재료들뿐이다. 그래서 옛날에는 양념을 '약 약' '생각할 념(염)' 자를 써서 약념藥念이라고 했다. 약으로 생각한다는 의미다. 약으로 생각하고 넣어 먹었던 것들이니 그 효능이 얼마나 좋을 것인지 미루어 짐작할 수 있다.

이러한 양념들 중 우리나라 음식의 매운맛과 붉은색을 담당하고 있는 것이 고추로 만든 고춧가루와 고추장이다. 마늘과 생강, 파, 양파 등도 매운 맛을 내지만 고추의 매운맛은 스트레스까지 날려버리는 얼큰함과 개운함을 가진 묘한 힘을 가지고 있어 우리나라 사람들에게 특별히 사랑받고 있다. 술 취한 다음날 고춧가루가 뿌려진 콩나물 국 한사발이면 속이 진정되고, 감기가 걸려 고생할 때에도 고춧가루가 들어간 얼큰한 국이나 찌개를 먹고 열을 내면 어쩐지 개운해지는 기분이 든다. 고춧가루 양념이 들어간 김치가 없으면 밥을 못 먹고, 김치찌개는 한동안 안 먹으면 어쩐지 서운해진다. 대체 고추의 무엇이 한국인들을 이렇게 중독시키고 매혹시킨 것일까? 대한민국 양념의 힘, 고추가 새삼 궁금해진다.

매운맛의 비밀, 건강 지킴이 캅사이신

고추의 원산지는 남아메리카다. 1492년 콜럼버스가 아메리카 대륙을 발견하고 그 곳에 자라고 있던 고추를 스페인에 가져온 후 유럽으로 전파되었다. 그 후 중동을 거쳐 인도, 중국 등 전 세계로 퍼져나갔는데 그 전파 속도가 매우 빨라 50년이 채 걸리지 않았다고 한다. 그만큼 고추의 맛이 전 세계인의 입맛을 사로잡았다는 의미가 될 것이다.

고추의 종류는 무수히 많다. 고추는 자라는 환경에 크게 구애받지 않고, 서로 다른 품종이라 할지라도 바람에 의한 수정 등으로 쉽게 다른 품종과 섞인 교잡종을 만들어내기 때문이다. 우리나라에만

도 약 100여 품종이 있는데, 품종보다는 재배된 지역에 따라 영양고추, 제천고추, 임실고추 등으로 불린다. 각 지역마다 고추들의 생김새나 맛이 약간씩 다르다.

우리나라 사람들이 주로 먹는 고추는 크게 풋고추, 청양고추, 홍고추, 꽈리고추, 오이고추 등으로 구분하기도 한다. 이중 청양고추는 입안이 얼얼할 정도의 매운맛을 자랑한다. 풋고추는 고추가 빨갛게 익기 전의 고추로 매운맛은 청양고추보다 덜하지만 단맛이 더 강하고 맛의 조화가 좋아 생으로 부담 없이 먹을 수 있다. 꽈리고추는 아삭한 식감은 적은대신 부드럽고 매운맛이 덜한 고추로 볶음 요리로 많이 사용되며, 오이고추는 풋고추와 피망, 파프리카 등이 교잡된 것으로 매운맛은 거의 없는 대식 아삭한 식감과 순한 오이 맛이 나서 매운 것을 못 먹는 사람들도 즐겨먹을 수 있다.

세계적으로는 훨씬 많은 종류의 고추들이 존재한다. 그중에서는 우리나라의 청양고추보다 매운맛이 몇백 배나 강한 고추도 있다. 또 바나나 크기만 한 고추도 있고, 크기가 3~5mm에 지나지 않는 고추도 있다.

종류와 상관없이 세계의 모든 고추에는 공통점이 있는데 바로 매운맛이다. 강도는 다르지만 모두 매운맛을 가지고 있다. 고추의 이런 매운맛은 바로 '캅사이신'이라는 성분 때문이다. 캅사이신은 식욕을 촉진하며, 대사를 활발하게 해주는 효능이 있다. 또 지방세포

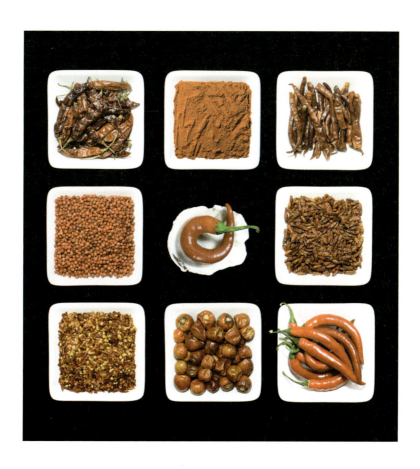

다양한 고추

고추는 자라는 환경에 크게 구애받지 않고, 바람에 의한 수정 등으로 쉽게 다른 품종과 섞인 교잡종을 만들어내기 때문에 세계적으로 종류가 다양하다.

출처 iStockphoto

를 분해하는 작용을 하기 때문에 다이어트 효과가 크다. 식욕부진에 시달리는 사람이나 비만 때문에 고민인 사람에게도 모두 좋은 음식인 셈이다. 이 때문에 일본에서는 한때 고춧가루 다이어트가 열풍처럼 번지기도 했다.

캅사이신에는 살균 및 항염 작용과 진통제의 효과도 있다. 캅사이신은 세균을 잡아내는 우리 몸의 면역세포를 활성화해 우리 몸의 면역체계를 강화시키고, 염증을 유발하는 물질을 억제함으로써 위염이나 관절염 등 각종 염증성질환에 치료효과가 있다. 또 캅사이신의 매운 맛은 엔도르핀endorphin 분비를 증가시키는데, 엔도르핀은 우리 몸이 생성해내는 자연마약성분으로 기분을 좋게 하고 통증을 완화시킨다. 우리가 사용하는 파스 등에도 캅사이신 성분을 넣은 제품이 출시되고 있다.

무엇보다 캅사이신은 암 예방 효과가 크다. 인체의 활성산소를 억제해 세포의 노화 및 손상, 변이를 방지해 암세포의 생성 및 전이를 막아 준다. 연구결과에 의하면 피부암세포를 주사하고 캅사이신을 피부에 바른 쥐는 60% 피부암에 걸렸지만 캅사이신을 바르지 않은 쥐는 100% 피부암에 걸렸다는 보고가 있다. 또 미국에서는 사람의 전립선암을 갖게 된 쥐에게 캅사이신을 투여한 결과 암세포의 80%가 죽거나 크기가 줄었다는 연구가 발표되었다. 지금도 많은 의학자들이 캅사이신을 가지고 암 연구를 진행하고 있다.

한편에서는 자극적인 매운맛이 위암 발생률을 높인다는 얘기도 있다. 하지만 이는 지나치게 과도하게 섭취했을 때의 얘기다. 적당한 캡사이신 성분의 섭취는 위의 헬리코박터균의 증식을 억제해 오히려 위암 예방에 좋다. 실제로 멕시코 등 매운 고추의 섭취량이 많은 라틴 아메리카의 경우 위암발생의 빈도가 다른 남방 국가들에 비해 적다. 뭐든지 과도한 것이 나쁜 것이다. 이외에도 캡사이신은 스트레스 해소에도 효과적이다. 사람들이 매운 음식을 먹고 이런 말을 하는 것을 자주 듣는다. "얼큰하고 시원해요. 스트레스가 다 날아갈 것 같아요."

고추의 매운 맛은 신진대사를 활발하게 하고, 혈류량을 증가시켜 마치 운동을 한 것 같은 개운함을 준다. 매운맛이 나쁜 기운을 발산하여 마음속에 고여 있는 우울함을 해소시켜 주는 기분이 드는 것이니 스트레스가 해소된다는 말이 그르지는 않은 것이다.

그래서일까? 비가 오거나 궂은 날씨에 사람들은 더 매운 맛을 찾는 성향이 있고, 경기가 불황일 때도 매운 음식이 잘 팔린다고 한다. 몸과 정신건강까지 챙겨주는 캡사이신이다. 이러니 고추를 안 먹을 수 있나.

고추의 영양 결정체, 빨간 고춧가루

고추는 왜 캅사이신 성분을 만들어 냈을까? 고추가 캅사이신 성분을 내포하고 있는 것은 자연에서 살아남아 번식하기 위해서다. 미국의 애리조나주 남부의 칠레고추밭에서 칠레고추를 먹는 동물들을 관찰한 결과, 고추에게 위협이 되는 동물들은 캅사이신이 독이 되기 때문에 고추를 먹지 않고, 고추씨를 퍼뜨려주는 동물들은 고추가 맛있는 먹이가 된다는 사실이 발견됐다. 주로 새들이 칠레고추를 먹고 새들의 배설물에 섞여 이동한 고추씨가 번식하는 것이다.

반면 고추가 익으면 빨간색이 되는데 이 빨간색은 번식을 위한 색이다. 자손을 번식시켜 줄 동물들이 멀리서도 볼 수 있도록 화려한 색으로 유혹한다. 그럼 사람에게는 아직 번식의 준비가 되지 않아 풀잎과 같은 초록색으로 열매를 숨기고 캅사이신으로 무장한 초록색 고추와 다 익어 빨간색이 된 고추 중 어느 것이 더 건강에 유익할까?

두말 할 필요 없이 빨간 고추, 즉 홍고추다. 홍고추에는 캅사이신 성분은 물론 초록 고추의 엽록소에 숨어있다가 익어가면서 서서히 존재를 드러내는 라이코펜과 베타카로틴 등의 항산화물질이 더 많이 포함되어 있다. 이 성분들은 세포를 젊게 지켜주고 항암작용을 한다. 또 베타카로틴은 비타민 A의 전구물질로 체내에 흡수되면 비타민 A로 바뀌어 활동을 한다.

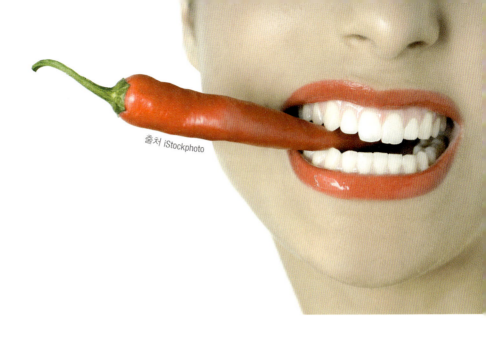
출처 iStockphoto

　홍고추에는 이 밖에도 각종 비타민과 무기질이 함유되어 있는데 특히 피로회복, 피부건강 등에 좋은 비타민 C는 사과보다 약 20배나 많이 들어 있다. 오렌지, 키위, 귤보다도 고추에 함유된 비타민 C의 함유량이 월등하다. 비타민 C의 섭취를 위해서라면 과일 몇 개를 먹는 것보다 고추 한두 개를 먹는 게 훨씬 효과적인 셈이다.

　이렇게 몸에 좋은 고추를 가장 효율적으로 섭취하는 방법은 다름 아닌 잘 익은 빨간 고추를 말려 고춧가루로 만든 후 먹는 것이다. 말린 고추를 빻아 고춧가루로 만들면 수분이 증발하고 부피는 줄어들지만 상대적으로 적은 양으로도 많은 영양소를 섭취하게 된다. 고춧가루를 만들어 각종 국이며, 찌개, 무침, 김치 등에 사용하는 우리나라 음식이 얼마나 좋은 음식인지 새삼스럽다.

　고춧가루를 만들어 먹는 것 외에 고추의 영양소를 보다 효율적으로 섭취하는 방법은 고추씨까지 함께 먹는 것이다. 몸에 좋은 캅사이신 성분이 고추씨에 더 많이 들어있기 때문이다. 또 풋고추의 경우 생으로 먹어도 좋지만 기름과 함께 조리해 먹는 것이 더 좋다. 영양성분들의 흡수율을 높여주기 때문이다. 볶음밥 등을 만들 때 고추를 양파 등과 같이 볶아 먹는 것이 한 방법이다. 녹두전 등 각종 전에도 전이 다 익어갈 무렵 고추를 살짝 얹어 넣으면 좋다. 반면 파프리카나 피망 등은 볶아 먹는 것보다 생으로 먹는 것이 더 좋으므로 샐러드 등에 이용하면 더 효과적이다.

고추를 국 등에 넣을 때에는 맨 마지막에 넣는 것이 영양 손실을 줄이며 맛도 좋다. 청양고추가 너무 매워 못 먹는다면 생선의 조림요리나 고기를 재워둘 때 청양고추를 넣어 먹으면 매운 맛이 조금 사라져 먹기 쉬워진다.

마지막으로 아무리 좋은 고추라 할지라도 속이 쓰린 느낌이 들 때까지 먹는 것은 피하는 것이 현명하다. 매운 캅사이신의 과용은 위장장애를 일으킬 수도 있으며 간에 부담을 주기도 한다.

김치, 고추를 만나다

고추와 고춧가루 이야기를 하다 보니 김치를 언급하지 않을 수가 없다. 김치하면 고춧가루, 고춧가루하면 김치가 딱 떠오르니 당

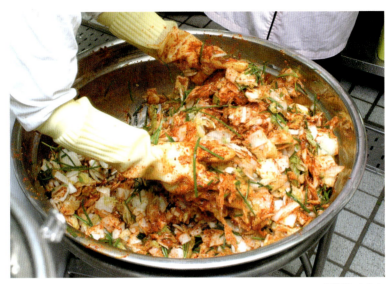

출처 iStockphoto

연하다. 갑자기 어린 시절의 기억도 솟구쳐 오른다. 지금이야 김치를 사먹는 사람이 많지만 내가 어렸을 때만 해도 모든 집에서 직접 김치를 담가 먹었다. 그뿐인가? 김치에 쓸 잘 익은 고추를 사서 말리는 것도 어머니들의 일이었다.

지금도 기억난다. 여름이 지나 가을이 되면 앞으로 다가올 김장철에 쓸 고추를 말리려고 집집마다 집 앞이나 마당에 너른 종이나 천 등을 깔아 놓고 빨간 고추를 한가득 펼쳐 놓았던 모습이.

어머니들은 이 고추 말리기에 여간 신경을 쓰는 것이 아니었다. 틈틈이 일손을 멈추고 나와 고추를 뒤집어주고, 아이들의 성가신 걸

RED

음걸이나 장난질에 고추가 밟히지 않을까 조심하라 소리치셨다. 해의 위치에 따라 말리는 고추의 자리를 바꿔주시는 것도 잊지 않았다. 날이 저물거나 날씨가 갑자기 궂어지기라도 하면 제일 먼저 달려 나가 말리던 고추를 집안으로 들여 놓으셨다. 이렇게 몇날 며칠을 햇볕에 풀어 놓으셨다 집안으로 거둬들이기를 거듭 하고나면 어머니들은 흡족해하며 이렇게 말씀하시곤 했다.

"올해는 고추가 잘 말려져서 김치 맛이 좋겠다."

김치 맛은 어머니들의 자부심이셨다. 어느 집 김치 맛이 좋다는 것은 손맛이 좋다는 의미였고, 동시에 살림을 야무지게 잘한다는 말이나 다름없었다. 그래서 어머니들은 좋은 고추를 얻어 맛있는 김치를 담그기 위해 서로 정보를 교환하고 질 좋은 고추의 확보 경쟁에 나서기도 했다.

알고 보면 김치 자체의 역사는 오래되어 삼국시대 이전인 상고시대부터 각종 채소를 절여먹는 김치를 먹었던 것으로 여러 기록을 통해 추정되고 있지만 우리나라 김치에 고춧가루가 쓰인 것은 그다지 오래된 일은 아니다. 대략 1600년대 우리나라에 고추가 들어왔고, 그후 얼마간의 시간이 지나면서 김치에 고춧가루가 사용된 것으로 보인다. 그전에 우리 선조들이 먹던 김치는 고춧가루가 들어가지 않은 백김치나 매운맛을 내기 위한 천초와 붉은 색을 내기 위해 맨드라미꽃이나 연지 등이 들어간 김치를 먹었다.

오색섭생

106

고추 및 고춧가루가 우리나라 김치에 미친 영향은 매우 크다. 비단 색깔만 바꿔놓은 것이 아니다. 고추의 성분인 캅사이신은 김치의 숙성을 지연시키는 역할을 한다. 즉, 고추를 넣음으로써 장기간 보관이 가능하게 되었고, 소금의 사용량도 훨씬 줄어들었다. 고추가 들어오기 전에는 소금을 많이 넣어 보관기간을 늘렸지만 고춧가루를 사용하면서 소금을 줄여도 김치보관이 가능해졌기 때문이다. 또한 고추의 매운맛과 향이 생선 비린내를 줄여 젓갈을 김치에 이용할 수 있게 되었고, 여기에 파, 마늘, 생강 등의 각종 양념과 해산물 등을 함께 넣게 됨으로써 김치는 식물성 재료와 동물성 재료가 들어간 우리나라의 대표 발효음식, 건강음식으로 발달하게 된다.

이러한 과정을 거쳐 1700년대 중반에 지금과 같이 통이 크고 속이 꽉 찬 배추에 각종 채소와 양념을 채워 넣는 통배추 김치를 널리 만들어 먹게 됐다. 세계를 놀라게 한 한국음식 김치는 이렇듯 한순간에 만들어진 것이 아니라 천년이 넘는 역사와 선조들의 경험과 지혜, 문물의 교류 등이 시간을 타고 내려오며 빚어낸 음식이다. 그 놀라운 업적에 세계는 이제야 눈을 뜨는 것이다. 미국의 건강전문잡지 〈Health〉지가 세계의 5대 건강식품에 한국의 김치를 뽑은 것이 전혀 놀랍지 않다. 참고로 나머지 5대 음식은 스페인의 올리브유, 그리스의 요구르트, 인도의 렌틸콩, 일본의 낫토다.

우리나라 풍습 속의 고추

음식 재료들 중 고추는 그 빨간색 때문에 요리뿐만이 아니라 일 상생활에서도 상징적인 의미로 많이 사용되었다. 전통적으로 빨간 색은 우리나라에서 태양이나 불을 상징하고, 잡귀를 쫓는 색깔이 다. 그래서 빨간 고추는 액운을 몰아내고 사귀를 물리치는 벽사(辟邪) 의미로 많이 쓰였다.

된장, 고추장, 간장 등 장을 담근 뒤에 볏짚으로 만든 새끼줄에 빨간 고추와 숯을 꿰어 장이 담긴 독 주변에 둘러 놓거나 장이 담긴 독 속에 고추를 집어넣는 것은 장맛을 나쁘게 하는 잡귀를 막으려는 행위였다. 장을 담그는 것이 집안의 큰일이었고, 중요한 의미를 가 졌던 만큼 이를 시기하는 귀신을 걱정한 것이다.

마을 전체가 참여하는 별신굿에도 고추가 쓰였다. 굿을 할 때 제 물을 차려놓은 상인 굿상에는 소금을 담은 접시와 함께 고추와 숯 을 띄어 놓은 물그릇을 올려놓기도 했다. 아들을 낳으면 역시 볏짚 으로 만든 새끼줄에 고추와 숯을 꿰어 대문 위에다가 걸어 놓았다. 금줄이라 불리는 이 줄은 아들을 낳았다는 것을 사람들에게 알리기 위함도 있었지만, 동시에 갓 태어난 아이를 잡귀들로부터 보호하고 잡인들의 출입을 막기 위함이었다. 대문에 아들을 낳았다는 이 표 식이 걸리면 사람들은 산모와 아이를 위해 한동안 그 집 출입을 삼 가거나 신중히 하였다. 태몽으로 고추를 보면 아들을 낳는다는 믿

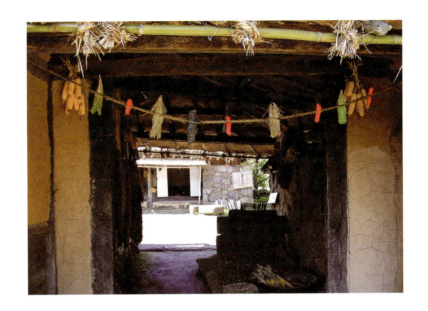

금줄

대문에 금줄을 쳐 놓은 모습. 신령이 깃들어 있다고 믿은 볏짚을 꼬아 만든 새끼줄에 붉은 고추와 숯을 꿰어 금줄을 만들었다.

출처 iStockphoto

음도 있었다.

또한 고추가 등장하는 속담이나 민요 등도 남아 있다. 누구나 잘 알고 있는 '작은 고추가 맵다' 외에도 심술이 매우 고약함을 비유하는 '고추 밭에 말 달리기', 작은 일이라도 사람을 쓰면 적당한 보수를 주어야 한다는 '고추 밭을 매도 참이 있다' 등이 고추와 연관된 속담들이다.

민요에서는 고추의 매운 맛을 호된 시집살이에 비유하곤 한다. 경상북도 경산지방의 민요 중에는 이런 구절이 있는 민요가 있다. '고추당추 맵다 해도 시집살이 더 맵더라'. 고추와 당추는 모두 고추의 종류다. 며느리로 살 수 밖에 없는 여자의 한과 슬픔이 느껴진다.

이처럼 고추는 우리나라 풍습 속에서도 자주 발견된다. 하지만 절대 따라 해서는 안 되는 풍습도 있다. 민간요법으로 감기에 걸렸을 때 소주에 고춧가루를 타서 마시면 낫는다는 속설이 있는데 건강상태에 따라 훨씬 심하게 아플 수도 있음은 굳이 설명하지 않아도 알 일이다.

YELLOW & ORANGE

노랑과 주황 이야기

뉴턴, 빛에서 색을 발견하다

천재라고 불리는 사람들이 있다. 하나를 가르치면 열을 아는 것에 그치지 않고, 사물과 현상 등의 숨겨진 이면을 바라보고, 그 속에서 진리를 찾아내며, 새로운 세상을 열어가는 사람들이다. 안타깝게도 이러한 진정한 천재는 드물게 나타난다. 그러나 한번 세상에 등장하면 인류의 문화와 역사에 지워지지 않는 발자취를 남긴다. 감히 말하지만 인류의 진보는 이러한 천재들에게 상당한 빚을 지고 있다.

영국 태생의 물리학자이자 천문학자이며, 또 수학자이기도 했던 뉴턴이 바로 천재라 불리는 사람 중 하나이다. 근대과학은 뉴턴으로부터 시작됐다고 해도 과언이 아니다. 근대과학 성립의 최고 공로자이자 원조로 인정받고 있는 그는 사색을 즐겨했던 인물인데,

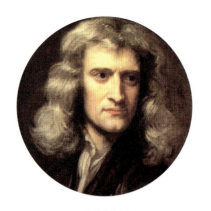

아이작 뉴턴

Sir Isaac Newton, Gottfried Kneller, 1689, 출처 Wikipedia

사과가 땅에 떨어지는 것을 보고 '만유인력萬有引力의 법칙'을 발견한 것은 사색하는 과학자로서 그의 면모를 드러내는 유명한 일화이다.

만유인력의 법칙은 뉴턴을 위대한 과학자로 만들었다. 그러나 만유인력의 법칙만이 뉴턴의 업적은 아니다. 그는 만유인력의 법칙 외에도 운동의 3대 법칙인 '관성의 법칙', '가속도의 법칙', '작용 반작용의 법칙'을 발견하였다. 또한 수학에서는 이항정리二項定理와 무한급수無限級數를 연구하여 유분법流分法을 발견했는데 이는 오늘날의 미적분법微積分法에 해당하는 것이다.

만유인력의 법칙도 그렇고, 운동의 3대 법칙과 미적분법 모두 우리가 학창시절 배웠던 물리학과 수학의 기초에 해당한다. 이 발견들이 모두 한 사람의 머리에서 나왔다니 믿어지지 않는다. 이 위대한 과학자이자 수학자의 발견은 여기에 그치지 않는다. 뉴턴은 빛과 색에 대한 연구도 활발히 하였다. 뉴턴이 살아있던 당시 사람들은 빛이 하얀색 단 한 가지로 이루어졌다고 생각했다. 그러나 뉴턴은 그렇게 생각하지 않은 모양이다. 그는 프리즘으로 태양광선을 분해하는 실험을 통해 빛 속에 여러 가지 색이 혼합되어 있음을 입증한 최초의 사람이다. 뉴턴 이후 우리가 무지개색이라고 부르는 '빨, 주, 노, 초, 파, 남, 보' 일곱 가지 색의 분류가 일반화되었다.

뉴턴의 빛과 색에 대한 연구는 그 후에도 계속되었는데 이를 바탕으로 반사망원경을 제작하여 천체관측에도 지대한 공헌을 하였다. 다만 뉴턴의 빛과 색에 관한 연구는 오로지 과학적인 입장에서 연구되었다. 빛 속에 숨어있는 색의 파장, 굴절 등에는 관심을 기울였지만 색이 가진 심리적 효과 등은 염두에 없었다. 괴테와는 전혀 다른 색에 대한 견지見地를 가졌던 셈이다. 문학가와 과학자라는 입장의 차이가 색을 바라보는 시각의 차이를 가지게 한 것일까?

뉴턴이 현대에도 살아있어 색이 주는 심리적 효과, 색을 이용한 마케팅이나 정신적 치료 등을 경험한다면 어떤 생각을 할지 문득 궁금해진다. 괴테의 시대를 앞서간 통찰력에 감탄을 했을까? 어쩌면 컬러 푸드가 가지고 있는 효능에 반해 색과 음식과의 관계를 연구하는 데 몰두했을지도 모르겠다.

YELLOW & ORANGE

빛과 태양, 황금의 색 노랑

뉴턴이 빛 속에 여러 가지 색이 혼합되어 있음을 입증한 것과는 상관없이 사람들로 하여금 빛하면 떠오르게 만드는 것은 여전히 한 가지 색이다. 노랑이 바로 그 주인공이다. 뉴턴 이전에 빛이 하얀색으로 이루어져 있다고 믿었던 것은 눈으로 보이는 빛 자체의 색을 하얀색으로 본 것이지만, 사람들의 이미지 속에서 빛은 태양으로부터 오고 따뜻한 느낌을 받기 때문에 노랑을 가장 먼저 떠올린다. 괴테 역시 노랑에 대해 이렇게 적었다.

> '이것은 빛에 가장 가까운 색이다. 최고로 순수한 노랑은 항상 밝은 자연을 거느리고 명랑하고 생기에 넘친다. 그리고 노랑은 부드럽게 자극하는 성질을 가지고 있다. 경험에 따른다면 노랑은 전적으로 따뜻하고 쾌적한 인상을 준다. 노랑은 따뜻한 효과를 주는데, 노란색을 보면 눈이 즐거워지고 가슴은 넓어지며 기분이 밝아진다. 따뜻한 바람이 바로 우리 앞에서 불어오는 듯하다.'

가히 틀리지 않는 말 같다. 사람들은 태양과 빛을 주로 노란색으로 표현한다. 아이들의 그림을 보면 확실히 드러난다. 아이들의 그림 속에서 태양과 빛은 대부분 노란색으로 칠해진다. 비단 아이들뿐만이 아니다. 동서양을 막론하고 노란 색은 태양과 빛의 색으로 여겨져 매우 귀한 대접을 받았다. 그리스에서는 태양신 아폴론

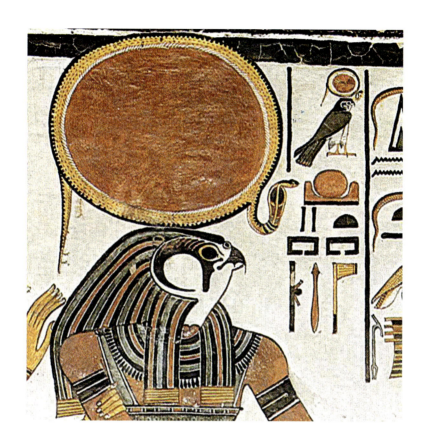

이집트의 태양신 라(Ra)

머리 위에 태양을 상징하는 둥근 원이 그려져 있다.

출처 Wikipedia

을 상징하는 색이었으며 이집트의 태양신 라[Ra], 페르시아의 아후라마즈다[Ahura Mazdah] 모두 태양과 빛과 관계된 신으로 노란색과 밀접한 관계를 보여준다.

노란색은 최고 권력자들의 색이기도 하다. 이집트의 파라오들은 황금색으로 권좌를 나타냈고, 인도에서는 노란 황금색이 부처의 색으로 여겨진다. 중국의 경우 노란색은 황제의 색으로 황제의 복장은 물론 황제가 사는 황궁의 기둥, 기와, 침구 등에 노란색을 많이 사용하였다. 황제와 왕족을 제외하고는 황금색을 사용할 수 없었다. 우리나라에서도 임금의 곤룡포에 황룡을 수놓아 입음으로써 왕의 권위를 상징하였다.

노란색, 즉 황색은 동양의 五行^{오행}사상 중 중앙과 대지를 상징하는 색이기도 하다. 따라서 국가의 수도를 상징하는 색이기도 했으며, 오방신^{五方神}에게 제사를 지낼 때는 노란색 제물이 빠지지 않고 올려졌다.

노란색이 권력자들에게만 사랑받은 것은 아니다. 아주 오래전부터 화폐 대신 사용하기도 했던 금은 시대를 막론하고 가장 가치 있는 물질로 부를 상징한다. 노란색은 황금을 상징하는 색으로 부와 권위, 신성과 충성, 관용과 아량 등의 의미를 가지고 있어 사람들에게 사랑받는 색이었다.

그러나 노란색이 무조건 좋은 의미로 사용된 것은 아니다. 순수한 노란색은 환영받았지만 빛바랜 노란색이나 혼탁한 노란색은 교만, 배신, 간음, 거짓 등을 의미하기도 했다. 대표적으로 예수를 배신한 유다의 옷은 대부분 노란색으로 그려져 있다. 재미있는 것은

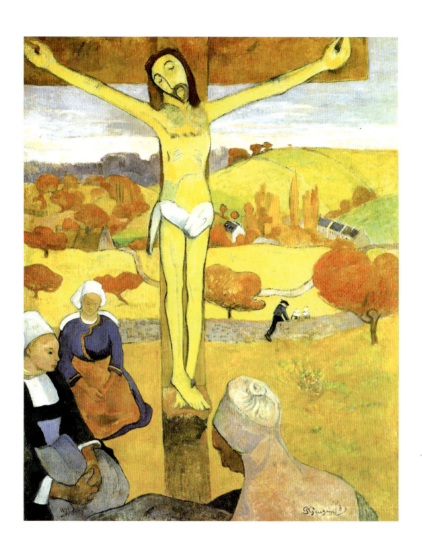

고갱作. '황색의 그리스도'

Paul Gauguin, The Yellow Christ, 1889,
출처 Wikipedia

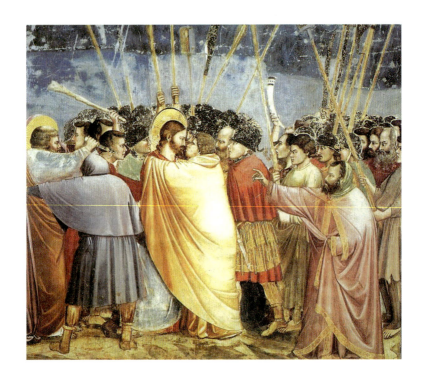

지오토 디 본도네作. '유다의 입맞춤'

Giotto di Bondone, No. 31 Scenes from the Life of Christ: 15. The Arrest of Christ (Kiss of Judas), 1304-06, 출처 Wikipedia

예수 역시 노란색으로 그려졌다는 것이다. 이처럼 노란색은 때에 따라 배반자의 색으로 혹은 고귀함과 성스러움의 색으로 이중적으로 사용되었다.

노란색에 대해 우리가 잘 모르고 있는 것도 있다. 과거 역사를 살펴보면 노란색은 멸시받는 자, 차별과 고난의 색이기도 했다. 15

세기 함부르크에서는 창녀들에게 노란 머리수건을 쓰도록 복식을 규정했으며, 16세기 라이프치히 법은 창녀들에게 노란색 망토를 입도록 명령했다. 이탈리아 메란의 창녀들 역시 노란색 구두끈을 사용해야 했다.

유대인 차별에도 노란색이 쓰였다. 유대인은 12세기부터 노란색 모자를 쓰고 옷에도 노란 고리를 달고 다녀야 했다고 한다. 20세기에 들어와서는 유대인 학살정책을 쓴 독일의 나치 역시 유대인에게 노란색 다윗의 별을 옷에 달도록 강요했다. 삶에 지친 민중의 얼굴은 어두운 노란색으로 표현된다. 마치 황달에 걸린 듯한 얼굴에서 삶의 고단함, 내일을 알 수 없는 불안함 등이 표현되곤 한다.

이렇게 보면 노란색은 그 밝기와 어떻게 사용되느냐에 따라 극과 극을 상징한다고 볼 수 있다. 황제의 색이기도 하지만 차별받는 백성의 색이기도 했다. 마치 인간의 희로애락, 영고성쇠가 모두 담겨있는 것 같다. 이제 시대가 변하여 노란색이 어느 한사람 권력자만 사용할 수 있는 시대는 아니다. 무언가를 누군가 독점한다는 것이 얼마나 웃긴 일인지 역사가 증명해주는 것 같다.

화가들을 사로잡은 색, 노랑

노란색 하면 떠오르는 화가가 있다. 바로 '해바라기'의 화가 빈센트 반 고흐^{Vincent van Gogh}다. 네덜란드 출신의 이 세계적인 화가는 유난히 노란색에 매혹 당했던 것 같다. 그의 대표작인 '해바라기'는 물론 '까마귀가 나는 보리밭'에서는 파란 하늘과 대비되는 물결치는 노란색 보리밭을, '침실'에서는 거의 모든 가구가 노란색으로 그려진 그림을 그렸다. '별이 빛나는 밤', '아를의 별이 빛나는 밤'에서는 짙푸른 밤하늘에 빛나는 노란색 달과 별이 환상적이다. '아를르의 포룸 광장 카페 테라스'에서는 카페가 밝은 노란색으로 그려져 한적한 밤거리를 오가는 사람들에게 평안한 휴식을 제공해 줄 것 같다. '노란 집'은 어쩐지 세상과 동떨어져 그곳만이 평화로운 것 같다.

이처럼 노란색이 들어간 고흐의 그림을 보면 고난으로 점철됐던 그의 인생과 달리 따스함이 느껴진다. 고흐에게 노란색은 아마도 다다르고 싶은 이상적인 세상, 정신적인 휴식 공간의 반영이나 다름없지 않았을까? 독일의 표현주의 화가 프란츠 마르크^{Franz Marc}가 언급한

1 | **노란색 꽃병에 꽂힌 열두 송이의 해바라기**

해바라기 연작은 고흐의 뜨겁고 격정적인 열정과 희망을 대변하는 작품이다. 고흐의 작품에서 자의적으로 표출된 밝은 색은 "눈앞에 있는 것을 그대로 재현하려고 애쓰는 대신 나는 나 자신을 보다 강렬하게 표현하기 위해서 색상을 자의적으로 사용하기 시작했다."는 작가의 말처럼 내면을 효과적으로 전달해 주는 역할을 한다.

Vincent van Gogh, Vase with 12 sunflowers, 1888, 출처 Wikipedia

2 | **아를르의 포룸 광장의 카페 테라스**　　3 | **노란 집**

Terrace of the café on the Place du Forum in Arles in the evening, 1888, 출처 Wikipedia

The yellow house ('The street'), 1888, 출처 Wikipedia

오색섭생

122

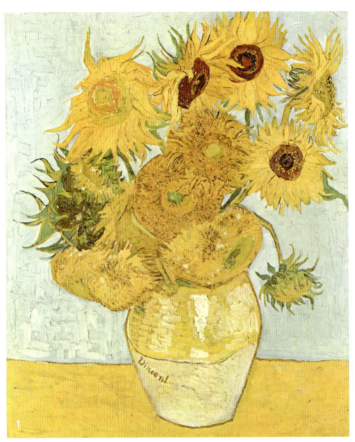
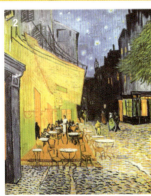
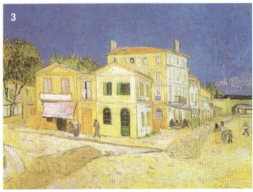

YELLOW & ORANGE

123

노란색처럼 말이다. 프란츠 마르크는 노란색을 온화하고 명랑하며 감각적인 것으로서 여성의 원리라고 했다.

몰론 노란색을 정반대로 느낀 사람도 있다. 독일 출신의 화가 에밀 놀데Emil Nolde는 노란색을 보면 두려워서 숨고 싶은 동물들의 소리가 들린다고 했으니 말이다.

분명한 것은 노란색의 긍정적인 면이건 부정적인 면이건 화가들을 매혹시켰다는 것이다. 황금색으로 성스러움을 표현한 기독교 성화에서부터 파리 몽마르뜨의 사랑과 낭만이 넘쳤던 클럽 물랭루주의 단골손님이었던 화가 로트렉이 그린 물랭루즈의 포스터와 때로는 피곤하고 때로는 활기 넘쳤던 물랭루즈의 연기자들에 이르기까지 노란색은 화가의 손에서 다양한 상징성과 느낌을 가지고 이용된 색이었다. 아마도 노란색이 가진 이중성이 그림으로 세상을 표현하고 말하는 화가들에게는 더욱 매혹적으로 다가왔던 것이 아닐까?

생활 속의 노란색

나는 노란색 하면 떠오르는 몇 가지 추억이 있다. 영화 〈해바라기〉, 그리고 오래된 떡갈나무에 노란 리본을 달아달라는 'Tie a yellow ribbon round the old oak tree'라는 올드 팝에 관계된 추억이

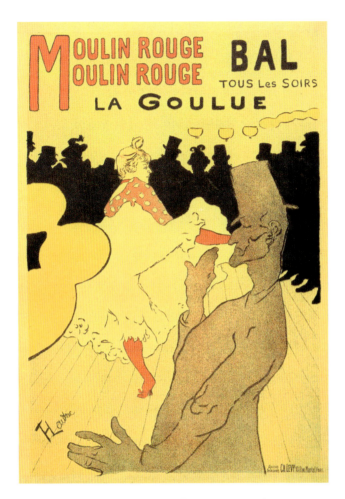

로트렉作. '물랭루즈 - 라굴리'

로트렉은 물랭루즈의 화가라고 불릴 정도로 물랭루즈를 사랑하고 그곳의 사람들을 많이 그렸다. 석판화로 제작한 로트렉의 공연 포스터 중 하나로 물랭루즈의 유명 무용수였던 라굴리의 공연을 알리고 있다. 그래픽 아트를 보는 듯한 포스터가 인상적이다.

Henri de Toulouse-Lautrec, Moulin Rouge - La Goulue, 1891, 출처 Wikipedia

YELLOW & ORANGE

다. 전쟁의 비극이 만들어 낸 사랑의 어긋남을 보여준 소피아 로렌 주연의 1970년에 만들어진 영화 〈해바라기〉는 월남전에 참가해 전쟁의 잔인함을 직접 목격한 내겐 남다를 수밖에 없었다. 화면 가득 펼쳐졌던 해바라기 밭과 오열하던 소피아 로렌의 모습이 잊혀지지 않는다. 아마도 내 또래의 사람이라면 이 영화를 기억하는 분들이 꽤 많을 것이다.

'Tie a yellow ribbon round the old oak tree'라는 노래는 실화를 바탕으로 한 노래라는 사실이 감수성을 자극했다. 감옥에서 형량을 마치고 나온 남자가 사랑하는 여자에게 자기를 잊지 않고 기다린다면 고향의 떡갈나무에 노란 리본을 달아달라는 편지를 보낸다. 마침내 고향에 도착한 남자가 본 것은 오래된 떡갈나무에 달린 셀 수 없을 정도로 많은 노란 리본. 변치 않는 사랑을 보여주는 노래라는 생각에 가슴에 깊이 담아두었다. 이 노래를 좋아하고 기억하는 분들도 상당히 많으리라.

이처럼 색은 때론 기억과 맞물려 있다. 첫사랑의 여자가 처음 만났을 때 입었던 옷의 색은 쉽게 잊혀지지 않는다. 마치 약속이나 한 것처럼 대부분의 사람이 떠올리는 색의 이미지도 있다. 해마다 계절의 시작인 봄이 오면 뉴스나 라디오 방송에서는 이런 말이 들린다. "개나리 가 활짝 피었습니다. 봄이 성큼 다가왔습니다." 봄을 알리는 개나리의 색이 노란색인 이유로 노란색은 봄을 상징하고 희망을 나타내기도 한다. 삐약삐약 귀여운 병아리도 노란색, 아이들의 유치원 복장도 노란색이 많다. 이로 인해 노란색은 아이들처럼 천진난만하고 즐거운 색으로 느껴진다.

이러한 노란색은 따뜻하고 쾌활한 분위기를 연출하는 효과가 있다. 여기에 아이들이 좋아하는 색이고 눈에 잘 띄기 때문에 어린이 용품에 많이 쓰인다. 스마일 운동의 로고에 노랑이 쓰인 것도 노란색이 가진 명랑하고 친절한 느낌 때문이다.

빨강, 파랑과 함께 색의 삼원색에 속하는 노랑은 눈에 확 들어오는 색이기도 하다. 이를 활용하여 상업적으로 이용되기도 하고, 주의나 조심이 필요한 상황을 나타내는 표시로 사용되고 있다.

어느 관절염 치료제는 기존의 관절염 제품들과 달리 노란색을 전면으로 내세운 덕에 사람들에게 깊이 각인되었고 판매량이 다른 제품들을 압도하며 지금도 지속적인 사랑을 받고 있다. 실제로 관절염 치료제에 사용된 약물의 색 자체가 노란색이기도 했다.

반면 안전색채에서는 노란색은 조심 또는 주의를 나타내는 색이다. 신호등의 노란색은 주의 신호를 나타내며, 공사장 등의 각종 위험 표시판에도 노란색이 주로 사용된다. 방사능 표지에도 노란색이 사용된다. 스포츠 경기의 옐로카드도 선수들의 부적절한 행동에 대한 경고조치로 사용되고 있다. 어린이가 탑승한 통학차량 등이 노란색으로 칠해지는 것은 사람들에게 아이들이 타고 있음을 환기시

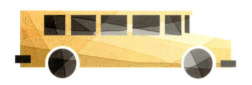
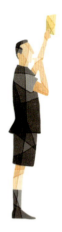

켜 좀 더 주의하도록 유도하기 위함이다.

심리적으로 노랑은 자신감을 상승시키고 낙천적인 태도를 갖게 한다. 새로운 아이디어를 떠오르게 하는 효과도 있다. 운동신경을 활성화시키고 적극적이 되게 하는 효과도 있으므로 소극적인 사람이라면 노란색 옷을 입거나 소품을 사용함으로써 심리적인 도움을 받을 수 있다.

또 노랑은 식욕을 증진시킨다. 따라서 식욕부진에 시달린다면 노랑을 가까이하고, 다이어트를 하는 사람은 피해야 할 색이다. 아이들이 밥을 잘 안 먹는다면 노란색 그릇이나 식탁보 등을 이용하고, 다이어트를 해야 한다면 노란색이 안 보이는 곳에서 식사를 하면 도움이 될 것이다.

주목받고 싶은 사람도 눈에 확 띄는 노란색을 활용하면 단번에 시선을 붙잡을 수 있다. 장사를 시작하려는 사람들도 인테리어에 노

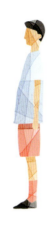
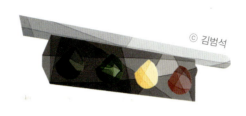
ⓒ 김범석

란색을 활용해 보길 바란다. 여러 상가가 밀접해 있다면 노란색 간판 등을 달아 이목을 집중해 볼 수도 있다.

노랑과 빨강의 혼합, 주황

주황은 노랑과 빨강이 혼합된 색으로 거의 모든 면에서 노랑과 빨강의 중간 성격을 지니고 있다. 하지만 컬러 푸드를 이야기할 때에는 노란색 음식에 포함시키는 경우가 많은데, 이는 주황색과 노란색 모두 '베타카로틴' 성분으로 인한 것이기 때문이다. 참고로 서양에서는 주황색이라는 표현이 딱히 없다. 과일 오렌지Orange가 주황색을 대변하는 단어로 사용된다. 오렌지를 보아도 빨간색보다는 노란색에 가까운 것을 알 수 있다. 따라서 주황색과 노란색 음식을 함께 묶어 이야기 한다고 해도 크게 무리는 아니라고 본다. 그래도 그

YELLOW & ORANGE

129

냥 넘어가기는 섭섭한 생각에 주황에 대해 잠시 이야기해 보도록 하겠다.

주황은 빨강색의 열정과 노랑의 따뜻한 느낌을 모두 가지고 있는 색이다. 주황색을 보면 행복한 느낌을 주고 활력이 생긴다. 긍정적인 색으로 사교성을 의미하기도 한다. 그러나 상황에 따라서는 범죄나 죄악 등을 상징하기도 한다.

빨강, 노랑과 마찬가지로 식욕을 돋워주는 효과가 있으며 눈에 띄는 색이다. 때문에 패스트푸드점에 활용되기도 하며, 구명보트나 구명조끼의 색으로도 사용된다. 교통사고의 위험이 따르는 청소부들의 작업복도 주황색이다. 금색 다음으로 과시적인 색이기도 한데, 금색과는 달리 고급품에는 잘 사용되지 않는다.

노랑과 주황, 음식을 물들이다

자연은 색을 가지고 있다. 색을 잃어버린 자연은 감히 상상할 수가 없다. 만약 자연에 색이 없었다면 우리가 자연을 보고 감동을 받고, 아름다움의 본질을 느끼고, 치유를 받는 일도 불가능했을지 모른다.

어찌 보면 색은 자연이 스스로를 드러내고 말하는 방식 중 하나인지도 모른다. 꽃은 아름다운 색과 향기로 생존과 번식에 필요한 유혹을 하지 않는가. 놀라운 것은 사람들이 물감으로 색을 표현하듯이 자연은 스스로의 색을 내는 물감성분들을 가지고 있다는 것이다. 단적인 예로 식물의 엽록소는 초록빛을 내는 그들만의 물감이나 마찬가지다.

식물이 가진 여러 가지 물감들 중 노란색을 내는 물감성분 중 하나는 바로 '베타카로틴'이다. 베타카로틴은 녹황색 채소에 많이 함유되어 있는 '카로티노이드' 성분들 중 하나로 카로티노이드 성분이 무엇이냐에 따라 녹색을 띠기도 하고 빨간색을 띠기도 한다. 베타카로틴은 노란색을 띠게 만든다.

사람과 달리 자연은 거짓말을 하지 않는다. 노란색을 가진 음식이 있으면 베타카로틴이 함유되어 있다고 보면 맞다. 이 베타카로틴 때문에 우리는 노란색 음식을 찾아 먹어야 한다. 베타카로틴의 무엇이 노란색 음식을 중요하게 만드는지는 지금부터 알아보기로 한다.

베타카로틴의 보고, 당근

'나이 들어 약해진 남편에게는
큰 당근 두 개와 야문 샐러리 한 개의
즙을 마시게 하라.'

- 폴란드 속담

 ## 우리가 잘 모르는 당근 이야기

'홍당무'라고도 불리는 당근은 아프가니스탄이 원산지다. 우리나라에서 재배되기 시작한 것은 16세기경으로 문헌상으로는 조선 후기 때 집필된 『재물보 才物譜』와 『임원경제지 林園經濟志』에 처음 등장한다. 지금이 21세기이니 약 5백 년 전부터 우리 민족 곁에 당근이 있었던 것이다.

조선왕조가 5백 년이니 어찌 보면 한 왕조가 흥망성쇠를 이루는 긴 세월만큼 함께한 당근이지만 모르는 것이 참 많다는 생각을 하게 됐다. 첫 번째로 당근의 색이 우리가 흔히 마트에서 보는 주황색만 있는 것이 아니라는 것을 아는가? 검은색, 자주색, 흰색, 노란색, 붉은색 당근도 있다.

크기도 제법 다양해서 뿌리가 긴 장근종, 중간크기의 뿌리를 가진 중근종, 짧은 뿌리의 단근종이 있다. 단근종은 길이가 10cm 미만, 중근종은 9~16cm 정도, 장근종은 길이가 50cm에 이르는 것도 있다. 참고로 일본 교토의 특산물인 금시당근 역시 장근종으로 약 30cm까지 자란다.

단근종의 당근은 주로 서양종이고, 긴 것은 동양종이다. 우리나라에서는 주로 9~16cm 정도 되는 중간 크기의 당근이 재배되고 있다. 또 당근은 예상 밖으로 미나리과에 속하는 두해살이 풀이다. 우리가 주로 먹는 주황색 부분은 당근의 뿌리에 해당하는데 사실 당근 잎과 줄기도 식용이 가능하다. 먹어보면 미나리과 식물이라서 그런지 우리가 먹는 미나리처럼 당근의 잎에서 나는 향기도 좋고 식감도 괜찮다. 사람들이 잘 안 먹어서 그렇지 알고 보면 꽃을 제외하고 잎과 줄기 뿌리까지 다 먹을 수 있는 음식인 셈이다.

이런 당근을 과거에는 사람들이 많이 먹지 않았다고 한다. 말의 사료, 혹은 약재 등으로 더 많이 사용되었다. 약재로 사용한 방법

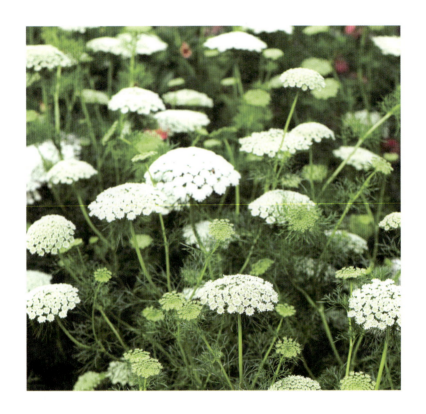

당근꽃

당근꽃을 본적이 있는가? 당근꽃은 보통 여름인 7~8월에 피어 난다. 흰색의 작은 꽃들이 모여 피어있는 모습이 어느 야생화 군락 못지않게 아름다운 자태를 뽐낸다.

출처 iStockphoto

도 각 나라마다 다른데 고대 그리스에서는 위장의 기를 돋우기 위해 기원전 430년 히포크라테스가 당근을 사용했으며, 로마시대의 크레타섬 사람들은 당근씨를 해독제로 사용하였다. 앵글로 색슨족은 당근이 악마와 광기를 물리치는 약효를 가지고 있다고 믿기도 했으며, 아랍사람들은 당근에 최음제 효과가 있다고 여기기도 했다.

알수록 재미있는 당근이야기다. 어쩐지 당근이 새삼스럽게 느껴진다. 그러나 역시 당근은 우리가 알고 있는 그 주황색 당근이 가장 친숙하고 대표적이다. 세계적으로도 당근하면 역시 주황색 당근을 떠올리니 당연한 일이다. 그럼 이제부터 우리에게 친숙한 주황색 당근 이야기를 해보자.

당근, 베타카로틴의 보고

당근이 예쁜 노란빛 나는 주황색을 띠는 이유는 '카로틴' 때문이다. 당근에는 베타카로틴, 알파카로틴, 감마카로틴 등 다양한 카로틴 성분이 많이 포함되어 있다. 당근의 영어명인 'Carrot'에서 카로틴이란 말이 유래되었다는 것만 봐도 당근의 카로틴 성분이 얼마나 많은지 추측해 볼 수 있다. 그중에서도 베타카로틴의 함유량은 전체 카로틴 함유량의 60% 정도를 차지하고 있다. 나머지 알파카로틴이 30%, 감마카로틴이 10%의 비중을 차지한다. 놀랍게도 베타카로틴과 알파카로틴의 함유량은 카로틴을 함유하고 있는 녹황색 채소들 중에서도 최고다.

베타카로틴이 중요한 이유는 여러 가지가 있다. 베타카로틴은

YELLOW & ORANGE

우리 몸의 활성산소를 없애주는 항산화작용을 하여 노화를 방지하고 암세포의 발생과 증식을 억제하는 효능을 가지고 있다. 몸의 면역력을 향상시키고, 피부나 점막을 강하게 만드는 효과가 있어 피부미용에도 효과적이며 염증을 완화시켜 준다. 흡연을 하는 사람들에게 특히 좋다. 혈액 속에 카로틴 성분이 높아질수록 흡연으로 인한 폐암 발생률을 낮춰주기 때문이다. 담배는 백해무익하니 끊는 것이 정답이지만 끊지 못하겠다면 당근을 섭취함으로써 폐암의 발병 확률을 낮춰야 한다.

베타카로틴이 중요한 또 한 가지 이유가 있다. 베타카로틴은 인체에 흡수되면 비타민 A를 만들어 낸다. 지용성 단백질의 일종인 비타민 A는 시력을 보호하고, 야맹증을 예방해 줄 뿐만 아니라 피로회복에 효과적이다. 또 혈압과 혈당, 혈중 콜레스테롤 수치를 낮춰 줌으로써 고혈압과 당뇨병, 동맥경화 등의 각종 성인병을 예방하는 효과를 가지고 있다. 성장과 생식에도 중요한 역할을 하기 때문에 어른에게도 좋지만 성장기 어린이나 젊은이들에게도 꼭 필요한 영양소이다.

이러한 베타카로틴 성분과 비타민 A는 우리 몸이 스스로 만들어내지 못한다. 반드시 음식으로 섭취해야 한다. 따라서 당근은 베타카로틴과 함께 비타민 A를 가장 많이 섭취할 수 있는 일석이조의 음식이므로 남녀노소를 불문하고 꼭 식탁에 올려야 할 음식이다.

채소계의 인삼

물가가 많이 올랐다. 장바구니는 날이 갈수록 가벼워지고, 해마다 과일, 채소 가격은 폭등한다. 이럴수록 우리가 꼭 먹어야 할 몸에 좋은 음식들과 먹지 말아야 할 음식들을 취사선택해서 장바구니에 담는 지혜를 발휘해야 건강은 건강대로 챙기고 가계경제도 알뜰하게 경영할 수 있을 것이다.

그렇다면 과연 무엇을 장바구니에 담아야 할 것인가? 당근만은 포기하지 말고 담아야 한다. 당근가격도 많이 올라 만만치 않지만 그래도 천 원에 한 두 개 정도는 살 수 있다. 아이들 과자 가격보다 싼 이 당근이 가진 효능은 가격 대비 백배 천배가 되니 망설일 필요가 없다. 가격 대비 효율이 장난 아니게 좋은 셈이다.

당근의 효능이 얼마나 좋냐하면 당근을 인삼과 비교할 정도다. 인삼만큼 다양한 영양소를 포함하고 있다고 한다. 그래서 당근을 채소계의 인삼이라고도 한다. 물론 수많은 영양소 중에서 핵심은 앞서 언급한 베타카로틴이다. 그러나 베타카로틴만이 당근의 전부라고 생각한다면 커다란 착각이다. 당근에는 베타카로틴 외에도 몸에 좋은 영양소가 많이 함유되어 있다.

우선 당근에는 비타민 B_1을 비롯해 비타민 B_2와 B_6, 비타민 C, 비타민 E가 골고루 들어 있다. 당분과 칼륨도 풍부하며, 철분, 칼슘, 아연, 인, 엽산과 식이섬유, 펙틴 등도 다양하게 포함되어 있다. 이러한 영양소들은 여러 가지 효능을 발휘하는데, 각종 비타민은 피로회복과 피부미용에 좋을 뿐만 아니라 세균 및 바이러스 등에 대한 면역력을 키워주고, 철분은 비타민 A와 함께 조혈작용을 돕고 혈액순환을 원활하게 하여 빈혈을 예방해 준다. 또한 당근에 함유된 칼륨은 신경을 안정시켜 스트레스 해소에 도움을 주며, 식이섬유는 장을 건강하게 하고 변비를 예방해 준다. 펙틴은 설사를 멎게 하는 효능을 가지고 있다.

이 밖에도 당근은 하복부를 따뜻하게 하여 여성에게 좋으며 밤에 오줌을 못 가리는 야뇨증의 개선 효과도 가지고 있다. 민간에서는 당근을 이질, 백일해, 기침, 복부팽만에 효과가 있다고 하며, 구충제로도 사용한다. 어떤가, 이렇게 몸에 좋은 당근인데 당장 마트로 달려가 당근을 장바구니에 담고 싶지 않은가?

당근, 잘 골라 영양가 있게 먹는 법

우리가 과일이나 채소를 고를 때 쉽게 범하는 오류가 있다. 무조건 큰 것을 고르는 것이다. 크고 맛있으면 좋겠지만 크다고 무조건 맛있는 것은 아니므로 과일이나 채소를 고를 때에는 크기에 무조건 집착하지 말고 그보다는 품질 좋은 상품을 고르는 것이 영양도 좋고 맛도 좋다.

오색섭생

138

당근도 마찬가지다. 너무 크고 통통한 당근은 심이 질기고 향과 맛이 떨어지는 경우가 있으니 크기보다는 다음의 사항을 염두에 두고 고르도록 한다. 당근을 고를 때에는 색이 일정하고 표면이 매끄러우며 형태가 바른 것이 좋다. 단단하고 뿌리 끝이 가늘고 길수록 심이 적고 조직이 연해 먹기에 좋다. 너무 큰 것보다는 손바닥 길이 정도의 당근이 향과 맛이 진하고 생으로 먹어도 아삭아삭 달콤한 경우가 많다. 또 당근의 머리 부분의 푸르스름한 부분이 적을수록 맛이 달다.

당근의 껍질 부분에 베타카로틴의 함량이 많으므로 먹을 때에는 되도록 빡빡 씻어 그대로 먹거나 껍질을 살짝만 벗겨내서 먹도록 한다. 카로틴 성분은 기름과 함께 섭취했을 때 체내 흡수율이 높아지므로 기름에 살짝 볶아 먹으면 더욱 좋다. 당근은 생으로도 많이 먹는 음식이다. 특히 샐러리와 무침 등에도 당근이 많이 사용되는데 이보다는 익혀 먹는 것이 좋다. 당근에는 비타

출처 iStockphoto

YELLOW & ORANGE

민 C를 파괴하는 효소인 아스코르비나제가 들어있는데 생으로 먹으면 비타민 C를 파괴하기 때문이다. 따라서 생 당근은 되도록 다른 채소와 함께 먹는 것보다는 당근만 먹는 것이 좋다.

사실적으로 말하자면 음식을 먹을 때 모든 영양소를 보호하기는 힘들다. 당근의 경우도 생으로 무쳐 먹을 때 비타민 C를 보호하기 위해 식초를 넣을 수 있지만 그렇게 되면 당근에서 가장 중요한 영양소인 베타카로틴의 손실을 불러 온다. 반대로 베타카로틴의 섭취를 돕기 위해 당근을 기름에 볶거나 익히는 등의 열을 가하면 비타민 C가 파괴된다. 그러므로 가장 현명한 방법은 아마 당근을 여러 가지 요리에 이용하여 생으로도 먹고, 주스로도 먹고, 익혀서도 볶아서도 먹는 것이 아닌가 한다. 약간의 영양소 파괴에 신경을 쓰기보다는 많이 섭취하여 영양소를 보충하는 것이 좋다는 말이다.

더불어 시중에서는 잎이 달린 당근을 보기 힘들지만 직접 재배하는 등의 방법으

당근 케이크
출처 cuisine.palats.org/coinblog

오색섭생

140

로 당근 잎을 얻게 된다면 한 번 먹어보는 것도 좋다. 당근 잎에도 영양소가 풍부하고 특히 칼슘과 비타민 C가 많기 때문이다. 향이 좋으므로 깨끗이 씻어 쌈으로 먹거나 튀김을 해 먹으면 맛이 좋다. 줄기 역시 데친 다음 썰어서 요리해 먹을 수 있다.

당근 잎을 구하기 힘들다면 당근만으로 전을 만들어 먹어도 좋다. 당근을 최대한 얇게 채 썰어 녹말가루와 소금, 후추와 섞어 버터나 오일에 구워주면 식감이 아삭하고 바삭바삭한 당근전이 아주 쉽게 만들어진다. 당근이 주재료로 당근을 많이 섭취할 수 있는 음식으로 아이들도 맛있게 먹을 수 있다.

당근을 갈아서 말랑말랑한 당근전을 만들 수도 있다. 강판에 간 당근에 찹쌀가루와 아이들이 좋아하는 모차렐라치즈, 송송 썬 쪽파를 넣고 약간의 소금으로 간을 한 후 버무려 반죽을 만든 후 먹기 좋은 크기로 동그랗게 빚어 올리브 오일에 굽는다. 그러면 쫄깃하면서도 부드러운 식감의 당근전이 만들어지는데 치즈가 들어있어 아이들이 아주 좋아한다. 양파나 옥수수, 참치 등을 넣어주거나 감자나 애호박 등을 채 썰어 같이 만드는 등 얼마든지 들어가는 재료를 가감할 수 있어 더욱 좋다.

이렇게 당근을 전으로 만들어 먹으면 당근이 주재료로 사용되어 부재료로 당근을 사용할 때보다 많이 섭취할 수 있고, 기름과 열로 인해 당근의 베타카로틴 섭취를 높일 수 있어 매우 효과적으로 당근을 섭취하게 된다. 이때 당근은 센 불에서 쉽게 타버리므로 중불로 서서히 익히도록 한다. 이외에도 당근스프나 당근컵케이크 등도 당근을 주재료로 사용할 수 있는 요리들이다.

벅스 바니가 사랑한 음식

요즘 아이들에게 가장 인기 있는 만화 캐릭터는 '뽀로로'라고 한다. 우리나라에서 개발한 애니메이션 〈뽀롱뽀롱 뽀로로〉의 주인공으로 펭귄을 모델로 만들어졌다. 어찌나 아이들에게 인기가 좋은지 우는 아이도 뽀로로만 틀어주면 울음을 딱 그칠 정도고, 말 안듣고 생떼 부리던 아이도 뽀로로가 들어간 상품만 안겨주면 순종적으로 변한다고 한다. 아이들의 뽀로로에 대한 충성도가 어찌나 높은지 '뽀통령'이라고 불릴 정도다.

우리나라 뿐 아니라 해외 110여 개국에 수출되어 방영되고 있는데 해외 아이들의 반응 역시 마찬가진가 보다. 외국 엄마들도 아이들이 울거나 집안일을 할 때 뽀로로를 틀어주어 아이들을 달래거나 아이 걱정 없이 집안일을 할 여유를 갖는다고 한다.

상황이 이렇다보니 우스갯소리로 뽀로로가 가정의 평화에 기여했다고 노벨 평화상을 주자는 소리도 있다. 수출로 외화도 벌어들이고, 아이들 등쌀에 피곤한 부모들의 시름도 덜어주니 만화 캐릭

오색섭생

터 하나가 갖는 위력이 새삼스럽다.

예전에도 아이들에게 영향력을 발휘한 만화 캐릭터들이 있었다. 톰과 제리, 벅스 바니, 미키마우스, 도널드 덕 등이 그들이다. 모두 빠르게는 1920년대, 늦게는 1940년대에 처음 등장했다. 내가 1943년생이니 이 만화 캐릭터들과 함께 성장을 했다 해도 과언이 아니다. 내 나이와 그들의 나이가 얼추 비슷하다니 좀 이상하기도 하고 친구처럼 느껴지기도 한다.

추억 속의 그 만화 캐릭터들은 모두 제각각 특징이 있었다. 그중 벅스 바니는 항상 당근을 손에 들고 다니며 씹어 먹던 기억이 난다. 아삭아삭 어찌나 맛있게 씹어 먹던지 당근이 참 먹음직스러워 보였다.

개인적인 생각이지만 그 바니의 모습을 보며 당근을 먹는 아이들이 적지 않았을 듯하다. 애니메이션 회사가 의도한 바는 아니었겠지만 아이들이 싫어하는 당근을 먹이는 방법으로는 꽤 괜찮은 방법이었을 것 같다.

문득 인스턴트식품에 길들여진 요즘 아이들을 위해 건강한 음식을 먹는 세계적인 캐릭터가 나타났으면 하는 바람을 가져

© 김범석

YELLOW & ORANGE

본다. 기왕이면 우리나라에서 말이다. 아이들의 대통령이라는 뽀통령은 무슨 음식을 즐겨 먹을까? 햄버거나 피자 말고 당근, 김치, 시금치 같은 음식들을 먹었으면 좋겠다.

해독의 왕, 호박

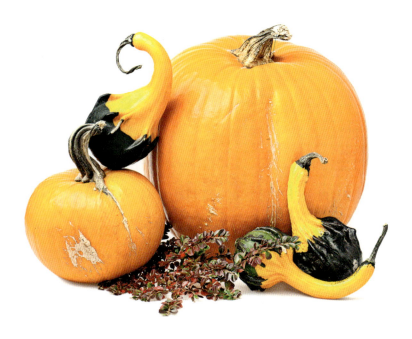

'음식을 알맞게 섭취하라. 그러면 그대는 건강할 것이다.'

- 프랭클린

아낌없이 주는 호박

호박은 먹을거리치고는 우리나라 속담에 비교적 많이 등장하는 편이다. 호박이 워낙 우리 식생활에 많이 쓰이는 식재료라서 그런지 속담조차 쉽고 지금도 많이 쓰이는 것들이 많다.

호박에 대한 속담을 살펴보면 호박에 대한 두 가지 사람들의 인식이 보이는 것 같다. 겉이 울퉁불퉁하고 크기가 커서 그런지 못생긴 과채류果菜類의 대명사로 불리는 호박은 부정적인 속담의 주인공이 된다. '호박에 줄 긋는다고 수박 되나', '뒤로 호박씨 깐다', '호박 같은 얼굴' 같은 것들이 대표적이다.

정반대로 '호박이 넝쿨째 굴러 떨어졌다', '굴러 온 호박이다' 처럼 복덩이를 의미하기도 한다. 이외에도 '호박에 침주기', '호박은 떡잎부터 좋아야 된다' 등이 호박이 등장하는 익숙한 속담들이다.

옛 선조들의 지혜가 담긴 속담에 뭐라 할 바는 아니지만 그래도 호박의 편에서 이야기하자면 호박이 억울한 면이 좀 있는 것 같다. 호박에 줄 긋는다고 수박은 될 리 없지만 수박만큼 영양이 듬뿍 담긴 것이 호박이고, 호박씨 역시 버리기 아까운 간식거리이니 말이다. '호박 같은 얼굴'도 그렇다. 호박만큼 다이어트와 미용에 도움이 되는 음식이 어디 있다고 겉모습만 보고 호박을 못생긴 얼굴의 대명사로 만들어 버렸을까. 속담의 의도야 그런 것이 아니지만 식품의 영양을 생각한다면 복덩이라는 것이 호박에 대한 정당한 평가인 것 같다.

호박이 복덩어리인 이유는 어느 것 하나 버릴 것이 없기 때문이다. 호박 속은 물론 씨와 잎까지 맛도 좋고 영양도 좋다. 미숙한 애호박도 먹고, 껍질도 먹으며, 부드러운 넝쿨순과 꽃맷이까지 먹을 수 있으니 자신의 모든 것을 베풀어 주는 식재료인 셈이다. 그래서일까? 호박꽃의 꽃말은 '해독', '관대함', '포용', '아름다운 마음', '사랑의 용기'이다. 정말 호박에 딱 어울리는 꽃말이 아닐 수 없다.

이러한 호박은 박과에 속하는 1년생 초본식물로 우리나라에는 임진왜란 전후에 들어 온 것으로 보고 있다. 원산지는 아메리카대륙의 열대지방으로 추정된다. 종류는 다양하다. 크게는 동양계 호박, 서양계 호박, 페포계(C. pepo) 호박으로 나눌 수 있다. 동양계 호박과 서양계 호박은 덩굴성이다. 페포계 호박은 덩굴을 뻗지 않고 군생한다.

우리나라 사람들이 국, 찌개, 부침개, 볶음 요리 등 음식에 많이 사용하는 애호박과 죽으로 많이 만들어 먹는 늙은호박은 동양계 호박이다. 서양계 호박으로는 샐러드에 주로 이용하거나 찌거나 구워서 먹는 등 최근에 사람들의 사랑을 많이 받고 있는 단호박이 대표적이다. 양식과 한식에 구분 없이 많이 사용되는 주키니호박은 페포계 호박에 속한다. 주키니호박은 달리 돼지호박이라고도 불린다.

지금 언급한 호박들 외에도 호박의 종류는 다양하다. 관상용으로 개발된 호박들도 있다. 하지만 우리나라에서 주로 먹는 호박들은 애호박, 늙은호박, 단호박, 돼지호박이므로 이를 중심으로 호박에 대해 알아보기로 하겠다.

YELLOW & ORANGE

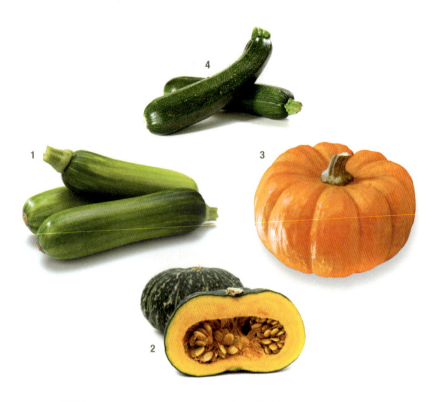

1	**애호박**	2	**단호박**
	출처 Wikipedia		출처 iStockphoto
3	**늙은호박**	4	**돼지호박(주키니호박)**
	늙은호박은 순 우리나라 말로 '청둥호박'이라고도 한다.		돼지호박은 양식과 한식에 구분없이 많이 사용한다.
	출처 Wikipedia		출처 iStockphoto

호박의 속은 노랗다

애호박과 돼지호박, 단호박은 겉이 파랗지만 늙은호박은 겉이 노랗다. 같은 호박인데 생긴 모양새도 달라 어떤 호박은 크고 둥근 반면 어떤 호박은 작고 길쭉하다. 그러나 공통점이 하나 있으니 바로 호박의 속은 모두 노랗다는 점이다. 그래서 호박을 옐로우 푸드에 집어넣는다. 호박의 노란 속은 '카로티노이드' 성분 때문이다. 호박의 노란색에는 카로티노이드 성분인 베타카로틴이 들어 있어 체내에 흡수되면 비타민 A를 생성한다.

베타카로틴은 암을 예방해 줄 뿐 아니라 암세포의 증식을 막아주는 항암 효과가 매우 뛰어나며 비타민 A를 만들어 면역력을 향상시켜 주고 노화를 방지해 준다. 피부탄력을 강화해 피부미인을 만드는 것도 비타민 A의 효능이다. 베타카로틴 외에도 알파카로틴, 루틴 등의 카로티노이드 성분도 호박에는 들어 있다.

또한 호박에는 비타민 B_1, 비타민 B_2, 비타민 B_6, 비타민 C, 비타민 E 등 비타민이 골고루 많이 함유되어 있어 따로 비타민제를 복용하지 않아도 될 정도로 비타민의 보고다. 특히 호박의 비타민 C는 가열을 해도 파괴가 적어 감기예방 및 피로회복, 면역력 향상에 도움을 많이 준다. 이 밖에도 마그네슘, 칼륨, 칼슘, 인, 니아신, 엽산 등 무기질 및 각종 영양소가 골고루 들어 있어 건강보조제나 다름없다.

이러한 호박의 성분들은 여러 가지 효능을 가지고 있어 호박을 꼭 섭취해야 할 건강식품으로 만들어 준다. 세세히 살펴보면 다음과 같은 질병의 예방 및 치료 효과가 있다. 우선 호박은 매우 훌륭한 에너지원이면서도 다이어트에 매우 좋은 식품이다. 호박은 당질이 풍부한데 당질은 우리 몸의 에너지원으로 사용된다. 한 끼 식사로도 충분하여 1, 2차 세계대전 당시 대용식으로도 사용되었으며, 겉이 단단하여 저장성이 용이하기 때문에 우리나라에서도 식량이 부족하던 시절 구황식품으로 이용되었다.

당질이 많다니 얼핏 살이 찌지 않을까 염려되겠지만 걱정할 필요 없다. 같은 양의 밥에 비해 칼로리가 1/4 정도밖에 되지 않아 배는 부르지만 살은 찌지 않는 훌륭한 다이어트 식품이다. 호박에 들어있는 식이섬유 또한 포만감을 유발하여 다이어트에 안성맞춤이다. 또 호박의 당질은 소화흡수가 잘되어 위장이 약한 사람이 먹으면 좋으며 회복기 환자의 환자식으로도 매우 좋다.

호박의 항암작용은 식도암, 위암, 폐암, 방광암, 대장암 등 각종 암의 예방 및 치료 효과가 있다. 또 혈액의 흐름을 원활하게 하며 체내 콜레스테롤의 축적을 막아 고혈압, 동맥경화, 뇌혈관질환 등 각종 성인병 및 심장질환 예방에 도움을 준다. 풍부하게 함유된 각종 비타민과 미네랄은 면역을 강화해주고 노화를 억제해 줄 뿐 아니라 빈혈을 막아주고 중풍도 예방해 준다. 인슐린의 분비를 촉진해 당뇨병의 예방과 개선 효과도 있다.

이 밖에도 호박의 각종 성분들은 눈 건강을 지켜주고 야맹증에 치료효과가 있으며, 염증을 억제하고 붓기를 제거하며 신장 기능을 강화시켜 주는 등 효능을 이루 헤아릴 수가 없다.

호박은 성장기 어린이에게도 매우 좋은 음식이다. 비타민을 비롯한 칼슘, 필수 아미노산, 인 등 다양한 영양소를 많이 함유하고 있어 두뇌를 발달시키고 성장을 촉진시키기 때문이다. 호박씨와 호박잎도 건강식품이다. 불포화지방산과 단백질이 풍부한 호박씨는 뇌졸중을 예방하고 두뇌에 좋은 음식으로 치매예방 효과도 가지고 있으며, 호박잎에는 단백질, 카로틴, 비타민 C가 풍부하게 들어 있다.

여기서 질문이 생길 수 있다. 호박의 종류가 많은데 모든 호박이 몸에 좋은 음식일까? 답은 '그렇다'이다. 늙은호박, 애호박, 단호박, 돼지호박 등 약간씩 성분의 함유량 차이는 있지만 거의 비슷한 성분이 들어 있고, 효능도 거의 같다. 그래도 굳이 구분을 하자면 애호박이나 돼지호박에 비해 노란색이 짙은 늙은호박과 단호박에 베타카로틴의 함유량이 좀 더 많다는 정도이다. 그러니 어떤 호박이 더 몸에 좋을까 고민하기 보다는 어떤 호박이든 가리지 말고 많이 섭취하라!

호박, 해독의 왕

100세 시대, 웰빙 시대가 도래 하면서 그 어느 때보다 건강음식에 대한 관심이 높아졌다. 건강하게 오래 사는 것이 전 인류의 화두가 되다보니 여기저기서 건강음식에 대한 발표와 선정이 이어지고 있다. 호박도 그 물결을 타고 새삼 주목받고 있는 식품 중 하나다. 자주 건강음식으로 선정되고 있다.

그 중 내 무릎을 '탁' 치게 만든 것이 있다. 바로 2008년 뉴욕 타임즈 온라인 판이 선정한 '푸대접받고 있지만 진가를 알아야 할 식품 11가지'이다. 여기서 호박과 호박씨는 첫 번째로 선정되는 영광을 얻었다. 참고로 그 외 식품으로는 정어리, 양배추, 계피, 블루베리, 강황, 스위스 차드(근대), 말린 자두, 석류 주스, 비트가 포함됐다. 또 미국의 국립암연구소는 호박을 폐암으로부터 건강을 지켜주는 채소 중 하나로 정했다. 등잔 밑이 어둡다더니 너무 흔하고 가까이 있어 소중함을 몰랐던 건강음식이 바로 호박이었던 셈이다.

그동안 제대로 대접받지 못한 호박이지만 그래도 우리나라에서 예로부터 아주 잘 알려져 있던 효능이 하나 있다. 바로 호박의 해독작용, 이뇨작용이다. 어찌나 그 효능이 유명한지 임신을 하고 출산한 여성들은 산후조리 음식으로 미역국과 함께 푹 끓인 호박을 먹어 몸의 부기를 빼는 것을 당연하게 여길 정도다. 어머니에게서 딸에게로 대대로 이어진 지혜인 셈이다. 필자가 수십 년간 4만여 명의 산모를 도와 아이를 받았는데, 출산 후 호박으로 몸을 보하지 않는 이를 거의 보지 못했다. 과연 이 지혜가 근거 없는 속설일까? 진짜일까? 두말할 나위 없이 아주 소중한 지혜다. 재미있는 것은 호박꽃의 꽃말에 이미 답이 나와 있다는 것이다. 호박꽃의 꽃말에는 '해독'이 들어있으니 말이다. 누가 꽃말을 지었는지 정말 기가 막히다.

실제로 호박은 해독의 왕이라 칭해도 좋을 만큼 해독 능력이 뛰어나다. 호박에 다량 함유되어있는 식이섬유 '펙틴' 때문이다. 알려졌다시피 식이섬유는 포만감을 느끼게 해주어 다이어트를 도와주는 것으로 알려져 있다. 그러나 식이섬유 펙틴이 하는 일은 그것뿐만이 아니다. 더 중요한 일이 있는데 바로 체내에 독성물질을 흡착시켜 몸 밖으로 배출하는 일이다. 펙틴은 몸에 해로운 유해세균은 물론 중금속과 방사성 원소까지 제거해 준다.

물론 펙틴만 이런 일을 하는 것은 아니다. 호박은 수분함유량이 많아 체내 수분을 조절해 주고 이뇨작용을 하는데, 펙틴에 의해 흡착된 유해·독성 물질은 바로 이 원활한 이뇨작용을 통해 몸 밖으로 배설되게 된다. 호박에 풍부하게 함유된 베타카로틴이 만들어낸 비타민 A 역시 체내 불순물을 제거하는 효능을 가지고 있다.

이러한 호박의 해독작용과 이뇨작용은 우리 몸을 건강하게 하는 매우 중요한 역할을 한다. 대장암의 발병 원인 중 하나는 바로 대장 속에 기생하는 장속 유해균 때문인데 호박을 섭취하게 되면 유해균을 억제하고 배출하게 되어 대장암의 발병을 낮출 수 있다. 대장암 뿐만이 아니다. 폐암의 발병 원인 역시 흡연으로 인한 독성물질이 체내에 쌓이게 되는 것이므로 폐암의 예방효과도 있다.

YELLOW & ORANGE

몸 안의 불순물을 몸 밖으로 배출시켜 신진대사를 좋게 하고, 신장 기능을 강화하며, 변비를 예방해 주는 것도 호박의 해독작용과 이뇨작용의 효능이다. 아이를 출산한 산모의 경우 호박을 섭취하게 되면 부기를 빼주는 탁월한 효과가 있는데 단순히 부기만 빠지는 것이 아니라 임신과 출산의 과정에서 몸 안에 남아있는 불순물도 함께 배출되어 좀 더 빨리 건강을 회복할 수 있어 산후조리에 도움이 된다. 이 외에도 수술 후 부종, 당뇨병으로 인한 부기 등 모든 부기에 효과적이다.

사실 문명이 발전할수록 우리 몸에 쌓여가는 독성물질과 유해물질은 그 종류도 다양해지고 양도 늘어갈 수밖에 없다. 스스로 선택한 흡연으로 인한 독성 물질은 제하더라도 각종 매연과 화학물질 등에 노출되기 때문이다. 음식물만 해도 그렇다. 농약을 안 친 농산물을 만나기도 점점 힘들어지고 있다. 이런 상황에서 호박이 가진 해독능력은 그 가치를 매기기가 어렵다. 호박, 황금을 닮은 그 색깔처럼 건강을 지키는 금덩이가 아닌가 싶다.

다양한 호박 잘 골라 야무지게 먹는 법

호박은 종류가 많다보니 신세대 주부들인 경우 어떤 요리에 어떤 호박을 쓰는 것이 좋은지 헷갈릴 수도 있고, 애호박이나 돼지호박,

단호박보다 접하기 힘든 늙은호박의 경우엔 어떤 호박이 좋은 호박 인지 모르는 경우도 많다. 그래서 이번에는 각기 다른 호박의 요리법과 잘 익은 호박 고르는 법, 보관법 등에 대해 알아보기로 하겠다.

먼저 늙은호박은 크고, 색깔은 진한 황갈색을 띠며, 표면에 윤기가 흐르고, 얼룩진 색깔이 없는 것을 고르는 것이 좋다. 상처가 없는지도 살펴보아야 한다. 상처가 있는 호박은 저장기간이 짧고 썩기 쉽기 때문이다.

껍질은 단단하고 표면의 골이 깊게 파진 것을 고른다. 꼭지부분은 깊게 들어간 것이 좋다. 들어보았을 때 묵직한 무게감이 느껴지고, 반으로 갈라 보았을 때에는 씨가 촘촘하게 꽉 찬 것이 속이 알차고 잘 익은 것이다. 꽃이 달려있던 부분은 작을수록 좋다. 참고로 늙은호박 표면에 하얀 분가루 같은 것이 묻어있는 경우가 있는데, 이는 호박이 잘 익어 단맛이 증가해서 나타나는 현상이므로 꺼려할 필요가 없다. 호박은 익을수록 단맛이 증가하는 식품이다. 꼭지 부분이 썩은 것은 수확한지 오래된 것이므로 피해야 한다.

늙은호박은 가을에 구입하여 보관만 잘 하면 겨울 내내 먹을 수 있는 음식이다. 겨울에 과일과 채소 등을 먹기 힘들었던 옛 선조들은 호박을 말려 겨울에 먹음으로써 영양을 보충하였다. 겨울에 호박을 먹으면 오래 산다고 하는 말이 있을 정도로 겨울보양식의 으뜸으로 꼽았다. 늙은호박은 냉장보관하지 않고 상온에서 보관한다. 늙

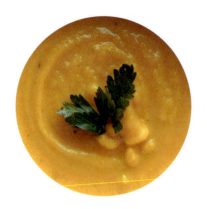

호박죽

출처 flickr.com/lelivingandco

은호박은 열에 약하기 때문에 직사광선을 피해 서늘하고 바람이 잘 통하는 곳에 놓아두면 통째로도 오래 보관할 수 있다.

이미 요리에 사용하고 남은 호박을 보관해야 한다면 속을 파내고 씨를 제거한 후 껍질을 깎아 말린 후 역시 통풍이 잘되는 곳에 자루나 바구니에 담아 보관하도록 한다. 얇게 썬 늙은호박은 햇빛에 말리면 단맛도 강해지고 베타카로틴 성분도 증가한다.

전통적으로 늙은호박은 호박죽과 호박꿀단지에 많이 이용되었다. 늙은호박은 특히 소화흡수가 잘되어 회복기 환자의 환자식이나 출산 후 허약해진 산모의 붓기를 빼주는 음식으로 좋기 때문이다. 늙은호박의 껍질과 속을 도려낸 후 적당한 크기로 잘라 물과 함께 끓인 후, 익은 호박을 식혀 호박을 삶았던 물과 함께 다시 믹서에 곱게 갈아 찬물에 갠 찹쌀가루나 멥쌀가루와 함께 냄비에 눌어 붙지 않게 저어가며 다시 한 번 끓여내면 호박죽이 된다. 호박죽의 간은 찹쌀가루가 다 익을 무렵 소금과 설탕으로 한다.

호박꿀단지는 늙은호박의 꼭지부분을 동그랗게 뚜껑처럼 도려 내고 수저 등으로 속의 씨를 긁어 낸 후, 비어있는 호박 안에 꿀을 넣어 다시 도려냈던 뚜껑 부분을 닫아 막고 커다란 솥에 넣어 오랫 동안 찐다. 3~4시간 찌면 호박 안에 물이 고이는데 이것을 따라 마 시면 된다.

호박죽과 호박꿀단지를 만들 때 긁어낸 씨는 버리지 말고 말렸 다가 강정이나 식혜를 만들 때 사용하거나 볶아 간식으로 먹으면 호 박씨에 다량 함유되어 있는 레시틴과 필수아미노산을 섭취할 수 있 다. 이 밖에도 늙은호박으로 떡을 만들거나 전을 부쳐 먹는다. 늙은 호박전은 강판에 간 늙은호박을 찹쌀가루나 밀가루, 부침가루 등과 섞어 반죽을 한 후 소금 등으로 간한 후 기름에 부쳐 먹으면 쉽게 만 들 수 있다. 이렇게 기름에 부쳐 먹으면 호박의 베타카로틴 섭취가 훨씬 용이해 진다.

갈치조림을 할 때 무 대신 늙은호박을 넣기도 한다. 실제로 늙 은호박 갈치조림은 거문도나 제주에서 많이 해먹는 음식이다. 호박 의 단맛이 강하므로 설탕을 넣지 않아도 되니 더 건강하게 먹을 수 있다.

늙은호박 속에 약재 우린 물로 지은 약찰밥과 각종 견과류와 대추 등을 넣고 쪄내는 보양식인 늙은호박찜도 전통적인 보양식으로 꼽힌다. 또 황해도 지방의 향토음식에는 늙은호박을 이용한 호박김치도 있다. 겨울철 김장을 하고 남은 배추우거지와 무청과 함께 늙은호박으로 담근 호박김치를 먹기도 했다. 호박김치는 그대로 먹기보다는 김치찌개로 만들어 먹는 겨울 찌개거리용 김치다.

늙은호박이 특별식으로 많이 이용된다면 애호박은 국, 찌개, 전, 죽, 무침, 고명 등 다양한 쓰임새로 우리 식탁에 자주 오르는 호박이다. 이러한 애호박은 연두색이면서 너무 크지 않고, 윤기가 흐르는 것이 좋다. 또 크기에 비해 무거운 것, 전체적인 크기가 고른 것, 구부러지지 않은 것이 잘 익은 맛있는 호박이다. 손으로 눌렀을 때 쑥 들어가는 것 역시 바람이 든 것이므로 선택하지 않는다.

애호박을 보관할 때는 물기를 제거한 후 신문지나 종이에 싸서 습기가 없는 서늘한 곳에 보관하며, 이미 썰어버린 호박이 남았다면 비닐에 싸서 밀봉한 후 보관하도록 한다. 애호박을 오래 보관하려면 얇게 썰어 햇볕에 바짝 말린 후 서늘하고 통풍이 잘 되는 곳에 보관하는 것이다. 물기가 있으면 곰팡이가 피거나 상한다. 이렇게 말린 애호박을 '호박고지'라고 하는데 보통 물에 불려서 나물로 볶아 무쳐 먹는데, 호박고지로 만든 호박 나물은 정월 대보름에 먹는 묵은 나물 아홉 가지에 들어가는 전통 있는 요리다. 물론 찌개 등에 넣어 먹어도 된다. 참고로 호박을 햇볕에 바짝 말리면 흰색이 된다.

　이렇게 애호박은 워낙 친숙한 음식재료라 따로 애호박을 이용한 음식을 소개할 필요가 없을 정도지만 몇 가지 팁을 주자면 새우젓과 함께 먹으면 궁합이 좋고, 기름에 볶아 먹는 것이 영양 섭취에 더욱 효과적이다. 따라서 호박을 볶을 때에 새우젓으로 간을 한다거나, 된장찌개에 호박을 넣어 끓일 때에도 새우젓을 함께 넣어주면 좋다.

　또 보통 카레에는 감자, 양파, 당근만 넣는 경우가 많은데 애호박을 껍질째 넣어 먹으면 색깔도 더 살고 맛도 감칠맛이 더 한다. 참고로 호박은 껍질에도 영양분이 매우 풍부하므로 깨끗이 씻어 되도록 껍질째 요리하는 것이 정석이다. 이 밖에도 애호박은 아이들 이유식 등으로도 많이 활용되고 있다.

　단호박은 색깔이 고르게 짙고, 크며, 무게감이 있고, 표면이 고르고, 윤기가 흐르는 것이 좋다. 요즘엔 1인 가구 등의

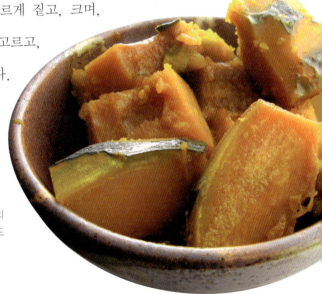

단호박 찜

호박은 포만감에 비해 칼로리가 낮아 다이어트 음식으로도 제격이다.
출처 www.theaimlesscook.com

YELLOW & ORANGE

증가로 마트에서 반으로 잘라 팔기도 하는데 반으로 잘려진 단호박을 고를 때에는 속이 진한 노란색이고 푸석푸석 마르지 않은 것을 고르도록 한다. 역시 직사광선을 피해 서늘한 곳에 보관해야 하는데, 오래 보관하길 원한다면 씨를 파낸 후 적당한 크기로 잘라 랩으로 싸거나 밀봉하여 냉동 보관하도록 한다. 쓰다 남은 단호박은 쉽게 건조해지는 경향이 있으므로 오래 보관할 필요가 없더라도 씨를 제거한 후 랩으로 싸거나 밀봉하여 냉장 보관한다. 이 경우 2~5일 정도 보관이 가능하다.

단호박은 서양요리에도 많이 쓰이는데 우리나라에서는 보통 쪄서 먹거나, 죽, 이유식, 샐러드 등에 사용한다. 워낙 단맛이 강해 조금만 요리에 창의력을 발휘한다면 남녀노소 누구나 좋아하는 요리로 활용 가능한 것이 단호박이기도 하다. 크림 스파게티를 만들 때 껍질을 제거한 단호박을 쪄서 우유와 함께 갈아 소스로 이용한다든지, 아이들에게 피자를 만들어 줄때 쪄서 으깬 단호박을 도우에 발라 준 후 치즈와 토핑을 얹어 준다든지, 미니케이크 정도의 크기로 자른 단호박에 치즈를 얹고 아몬드 등으로 장식한 후 오븐에 구워주는 단호박 치즈 구이를 만들어 준다면 아이들도 어른들도 좋아하는 요리가 탄생된다.

마지막으로 주키니호박, 즉 돼지호박은 다양한 색상을 자랑하는 호박이다. 껍질이 초록색인 것도 있지만 노란색, 분홍색도 있다. 우리나라에서는 초록색 돼지호박이 주로 재배된다. 애호박보다 크고

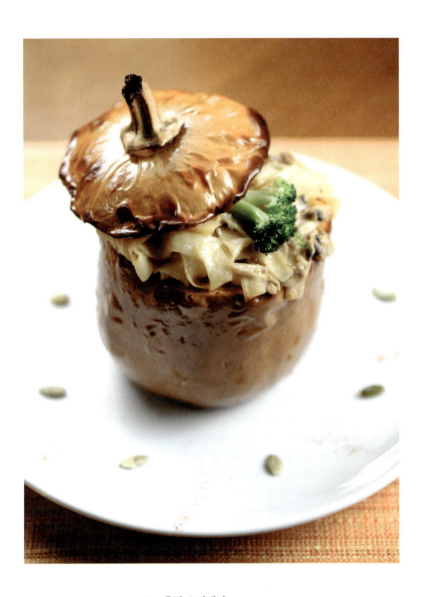

호박 스파게티

보기 좋게 속을 비운 호박 통에 담은 호박 크림 스파게티

출처 iStockphoto

YELLOW & ORANGE

통통해 돼지호박이라고 부르는데 좋은 돼지호박을 고르는 법은 광택이 나고, 양쪽 끝이 싱싱한 것이 좋다.

사실 돼지호박은 애호박보다 맛이 덜하다. 그래서 전이나 나물볶음 보다는 보통 국이나 찌개에 많이 사용한다. 그렇다고 전이나 나물볶음에 전혀 사용을 하지 않거나 사용해서 안 되는 것은 아니다. 짬뽕 등 중국요리에도 많이 쓰인다.

돼지호박요리는 따로 소개하지 않겠다. 애호박으로 할 수 있는 요리라면 돼지호박으로도 만들 수 있다고 보면 되기 때문이다. 이밖에 호박잎 역시 삶아서 쌈으로 먹거나 국이나 된장찌개 등에 이용할 수 있는데, 호박잎은 살짝 겉껍질을 벗겨낸 후 끓는 물에 살짝 데치거나 찜통에 쪄서 섭취하거나 요리에 활용한다. 된장과 함께 먹으면 비타민 등은 풍부한 반면 부족한 단백질을 보충할 수 있어 궁합이 좋다.

호박, 못생기지 않았다

'호박에 줄 긋는다고 수박 되나', '호박 같은 얼굴', '호박꽃도 꽃이냐'.

호박은 어째서인지 못생긴 얼굴을 대표하는 수식어로 사용된다. '호박처럼 못 생겨가지고….' 어린 시절 여자아이라면 누구나 들어

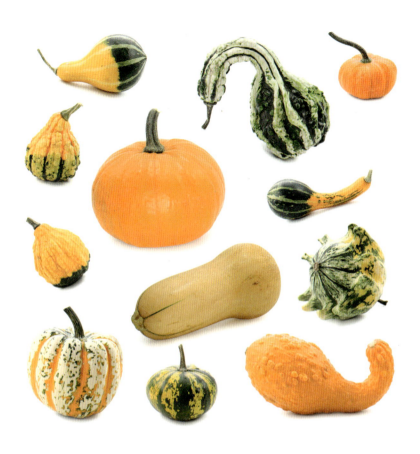

| 관상용 호박

출처 iStockphoto

봤을 법한 놀림이다. 놀리는 남자아이나 놀림을 당하는 여자아이나 실제로는 호박을 제대로 본 적이 없는 경우에도 호박처럼 생겼다는 말이 못생겼다는 말을 의미한다는 것은 알고있으니 신기할 따름이다.

호박이라고 놀림 받은 아이에게 어른들은 한결같이 상투적인 말을 하곤 한다. "호박이 실제로 보면 얼마나 예쁜데…." 그러나 어른들도 호박을 정말 예쁘다고 생각하는 사람은 얼마 되지 않는다. 이참에 호박의 억울함을 좀 달래줘야겠다. 못생긴 호박도 있지만 예쁜 호박도 많으니 말이다.

앞쪽의 관상용 호박 사진들을 한번 보라. 자, 얼마나 특이하고 예쁜 호박들인가. 우리가 일반적으로 시장에서 보는 호박은 아니고 주로 관상용으로 키워진 것들이긴 하지만 모두 호박임에는 분명하다. 여기에 다 소개하지는 못했지만 예쁜 호박들은 참 많다. 그러니 호박처럼 못생겼다는 말로 속상해하는 일은 앞으로 없었으면 한다. 그런 말을 하는 사람들은 호박에 대해 잘 모르는 사람들이니 무시해 버려라.

호박같이 못생겼다고 놀림 받고 속상해 하는 아이들이 있다면 이예쁜 호박 사진들을 보여줘도 좋겠다. 아니 아이들 손을 잡고 아예 하루 날 잡아서 경기도 시흥시 하중동에 있는 관곡지官谷池에 나들이 가보면 좋을 것 같다. 조선 세조 때의 연못인 관곡지는 우리나라에서 처음 조성된 연꽃 재배지로 지금도 연꽃테마파크로 유명한데 이곳에 가면 보기 힘든 신기한 호박들도 많이 볼 수 있다.

호박꽃에 대한 전설을 들려 주는 것도 좋으리라. 옛날에 아주 불심이 깊은 스님이 있었다. 그는 황금으로 만든 커다란 범종 하나를

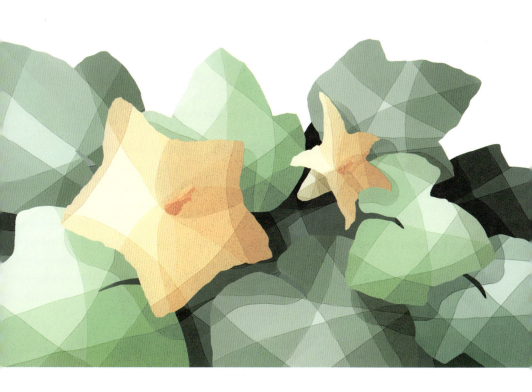

호박꽃

황금 범종을 닮았다는 전설을 담은 호박꽃. 샛노란 색이 참으로 어여쁘다.
ⓒ 김범석

만들어 부처님께 바치는 것이 평생의 소원이었다. 열심히 시주를 받아 황금종을 만들기 시작했지만 스님은 종이 채 절반도 완성되기 전에 기력이 쇠해져 세상을 뜨고 말았다. 그리고 부처님 앞에 가게 되었다. 스님은 부처님에게 간청했다. 제발 그 종을 완성시킬 때까지만이라도 인간세상으로 다시 돌려보내 달라고. 부처님은 스님의 소원을 들어주었다. 하지만 스님이 인간세상으로 돌아와 보니 그새 세

YELLOW & ORANGE

월이 많이 흘러 그가 만들던 범종의 행방을 알 수 없었다.

스님은 종을 찾아 세상을 헤매기 시작했다. 그러던 어느 날 길을 가던 스님은 문득 자신이 만들던 황금종과 비슷하게 생긴 황금빛 꽃을 발견하게 되었다. 바로 호박꽃이었다. 인연을 느꼈음인지 스님은 호박꽃 줄기를 따라 땅속을 파보았다. 그러자 그곳에 그토록 찾아 헤매던 황금종이 묻혀있었다. 스님은 다시 각고의 노력 끝에 황금 종을 완성시키고, 종을 쳐 보았다. 그러자 황금빛 꽃이 떨어지며 누런 황금열매, 즉 호박열매가 맺혔다고 한다.

호박은 스님의 불심에 감탄한 부처님의 응답이었을까? 아니면 소박하지만 어여쁜 호박꽃과 먹으면 보약이 되는 호박이 황금종만큼 귀하다는 사실을 사람들에게 알려주는 중생을 향한 부처님의 사랑이 담긴 메시지였을까?

오색섭생

NASA의 우주식량, 고구마

'하루에 고구마 한 개씩을 먹으면 의사가 필요 없다.'

- 미국 노스캐롤라이나 고구마 위원회

코델 박사

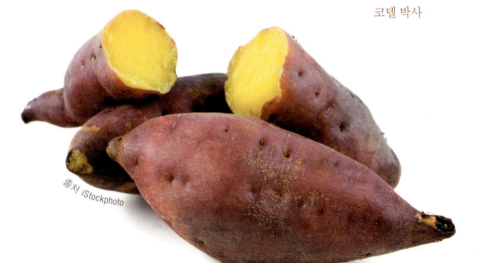

출처 iStockphoto

NASA가 선택한 고구마

프랑스의 작가 마르셀 프루스트의 소설 『잃어버린 시간을 찾아서』는 수천 페이지가 넘는 대하소설이다. 결코 읽기 쉽지 않

YELLOW & ORANGE

다고 알려진 이 책을 읽어보면 주인공 마르셀이 어머니가 건네 준 홍차에 적신 과자 마들렌의 냄새를 맡고 잃어버렸다고 생각한 어린 시절의 기억을 전부 떠올리게 되는 장면이 나온다. 이처럼 과거에 맡았던 음식 등의 냄새를 통해 과거를 기억해내는 현상을 '프루스트 현상•'이라고 하는데 생각해보면 우리들 대부분은 추억을 떠올리게 하는 음식을 한두 가지씩 가지고 있다.

그 중에는 한 사람만의 추억이 아닌 많은 사람들의 추억 속에 공통되게 자리 잡고 있는 음식도 있다. 어린 시절 어머니가 끓여주시던 된장찌개, 졸업식이나 입학식 때나 먹을 수 있었던 짜장면, 월급날이면 아버지가 사오시던 전기구이 통닭 등은 아마도 40대 이상의 사람이라면 누구나 가지고 있는 추억이 깃든 음식일 것이다.

고구마도 그런 음식 중 하나다. 어려서는 모닥불에 구워 먹고, 나중에는 군고구마 장수에게 사서 먹었던 고구마는 추운 겨울 차가운 손과 몸에 온기를 전해주고, 출출한 배까지 채워주는 참으로 맛

• **프루스트 현상** : 과거에 맡았던 냄새를 통해 과거에 있었던 일 등을 기억해 내는 현상을 말한다. 프랑스 작가 마르셀 프루스트의 대하소설 『잃어버린 시간을 찾아서』에서 유래하여, 작가의 이름을 따서 프루스트 현상이라고 부른다. 이 현상은 2001년 미국 모넬화학감각센터의 헤르츠(Rachel Herz) 박사팀에 의해 실제로 입증되었다. 참고로 사람의 기억은 시각, 청각, 촉각, 후각, 미각에 의한 오감 등에 의해 뇌에 저장되는데 오감 중에서도 특히 후각이 기억과 밀접한 관련이 있다. 기억을 담당하는 뇌 부위 바로 뒤편에 후각중추가 자리 잡고 있는 것과 관련이 있어 보인다. 음식의 경우 시각뿐만 아니라, 음식이 끓거나 만들어질 때 나는 소리로 인해 청각, 식감 등의 촉각은 물론 미각과 후각이 다 동원되므로 오감 전부를 사용하게 된다. 따라서 음식이 추억과 연결되는 것은 당연해 보인다.

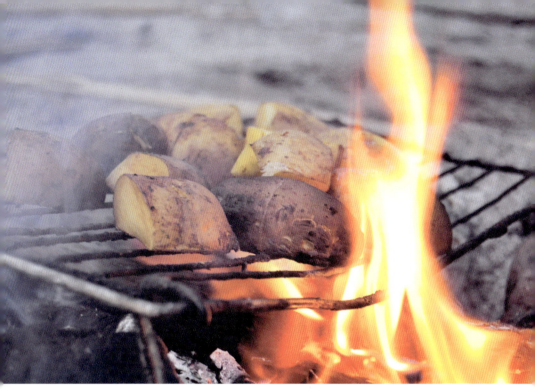

출처 flickr.com/ironchefbalara

깔 나는 최고의 간식거리였다.

지금도 가끔 기억이 난다. 겨울밤, 출출하다고 하면 어머니는 고구마를 구워 주셨다. 연애를 할 때에는 거리에서 산 군 고구마를 나눠 먹으며 서로의 입에 묻은 검댕이를 닦아주며 깔깔대고 웃기도 했다. 지금은 겨울이 되어도 군고구마 장수를 보기 힘들게 됐지만 '앗 뜨거워' 하면서도 놓치지 않고 호호 불어가며 먹던 고구마의 맛은 겨울만 오면 혹시나 고구마 장수가 보일까 싶어 거리를 두리번거리게 만든다.

물론 군고구마를 보기 힘들다고 고구마가 우리의 일상에서 완전히 사라진 것은 아니다. 오히려 그 활용도가 늘어나 쪄서 먹고 구워

YELLOW & ORANGE

169

서 먹고 말려서 먹을 뿐만 아니라 고구마가 들어간 음료, 케이크, 과자 등으로 개발되어 여전히 우리 곁을 지키고 있다.

이렇게 보면 우리는 고구마를 새롭게 인식하고 있는 시대에 살고 있는 것 같다. 과거와 달리 그저 부족한 식량을 채워주는 용도, 쉽게 구할 수 있기에 먹던 간식거리 정도에서 벗어나 맛과 건강 두 마리 토끼를 잡는 음식으로 고구마를 찾고 있다. 고구마가 들어감으로써 음식이 특별해지는 시대인 것이다. 특히 다이어트 식품으로 각광을 받으며 고구마가 주목받고 있다.

그런데 고구마를 다이어트 식품으로 국한시키는 것은 고구마를 너무 과소평가한 것이다. 다이어트에도 매우 훌륭한 음식이지만 고구마의 영양 가치는 그것보다 훨씬 높다. 이를 증명하는 것이 NASA, 즉 미국항공우주국의 발표다. 미국항공우주국은 고구마를 우주시대의 식량자원으로 선택한다고 밝혔다. 우주정거장에서 고구마를 재배해서 우주식량으로 활용한다고 한다.

또 미국 소비자단체 공익과학센터^{CSPI, Center for Science in the Public Interest}에서도 세계최고의 음식 10가지를 선정했는데, 그 첫 번째로 고구마를 꼽았다. 이 두 기관의 명성을 볼 때 그저 맛있고 다이어트에 좋다고 고구마를 우주식량으로, 세계 최고의 음식으로 선정하지는 않았을 터, 고구마에는 우리가 몰랐던 무엇이 더 있는 것일지 궁금해진다. 지금부터 그 비밀을 파헤쳐 보자. 아마, 알면 놀라실 거다.

오색섭생

속은 노란색, 겉은 붉은 보라색

흙 묻은 고구마를 씻어내면 참 예쁜 붉은색을 띤 보라색의 얇은 껍질이 드러난다. 또 이 고구마를 삶아 반으로 딱 쪼개면 황금빛에 가까운 샛노란 색이 자태를 드러낸다. 이 상반된 두 가지 색이 고구마를 특별하게 만든다. 먼저 껍질의 붉은색을 띤 보라색은 고구마가 안토시아닌 성분을 함유하고 있다는 증거나 다름없다. 안토시아닌은 대표적인 항산화 물질 중 하나로 혈관성 질병을 예방하고, 활성산소를 없애주어 노화를 방지해 준다. 세포의 노화도 막아주니 암세포의 생성을 막아 암을 예방해 주는 효능도 가지고 있다. 따라서 고구마를 섭취할 때는 깨끗하게 씻어 껍질째 요리해 먹는 것이 가장 좋다.

그러나 깨끗하게 씻어도 농약 등의 문제가 걱정되어 도저히 껍질을 먹지 못하겠다면 유기농 고구마를 선택하거나, 그것도 현실적으로 어렵다면 어쩔 수 없다. 과감하게 고구마 껍질을 포기해도 된다. 우리에겐 황금색의 고구마 속이 있다.

껍질에 미치지는 못하지만 고구마 속에도 안토시아닌은 함유되어 있다. 그리고 무엇보다 고구마를 노랗게 만드는 베타카로틴이 풍부하게 들어 있다. 당근, 호박과 더불어 고구마는 베타카로틴을 대표하는 3대 식품으로 꼽히고 있을 정도다. 다른 옐로우 푸드를 이야기하며 앞에서 베타카로틴에 대해서는 충분히 설명을 했지만 다시 한 번 말하자면 베타카로틴은 뛰어난 항암성분으로 암을 예방해 줄 뿐 아니라 암이 발생한 후에도 암세포의 증식을 막아주는 엄청난 효능을 가지고 있다.

베타카로틴은 우리 몸의 면역력을 향상시켜주는 효능도 가지고 있다. 감염, 바이러스, 세균 등과 싸울 힘을 우리에게 주는 것이다. 또 백혈구의 수를 늘려줌으로써 몸의 저항력을 키워주고 인체에 해로운 세균 등과 싸울 원동력을 키워주는 역할도 수행한다. 비타민 A를 만들어 내어 시력을 보호하고 고혈압과 당뇨병, 동맥경화 등의 각종 성인병을 예방하는 효과 등 베타카로틴의 효능에 대해서는 앞에서 충분히 언급했으므로 건너뛰도록 하겠다.

이 밖에도 고구마에는 탄수화물은 물론 토코페롤, 비타민 B_1, 비타민 B_2, 비타민 B_6, 비타민 C, 칼륨, 철분, 칼슘, 아연, 인, 철분, 엽산 등이 아주 골고루 함유되어 있어 완전식품으로 꼽히기도 한다. NASA가 고구마를 우주 식량으로 선택한 데에는 다 이런 이유가 있는 것이다.

토코페롤은 비타민 E 역할을 하는 성분이다. 천연 항산화제로 널리 알려져 있어 한때 우리나라에서는 토코페롤이 건강보조식품으로 선풍적인 인기를 끌었던 적이 있다. 고구마에는 토코페롤이 많이 함유되어 있어 역시 세포들이 늙는 것을 막아주며, 암을 예방해 준다.

오색섭생

비타민 C 역시 고구마에 많이 들어있는 영양성분 중 하나다. 영양보조제 등으로 많이 섭취하는 비타민 제제 가운데서도 비타민 C는 우리가 가장 많이 섭취하는 것이다. 감기가 들어도, 몸이 조금 피로해져도 우리는 비타민 C가 들어간 식품이나 약품을 찾는다. 그 정도로 비타민 C는 피로회복 효과가 있으며 노화를 막아주고, 피부를 좋게 하는 효능을 가지고 있는데 특히 고구마의 비타민 C는 열에 노출돼도 쉽게 파괴되지 않아 고구마를 삶아먹어도 섭취에 문제가 없다.

이외에도 고구마에 함유되어 있는 칼륨은 우리 몸의 수분과 전해질의 균형에 꼭 필요한 성분으로, 과도하게 축적되는 나트륨을 몸밖으로 배출함으로써 고혈압, 뇌졸중 등을 예방해주고 몸이 붓는 것을 막아주는 역할을 한다. 옛날부터 찐 고구마를 김치와 함께 먹는 일이 많은데 이렇게 먹어도 문제가 없는 것 역시 김치의 나트륨 성분을 고구마와 칼륨이 몸 밖으로 배출해 주기 때문이다. 또한 뼈를 구성하는 주요성분인 칼슘은 골다공증을 예방하는 효과를, 적혈구를 생성하는 데 없어서는 안 될 성분인 철분은 빈혈을 예방해 준다.

이렇게 살펴보니 어떤가? NASA의 선택이 이해가 가지 않는가? 그러나 아직 고구마의 진면목을 다 본 것은 아니다. 아직 할 이야기가 남아있으니 다음으로 빨리 넘어가보자.

고구마, 대장암을 잡는다

고백하자면 난 고구마와 상당히 친분이 깊다. 그리고 앞으로도 쭉 그 친분관계를 깨뜨리지 않을 생각이다. 이유는 바로 대장암 때문이다. 내겐 대장암과 신장암, 두 가지 암이 발병했었다. 그 중 먼저 발견된 것은 대장암이다. 암이 발병하면 가장 많이 신경을 쓰게 되는 것이 음식인데, 특히 대장암은 식생활과 더욱 관련이 많은 암이라 음식에 예민해질 수밖에 없었다.

간단하게 말하자면 대장암 전과 후의 식생활은 완전히 딴판이다. 술과 고기, 불규칙한 식습관, 폭식하는 것이 대장암 발병 전의 식생활이라면, 지금은 술은 어쩌다 한잔 정도 마시는 것이 전부고, 고기보다는 생선과 채소위주의 식단으로 정해진 시간에 소식을 한다. 무엇보다 대장암 발병 이후 지금까지 되도록 가까이 하고 자주 섭취하는 음식이 몇 가지 있는데, 토마토, 인삼, 청국장, 가지, 그리고 고구마 등이 그 주인공이다. 그 덕분인지 일흔이 된 지금까지 암의 재발없이 건강을 유지하고 있다.

특히 고구마는 대장암 예방을 위해 꼭 섭취해야 할 음식으로 꼽힌다. 고구마에 다량 함유되어 있는 식이섬유 때문이다. 기본적으로 고구마에는 안토시아닌, 베타카로틴 등의 항산화물질이 많아 항암식품으로 꼽히는데 여기에 식이섬유가 가세를 하면서 대장의 건강을 지키는 대표음식이 된다.

오색섭생

174

대체 식이섬유가 인체 내에서 어떤 작용을 하기에 대장을 건강하게 하고 대장암을 예방해 줄까? 식이섬유는 좀 특이한 성질을 가지고 있다. 배는 부르지만, 실제로 인체에 소화 흡수되지는 않고 배설을 통해 전부 몸 밖으로 빠져나가는 특징을 가지고 있다. 때문에 영양이나 칼로리 면에서는 조금도 도움이 되지 않는다. 그러나 인체에 머무는 동안 대장의 독성을 만들어내는 세균의 발생을 억제하고, 발암물질의 생성을 저해해 대장을 건강하게 만들어 준다.

또 배변량을 늘리고 장운동을 촉진하여 변이 장에 오래 머물지 않고 바로 배출되도록 해주기 때문에 변비에 효과가 좋고, 변의 독성이 인체에 쌓이지 않도록 만들어 준다. 이 과정에서 발암물질은 물론 인체에 유해한 독성물질 등을 빠르게 배설시킴으로써 몸 안에 쌓인 노폐물과 발암물질 등이 대장 벽과 접촉하는 시간을 줄여주어 대장암 예방효과가 더욱 커진다.

식이섬유는 혈관에 콜레스테롤이 쌓이는 것도 막아준다. 이는 식이섬유가 콜레스테롤을 흡착해 변과 함께 체외로 배출해주는 효능을 가지고 있기 때문이다. 콜레스테롤은 동맥경화, 심혈관 질환 등 각종 성인병의 원인이다.

아름다움을 위해, 건강을 위해 놓칠 수 없는 비만 관리에도 식이섬유는 커다란 도움을 준다. 식이섬유가 많이 함유된 음식을 먹으면 포만감을 느끼게 되어 식사량조절이 되면서도 식이섬유가 소화

흡수되지 않으므로 다른 음식을 먹었을 때보다 칼로리가 낮아 비만에 효과적이다. 고구마가 다이어트 음식으로 각광받는 이유다.

고구마가 대장암과 비만, 성인병 예방에만 좋은 것은 아니다. 다른 암에도 매우 좋은 음식이다. 미국 국립암연구소는 '고구마, 호박, 당근을 매일 먹는 사람은 전혀 먹지 않는 사람에 비해 폐암 발생률이 반으로 줄어든다'는 발표를 했다. 믿어지는가? 암 발생률이 반이나 줄어든다는 사실이?

일본의 연구자들 역시 고구마가 가지고 있는 강력한 항산화작용을 연구했는데, 고구마 추출물에는 클로로겐산과 같은 폴리페놀류가 다량 함유되어 있어 항산화작용을 한다고 밝혔다. 폴리페놀은 암을 유발시키는 활성산소의 생성을 막아주고, 활성산소에 노출되어 손상된 DNA나 세포를 보호해 암을 예방해주며 다양한 질병의 발병을 낮춰주는 효능을 가지고 있는 성분이다. 이처럼 좋은 고구마임에도 가끔 고구마를 먹으면 가스가 나온다는 이유로 고구마를 기피하는 사람들도 있다 하니 안타까울 뿐이다. 난 오늘도 고구마를 먹었다.

자색 고구마를 먹어라

우리가 일반적으로 많이 접하는 고구마는 껍질은 붉은 보라색이나 갈색을 띠고 속살은 흰색이나 노란색을 띠는 것이지만 알고 보면 고구마는 그 종류가 생각보다 다양하다. 껍질의 색이 하얀색인 것 부터, 주황색, 빨간색, 갈색, 보라색인 것도 있고, 속살이 하얀색, 노란색, 주황색, 빨간색 등인 것도 있다.

식감이나 단맛도 각양각색이어서 밤고구마처럼 제법 단단하게 부서지는 것, 호박고구마처럼 단맛이 강하고 말랑말랑한 것, 물고 구마처럼 아예 걸쭉한 것도 있고, 자색고구마처럼 단맛이 다른 고구마에 비해 적은 것도 있다. 이외에도 전 세계적으로 다양한 고구마 품종이 존재한다.

고구마를 고를 때에는 우선 모양이 좋고 매끈하게 생긴 것을 고르는 것이 좋다. 껍질에 검은 반점이 있거나 손으로 눌렀을 때 쑥 들어가는 물컹한 것은 좋지 않다. 검은 반점이 있는 고구마는 썩거나 쓴맛이 난다. 물컹한 것 역시 썩거나 제대로 보관이 이루어지지 않은 것이다. 껍질과 속살의 색은 진한 것이 좋다. 색이 진할수록 맛은 물론이고 안토시아닌이나 베타카로틴 등 영양분의 함유량도 많다.

가끔 고구마를 반으로 갈랐을 때 나오는 하얀 진액 성분이 무엇인지 몰라 혹시 상한 것이 아닌가 생각하시는 분들이 있는데 그것은 염려할 필요가 없다. 고구마의 하얀 진액 성분은 식이섬유가 만들어 내는 수지성분으로 변비를 해소해 주는 역할을 하는 것이므로 안심하고 섭취해도 된다.

고구마의 보관은 실온에서 한다. 고구마는 냉기에 약한 작물로 냉장고에 보관하면 냉해로 인해 썩게 된다. 또 고구마는 습기에도 취약하므로 보관할 고구마의 양이 많다면 날씨 좋은 날 햇볕에 건조시킨 후 습기를 흡수해주는 종이 박스에 넣어 중간 중간 신문지를 깔고 고구마를 넣어 따뜻한 실내에 보관하도록 한다. 이때 종이 박스의 뚜껑은 완전히 밀폐하기보다는 열어두는 것이 좋다.

이렇게 보관한 고구마는 생으로도 먹고 쪄서도 먹으며, 구워먹거나 각종 요리에 활용할 수 있다. 참고로 생으로 먹는 것보다는 익혀 먹으면 단맛이 강해지고 소화흡수가 좀 더 용이해지는 성향이 있다. 또 조리법에 따라 약간의 열량 변화가 생기는데 100g당 생고구마는 약 111kcal, 찐 고구마는 약 114~120kcal, 군고구마 약 141kcal로, 구워 먹으면 생으로 먹거나 쪄서 먹는 것보다 칼로리가 조금 높아진다. 따라서 만약 다이어트를 위해 고구마를 섭취한다면 생으로 먹거나 쪄서 먹는 것이 구워 먹는 것보다 좋겠다. 어떻게 먹든 고구마는 껍질째 섭취하는 것이 건강을 위해서는 훨씬 바람직하다. 고구마의 껍질에 많이 포함된 안토시아닌 성분 등 영양소를 함께 섭취할 수 있기 때문이다.

만약 고구마를 보관하기가 번거롭다면 고구마를 말려 먹는 방법이 있다. 고구마를 말리게 되면 쪄서 먹는 것보다 좀 더 오래두고 먹을 수 있다. 몇 가지 방법이 있는데 이 중 두 가지를 소개하자면 찐

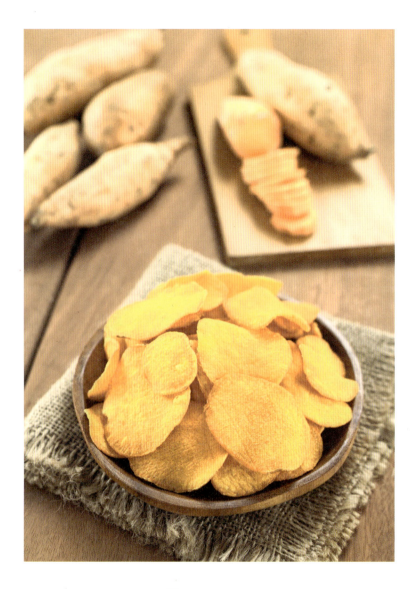

고구마칩

고구마를 슬라이스해서 오븐에 구운 고구마칩

출처 iStockphoto

YELLOW & ORANGE

고구마를 손가락 굵기 정도로 길게 잘라 건조기나 오븐에서 건조시킨 고구마말랭이와 생고구마를 갑자칩처럼 얇게 슬라이스 해 오븐에 구운 고구마과자다. 고구마말랭이는 아주 쫀득하고, 슬라이스한 고구마 과자는 바삭한 식감인데 둘 다 간식거리로 그만이다. 먹고 남은 것은 지퍼백에 담아 공기를 차단한 후 보관하면 된다.

이 밖에도 고구마 요리는 다양한데 집에서 피자를 만들어 먹을 때 도우에 찐 고구마 으깬 것을 발라준다거나, 아예 도우 대신 찐 고구마를 적당한 두께로 잘라 도우로 사용하고 그 위에 피자 토핑과 치즈를 얹어 고구마 피자를 만들어 먹을 수 있다. 또 감자볶음을 만들 때처럼 고구마를 채 썰어 각종채소와 함께 볶아 고구마채소볶음을 만들어 먹으면 반찬으로도 고구마를 즐길 수 있다. 고구마채소볶음을 만들 때에는 먼저 고구마를 채 썰어 찬물에 담가 전분기를 빼주고 채에 받쳐 약간의 소금에 10분 정도 절인다. 그 후 다시 물에 씻어 소금기를 제거하고 볶아주면 전분기로 인해 쉽게 들러붙거나 타는 것을 방지하며 식감도 살아있는 맛있는 밥반찬을 만들 수 있다.

고구마 잎이나 줄기도 버릴 것이 없는 영양식품이다. 고구마와 마찬가지로 식이섬유가 풍부하고 열량이 낮을 뿐 아니라 비타민과 미네랄 등의 각종 영양소가 들어 있다. 특히 보라색을 띠는 고구마의 줄기(고구마순이라고 부르기도 함)에는 카로틴 성분 등이 고구마 못지않게 많이 함유되어 있다. 보통 고구마순은 살짝 데쳐서 기름에

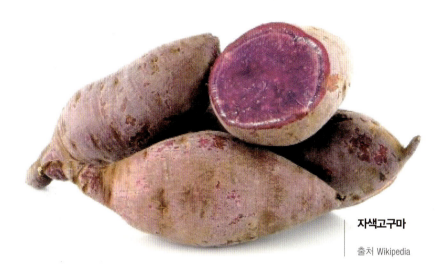

자색고구마
출처 Wikipedia

볶아 무쳐 먹는데 이렇게 먹으면 비타민 A의 섭취를 용이하게 해준다. 고구마순으로 담그는 김치도 별미다. 고구마잎은 데쳐서 쌈으로 먹거나 나물로 무쳐 먹어도 좋고 깻잎처럼 간장 양념을 발라 재어먹을 수도 있다. 생각보다 잎이 담백하고 부드럽다.

자, 여기까지는 일반적인 고구마의 섭취 방법이었다. 마지막으로 이번에는 껍질은 물론 속살까지 아주 선명한 보라색을 품은 자색고구마에 대해 이야기해 보겠다. 특별히 자색고구마를 따로 언급하는 것은 자색고구마가 다른 고구마들과 다른 특징을 갖고 있기 때문이다. 비주얼부터 다르지 않은가? 반으로 딱 쪼갰을 때 나타나는 보라색은 정말 자연이 아니고서는 만들어 낼 수 없는 신비한 색이다.

이 보라색은 자색고구마를 매우 특별하게 만들어 준다. 다른 고

YELLOW & ORANGE

구마에도 안토시아닌이 들어있지만 자색고구마는 껍질뿐만 아니라 속살까지 보라색임에서 알 수 있듯이 안토시아닌 성분의 보고다. 무려 포도의 10배에 가까운 안토시아닌 성분을 함유하고 있다. 요즘 건강식품으로 각광받고 있는 블루베리와 견주어도 뒤지지 않을 만큼의 안토시아닌을 가지고 있다.

이로 인해 자색고구마는 중년을 위한 슈퍼 푸드로 꼽히고 있는데 안토시아닌의 강력한 항산화작용으로 인해 중년이후 많이 나타나는 질병인 고혈압, 동맥경화, 심근경색 등 심혈관질환과 성인병, 암 등에 예방효과가 탁월하기 때문이다. 특히 암 예방 뿐 아니라 암 수술 후에도 자색 고구마는 좋은 음식으로 알려져 있다.

그 밖에도 간 기능을 강화하고 숙취를 해소해 주며, 혈액순환을 촉진하고, 콜레스테롤의 축적을 막고, 대사기능을 증진해 준다. 혈당관리에도 도움을 주고 치매예방

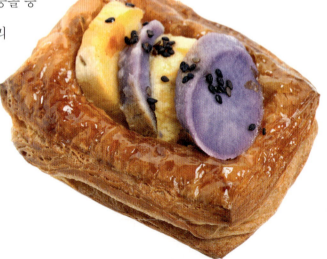

고구마 패스트리
출처 Wikipedia

효과도 있으며 다른 고구마들과 마찬가지로 섬유질이 풍부해 변비 해소, 대장기능 강화에도 좋다.

노화 방지 및 피부미용 효과도 큰데 콜라겐의 생성을 돕고 자외선으로부터 피부를 보호하여 피부를 탄력 있게 하고 생기 있게 하는 것 역시 자색고구마의 보라색에 함유된 성분 때문이다.

한마디로 자색고구마는 다른 고구마들이 가진 효능도 가지고 있으면서, 다른 고구마들보다 월등히 많이 함유된 안토시아닌 성분으로 인해 더 강력한 항암식품, 웰빙 식품이 되는 것이다. 자색고구마의 항산화효과는 다른 고구마 품종들에 비해 4~7배 정도 높다. 콜레스테롤의 축적을 막는 효능과 혈압을 낮추는 효능도 뛰어나다.

다만 자색고구마는 다른 고구마들에 비해 단맛이 덜하다. 그래서 맛으로만 치면 다른 고구마들에 뒤처지는 편이다. 그러나 워낙 영양면에서 뛰어나 억지로라도 먹어야 할 건강식품인데 생으로 즙을 내어 먹거나 우유나 요구르트 등을 섞어 갈아 주스로 마시거나, 역시 생으로 샐러드에 이용하면 좋다. 쪄 먹어도 상관은 없지만 튀겨 먹는 것은 바람직하지 않다. 고구마의 특히 자색고구마의 항산화성분이 수용성이기 때문이다.

오늘부터 자색고구마 주스 한잔 어떠신가?

고구마 VS 감자, 다이어트 식품의 승자는?

국어사전에서 라이벌을 찾아보면 이렇게 적혀있다. '같은 목적을 가졌거나 같은 분야에서 일하면서 이기거나 앞서려고 서로 겨루는 맞수'. 살면서 좋은 맞수를 가진다는 것은 행운이다. 스스로를 발전시키는 원동력이 되고, 때로는 능력 이상의 힘을 발휘하게 하기도 한다. 그래서일까? 위대한 사람들에게는 반드시 그에 필적하는 맞수가 존재했다. 유비에게는 조조가 있었고, 김유신에게는 계백장군이, 이순신 장군에게는 원균이, 태조 이방원에게는 정도전이 있었다. 애플사의 창업주 스티브 잡스와 마이크로소프트사의 빌 게이츠 역시 항상 비교되는 라이벌이었다.

그런데 음식에도 라이벌, 즉 맞수가 있을 수 있을까? 만약 있다면 어떤 음식일까? 개인적인 생각이지만 음식에 맞수가 있다면 고구마와 감자가 그 첫 번째에 해당하지 않을까 싶다. 이 두 녀석은 비슷한 점이 많아서 그런지 몰라도 다이어트 식품이라는 분야에서, 또 건강식품이라는 분야 등에서 치열하게 경쟁하고 있기 때문이다.

그래서 감자와 고구마를 놓고 옐로우 푸드에 뭘 선정해야 할지 고민했다. 둘 다 좋은 음식임에는 의심의 여지가 없지만 정해진 지면의 한계가 있어 한 가지를 선택해야 했다. 고구마를 선택했지만 감자 이야기를 아예 안 하기에는 너무 서운해 여기서 잠깐 감자에 대해 언급하기로 한다.

오색섭생

184

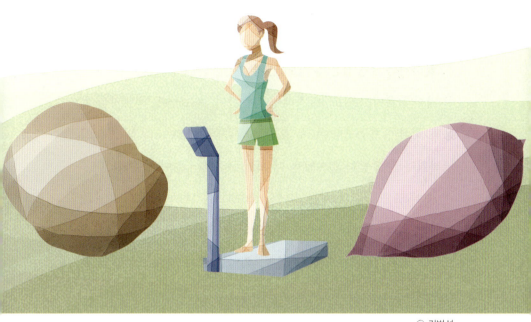

ⓒ 김범석

고구마와 감자가 얼마나 공통점이 많냐 하면 우선 생물을 분류하는 방법인 계界문門강綱목目과科속屬종種에서 계문강목이 같다. 둘 다 식물계 속씨식물문 쌍떡잎식물강 통화식물목에 속한다. 여러해살이 풀이라는 점도 같다. 단, 고구마는 메꽃과에 감자는 가지과에 속한다.

이름도 비슷하다. 고구마를 감저甘藷 또는 남감저南甘藷라고 하고 감자를 북감저北甘藷, 또는 북방감저北方甘藷라고도 하는데 북방감저란 북쪽에서 온 고구마란 의미다. 우리나라에서 고구마가 먼저 재배되기 시작했기 때문에 고구마와 비슷한 감자에 북방감저란 이름이 붙여졌다. 이름만 봐도 둘이 얼마나 공통점이 많은지 알 수 있다.

YELLOW & ORANGE

185

하나하나 공통점을 살펴보면, 둘 다 땅 속에서 자라나며, 녹말을 많이 함유하고 있고, 알칼리성 식품이며, 씨고구마, 씨감자를 활용해 재배가 가능하다. 매우 훌륭한 구황식품으로 과거 먹을 것이 귀하거나 전쟁 등이 일어났을 때 여러 나라에서 많이 재배되었다.

주식 또는 간식의 식용 외에도 소주의 원료와 알코올의 원료로도 사용되며, 사료나 공업용 원료로 사용되는 점도 같다. 그 외에도 고구마와 감자는 과자, 화장품, 의약품 등의 재료로도 널리 활용되고 있다.

이렇듯 공통점이 많다보니 경쟁하는 영역이 겹친다. 고구마 전분을 이용하느냐, 감자 전분을 이용하느냐, 고구마 과자가 맛있나, 감자로 만든 과자가 맛있나, 구황식물로 고구마가 뛰어나나 감자가 뛰어나나, 고구마로 만든 알코올인가, 감자로 만든 알코올인가…….

그러나 최근 들어 고구마와 감자가 가장 치열하게 다투는 곳은 다이어트와 건강의 영역이다. 누구는 다이어트에 고구마가 감자보다 좋다고 하고, 또 다른 사람은 감자가 고구마보다 다이어트에 효율적이라고 한다. 과연 어떤 사람의 말이 옳을까?

칼로리를 따져보면 100g당 고구마의 칼로리는 약 111kcal, 감자는 약 60~80kcal 정도이고, 찌거나 삶을 경우 둘 다 칼로리가 올라가 고구마는 약 120~130kcal, 감자는 약 100kcal 정도가 되므로 감자가 고구마보다 더 저칼로리 식품이다.

그러나 이것만으로 감자가 다이어트에 고구마보다 더 좋다고 말할 수 없는 것이 당지수라 불리는 GI 지수는 고구마가 55, 감자가 90으로 고구마가 더 낮다. GI 지수란 섭취한 음식의 당질(탄수화물)이 소화 흡수되는 과정에서 얼마나 빨리 혈당수치를 높이는지를 나타내는 지표다. 다이어트를 위해서는 GI 지수가 낮은 것이 좋은데 GI 지수가 높은 식품은 과다한 인슐린 분비를 유발해 탄수화물을 지방으로 합성시키고 체내에 저장시켜버리기 때문이다. 이렇게 되면 칼로리만 봐서는 감자가, GI 지수만 봐서는 고구마가 다이어트에 더 좋은 식품인 셈인데, 과연 다이어트 식품으로 더 적합한 것은 무엇일까?

둘 중 뭐가 더 낫다고 할 수는 없다. 각각의 장단점이 있으므로 자신에게 맞는 식품으로 다이어트와 비만 예방에 도움을 받는 것이 좋겠다. 참고로 고구마나 감자나 많이 먹으면 살이 찐다. 또 어떻게 요리해 먹느냐에 따라 칼로리도 GI 지수도 달라지므로, 다이어트와 비만 예방이 목적이라면 식사는 식사대로 하고 감자와 고구마를 섭취하는 것보다는 하루 한끼 정도 식사대용으로 감자나 고구마를 한두 개 정도로 제한해 먹고, 기름에 튀겨 먹기 보다는 쪄서 먹는 것이 좋겠다.

결국 다이어트에 성공하기 위해서는 감자냐 고구마냐가 중요한 것이 아니라 식사량을 조절하는 자신의 의지가 성공의 열쇠인 셈이다. 의지가 더해진다면 감자나 고구마나 모두 다이어트에 좋은 음식이다.

건강상으로도 감자 역시 고구마 못지않게 영양 좋은 식품임을 밝혀두는 바이다. 감자 역시 옐로우 푸드에 속하며, 비타민과 무기질이 고루 함유되어 있다. 예로부터 각종 질병의 치료제로도 활용되었고 민간요법의 재료로 많이 쓰였던 감자는 위를 튼튼하게 하고, 혈액을 맑게 하며, 기를 보하는 음식으로 알려져 있다.

특히 위장질환이 있는 사람에게 좋은데 이는 감자의 알기닌 성분이 위벽에 보호막을 만들어주기 때문이다. 또 고구마와 마찬가지로 감자 역시 식이섬유가 많이 함유되어 있어 대장을 튼튼하게 하고, 콜레스테롤의 체내축적을 막아주는 효능을 가지고 있다. 역시 고구마와 감자는 막상막하 건강식품의 라이벌인 모양이다. 우리로서는 몸에 좋은 식품이 많으면 많을수록 좋은 것이니 고구마나 감자 가릴 것 없이 골고루 섭취해 주면 될 일이다.

나를 살린 황금덩어리
청국장

'고구려인은 장 담그고
술 빚는 솜씨가 훌륭하다.'

- 삼국지 위지동이전

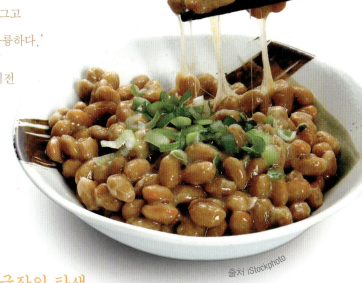
출처 iStockphoto

청국장의 탄생

'장은 모든 음식 맛의 으뜸이 된다. 집안의 장맛이 좋지 않으면 좋은 채소와 맛있는 고기가 있은들 좋은 음식이라고 할 수 없다. 설혹 촌야의 사람이 고기를 쉽게 얻을 수 없어도 여러 가지 좋은 장이 있을 때에는 반찬에 아무 걱정이 없다. 간장은 우선 장

YELLOW & ORANGE

189

담그기에 유의하고 오래 묵혀 좋은 장을 얻게 함이 좋은 도리이다.'

조선시대 쓰여진 농서 겸 가정생활서인『증보산림경제』에 나온 말이다. 증보산림경제에서 밝혔듯이 우리나라 음식은 장으로 시작해서 장으로 끝난다고 할 수 있다. 장맛에 따라 음식 맛이 달라짐은 물론 고기를 먹지 못한다 해도 장에서 그 영양분을 보충할 수 있어 예로부터 귀한 대접을 받아왔다. 장으로 영양분을 공급할 수 있는 것은 장을 만드는 재료가 바로 밭에서 나는 고기라 불리는 콩이기 때문이다. 우리나라에서 장류가 이렇게 세계 제일이라 봐도 무방할 정도로 발전할 수 있었던 것 역시 콩과 관련이 있는데, 콩의 원산지가 우리나라라는 것과 무관하지 않다.

그렇다. 콩의 원산지는 바로 우리나라다. 콩이 인간에 의해 재배된 시기는 대략 4천 년 전으로 한반도 북쪽 만주 남부지방을 포함한 동북아시아에서 재배되기 시작했다. 당시 그 지역은 우리 민족의 조상 중 하나인 북방의 기마민족 맥貊족이 살던 지역이다. 우리 선조들이 콩을 가장 먼저 재배하기 시작한 것이다.

이렇듯 콩과 오랜 시간 가까이하다 보니 콩을 원료로 한 장류가 발전한 것은 당연한 것이다. 그중에서도 청국장의 발견이 가장 먼저일 것이라 추측된다. 우리 선조들은 대체로 농사를 짓기도 했지만 북방에 살던 이들은 유목생활도 했다. 말을 타고 이리저리 광활한 대지를 옮겨다니다 보면 아마도 음식을 운반하고, 저장하는 일이 큰

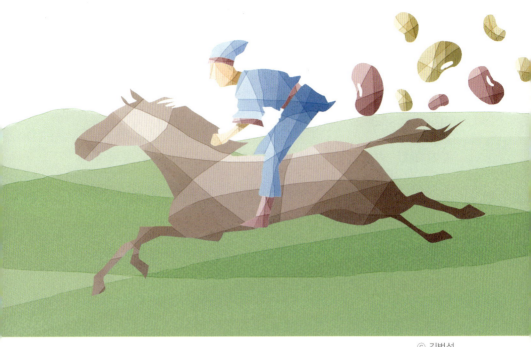

ⓒ 김범석

일이었을 것이다. 사냥으로 확보한 고기의 경우 크기가 크고 무게가 나가며 쉽게 상한다는 단점이 있어 오래 두고 먹기는 힘들었을 텐데, 이때 콩을 말안장에 싣고 다니며 부족한 식량을 보충했을 것이라 생각된다. 이 과정에서 외부 온도와 사람과 말의 온기 등이 콩을 자연적으로 발효시키게 되었고, 선조들은 우연하게 청국장을 발견하게 된 것이 아닐까 싶다. 그 후 세월과 함께 청국장 외에도 콩을 이용한 각종 장류와 두부, 순두부, 비지, 콩나물 등의 콩을 이용한 다른 음식들까지 만들어지게 되고 오늘날까지 이어지고 있는 것이다.

　청국장을 처음 발견하고 선조들이 얼마나 기뻐했을지 상상이 간다. 어찌 안 그랬을까. 식품을 오래 보존하기 힘들었던 그 시대에 청

YELLOW & ORANGE

국장은 비교적 보존기간이 길고, 운반이 편하며, 먹는 양에 비해 에너지를 많이 낼 수 있었던 식품이었으니 하늘이 내려주신 선물과도 같지 않았을까? 점성을 이용해 청국장을 작은 덩어리로 뭉쳐 이파리에 싸거나 하는 방법으로 휴대해 다니며 사냥을 나갈 때나 이동할 때 섭취해 주었을 것이다. 선조들은 청국장 때문에 보다 멀리, 오래 이동할 힘을 얻었을 것이고, 그렇게 살아남아 몇 천 년을 이어온 한 민족의 뿌리가 되었으니 참으로 귀한 음식이 아닌가.

황금색 발효의 기적

우리나라처럼 발효음식이 잘 발달된 나라는 없다. 거의 주식이라 말해도 될 만큼 밥상에 빠지지 않고 오르는 김치와 국과 찌개는 물론 나물, 조림 등 거의 모든 반찬거리를 만드는 데 들어가는 기본양념인 간장, 고추장, 된장 또한 발효음식이다. 여기에 각종 젓갈, 막걸리 등의 전통주까지 발효음식의 수는 헤아리기 힘들 정도다. 우리나라 사람들은 하루도 빠지지 않고 발효음식을 먹고 있다고 봐도 무방하다.

발효음식이 몸에 좋다는 것은 이미 널리 알려진 사실이다. 인공첨가물이 들어가지 않은 대표적인 슬로우푸드로 그야말로 자연에서 얻어 자연이 시간과 합작하여 만들어내는 기적과도 같은 음식이

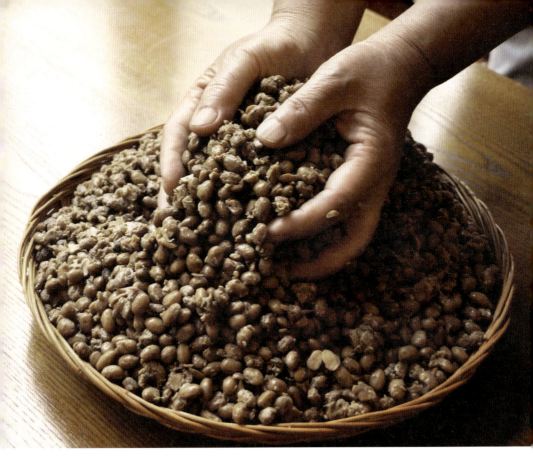

발효된 청국장

첨가물 없이 '밭에서 나는 쇠고기' 노란 메주콩만을 발효시켜 만든 청국장이야말로 진정한 자연식품이다. 참고로 청국장은 생으로 먹는 것이 가장 좋은 방법이다.

ⓒ Design comma

바로 발효음식이다.

발효음식을 자연의 기적이라고 말하는 이유는 발효의 과정에서 생기는 유산균 때문이다. 시간이라는 지상 최대의 먹이를 먹고 자란 유산균이 생김으로써 발효 전과 발효 후는 전혀 다른 음식이 된다. 특히 청국장의 경우 1g당 10억 마리의 유산균을 가지고 있어 우리나라 발효식품의 최고봉이라 할만하다. 거기다 원재료가 밭에서 나는 고기라고 일컬어지는 콩이 아닌가! 재료의 완벽함에 유산균이라는 플러스알파가 가세하며 청국장은 더할 나위 없는 건강음식으로 재탄생된다.

물론 청국장과 함께 옐로우 푸드에 속하는 된장에도 유산균은 존재한다. 된장 역시 반론의 여지가 없는 좋은 음식이다. 그럼에도 된장과 청국장 중 청국장을 우리가 꼭 섭취해야 할 컬러 푸드로 뽑은 데에는 이유가 있다.

결정적인 것은 나트륨의 함유 여부다. 콩으로 쑨 메주에 다량의 소금을 첨가하여 발효시키는 된장과 달리 청국장은 소금 없이 발효시킨다. 과다한 나트륨의 섭취가 비만 및 각종 성인병의 원인이 되고, 각종 인스턴트식품의 섭취로 인해 나트륨의 섭취량이 건강에 커다란 문제가 되는 현대인에게 된장보다는 청국장이 더 유익하다는 판단에 청국장의 손을 들어줄 수밖에 없었다.

또한 된장은 발효기간이 오래 걸리지만 청국장은 발효기간이 비교적 짧은 편이다. 담근 지 2~3일이면 먹을 수 있고, 메주를 만드는 과정을 거치지 않아 만드는데 번거로움이 적으며, 콩을 으깨지 않고 통째로 발효시켜 그대로 먹으므로 콩의 영양을 거의 손실 없는 상태로 섭취할 수 있다는 장점을 가지고 있어 된장보다 청국장을 선택하게 되었다.

이러한 청국장은 된장, 고추장 등과 마찬가지로 메주콩으로 만드는 것이 일반적이다. 메주콩은 우리가 흔히 대두라고 부르는 바로 그 콩이다. 노란색도 있고, 흰색도 있어 모양과 색에 따라 노란콩, 또는 백태라고도 불린다.

이 메주콩을 삶거나 쪄서 익힌 후 발효를 시키면 짙은 노란색의 청국장이 된다. 발효를 시키기 위해서는 발효를 위한 접균이 필요한데 전통적으로는 볏짚을 사용한다. 삶은 콩에 볏짚을 넣어주면 볏짚 안의 바실루스Bacillus 균이 청국장을 발효시킨다.

바실루스 균은 좀 특이한 균이다. 미생물은 크게 세균, 곰팡이, 바이러스로 나뉘는데 바실루스는 세균으로 막대기 모양을 하고 있다. 세균하면 인체에 해롭다는 생각이 먼저 들지만 바실루스 균은 인체에 유익한 세균으로 청국장을 발효시킬 뿐만 아니라 인체에 흡수되어서는 대장으로 들어가 강력한 정장작용을 한다. 대장 내에서 인체에 유익한 유산균의 성장은 촉진하면서 해로운 균은 억제시켜 준다. 장에서 서식하는 부패균은 발암물질을 만들어 내는데 바실루스 균은 부패균의 활동을 억제하고, 부패균이 만들어내는 발암물질과 발암촉진물질 등을 흡착하여 체외로 배설시키는 역할을 하기도 한다. 따라서 바실루스 균이 다량으로 함유된 청국장을 섭취하게 되면 장이 건강하게 되어 변비해소는 물론 대장암의 발생 위험이 급격하게 낮아진다.

청국장의 발효과정에서도 바실루스 균은 톡톡한 역할을 수행한다. 청국장은 육류는 물론 두부 등 콩으로 만든 식품 중에서 가장 단백질 흡수율이 높은데, 이것은 바실루스 균이 청국장 발효과정에서 만들어내는 단백질 분해효소 때문이다. 단백질 분해효소 외에도 섬유질 분해효소, 나토키나아제 등 수많은 효소가 청국장의 발효과정에서 생성되어 청국장을 최고의 유산균 식품, 효소 식품, 발효 식품으로 만들어 낸다.

이러한 효소들은 삶은 콩에 처음부터 있었던 것이 아니다. 바실루스 균에 의한 삶은 콩의 발효과정을 통해서 청국장이 되어가며 만들어지는 것이다. 황금색 청국장이 보여주는 발효의 기적이다. 이렇게 청국장은 바실루스 균과 발효과정에서 만들어지는 각종 유산균으로 인해 세상 어디에도 없는 유산균들의 즐거운 놀이터가 되며, 뛰어난 효능을 가진 항암식품, 건강식품으로 거듭나게 된다.

청국장, 건강을 위한 황금덩어리

고백한다. 나는 청국장을 사랑한다. 청국장에 반해 버렸다. 누군가 내게 딱 하나의 음식만 먹을 수 있으니 고르라고 말한다면 망

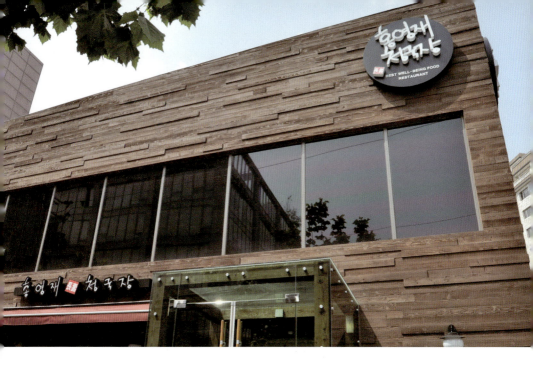

필자가 운영 중인 서초동 소재 건강음식 레스토랑
이곳에서는 직접 담근 생청국만을 사용한다.
ⓒ Design comma

설임 없이 청국장을 선택할 것이다. 청국장 책을 내고 청국장 음식점까지 냈으니 말 다했다.

이러한 청국장 사랑에는 사연이 있다. 암 투병 당시 항암치료의 부작용으로 구토에 시달리고, 그로인해 음식을 입에 댈 수 없어 체력이 점점 안 좋아져 가던 순간, 청국장으로 구토를 달래고 기력을 보충하고 점점 다른 음식들도 먹을 수 있게 된 경험이 그 사연의 시작점이다.

그 후 청국장에 대해 공부를 하기 시작했는데 청국장이 항암효능이 탁월하고, 특히 대장암에 안성맞춤인 음식임을 알게 되고 청국장을 되도록 자주, 지금까지 쭉 섭취하고 있다. 꼭 청국장 때문만은 아니겠지만 암이 재발하지 않고 건강을 유지하며 지금까지 살 수 있었던 것은 청국장을 비롯한 식생활 개선이 큰 역할을 했다고 믿고 있다.

청국장, 과연 어떤 효능이 있기에 이런 믿음을 줄 수 있었을까? 알면 알수록 그 효능의 끝을 알 수 없는 청국장에 대해 알아보자. 이 글을 읽고 난 후에는 모두들 청국장을 안 먹고는 못 배길 것이다. 그만큼 청국장은 그 수를 헤아리기 힘들만큼의 영양성분을 가지고 있는 건강을 위한 황금덩어리다.

먼저 청국장은 단백질 함유량이 매우 높은 식품이다. 밭에서 나는 고기라 불릴 정도인 콩으로 만들었으니 당연한 일이다. 육식이 아닌 식물성 음식으로 육식에 버금가는 단백질을 섭취할 수 있다. 그러나 단순히 단백질 함유량이 높다는 것만으로 청국장의 단백질을 제대로 평가하는 것이 아니다. 단백질은 크게 동물성 단백질과 식물성 단백질로 나뉘는데 청국장의 단백질은 식물성 단백질에 속한다. 식물성 단백질은 육류 등에서 섭취하는 동물성 단백질보다 인체 흡수도가 월등히 높으며 소화가 용이하다. 특히 청국장의 식물성 단백질은 발효과정에서 만들어진 단백질 분해효소로 인해 아미노산으로 변하여 흡수되기 때문에 그 어떤 식품에 들어있는 단백질보다 인체에 흡수되는 양이 많고 소화가 잘 된다. 한마디로 버리는 것 없이 활용되는 단백질인 셈이다.

이러한 단백질은 우리 몸을 형성하고 유지하는 데 없어서는 안 될 가장 기본적인 영양소로 호르몬을 형성하고 신진대사를 주관하며 신체 각 부분에 영양소를 운반하고, 에너지 공급원으로도 사용된다. 또 우리 몸에서 일어나는 모든 화학 반응에 관여하며 우리 몸을 지키는 항체를 만들어 건강을 지키는 파수꾼 역할을 한다. 따라서 청국장의 질 좋은 단백질은 신진대사를 원활하게 하고 면역체계를 강화하여 우리 몸을 건강하게 해준다.

청국장에는 청국장의 단백질에서 생성되는 아미노산도 있다. 우리 몸이 스스로 만들어 내지 못하기 때문에 반드시 식품을 통해서 섭취해줘야 하는 8가지 필수 아미노산인 이소류신, 류신, 리신, 페닐알라닌, 메티오닌, 트레오닌, 트립토판, 발린 외에도 다양한 아미노산이 포함되어 있다. 이 가운데 몇 가지 아미노산의 효능을 살펴보면 트립토판은 세레토닌의 분비를 촉진시키는데 세레토닌이 증가하면 숙면과 휴식을 유도하는 멜라토닌의 분비가 촉진되어 피로를 감소시키게 된다.

페닐알라닌은 기분을 좋게 하고 통증을 완화시키고, 뇌를 자극하여 정신을 맑게 하며, 리신은 골다골증의 개선효과와 함께 급성 염증성 피부질환인 헤르페스의 치료에 도움이 된다. 아르기닌은 인체의 면역체계를 좋게 하며, 동맥을 확장시켜 혈액순환을 좋게 하

YELLOW & ORANGE

고, 알라닌은 신진대사를 원활하게 해주어 소화와 흡수, 배설이 잘 이루어지도록 하며 간의 해독작용도 도와준다. 메티오닌은 지방의 소화흡수를 돕고 우울증을 억제해 주며, 손톱과 모발의 건강에도 효능이 있다.

피부노화를 억제하는 것은 시스틴이다. 시스틴은 콜라겐 생성을 촉진해 피부를 탱탱하게 해준다. 글리신은 당뇨증상을 개선하고 전립선의 기능을 강화하며 근육을 생성하고, 세린은 인체의 면역력을 높이고, 프롤린은 연골과 인대를 강화해 준다.

무엇보다도 청국장의 아미노산에는 이소류신, 류신, 발린이 포함되어 있는데 이 세 가지 아미노산은 우리 몸에 필요한 아미노산의 절반을 차지하는 매우 중요한 아미노산으로 근육을 만드는 원료로 사용되며, 피로회복과 활력증진의 효능이 있어 부족하면 만성피로와 무기력증을 유발할 수 있다. 이 외에도 청국장에는 다양한

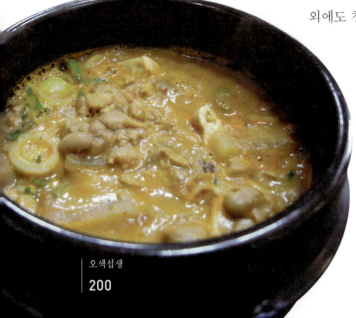

청국장 찌개
출처 Wikipedia

효능을 가진 각종 아미노산이 많이 함유되어 있다.

청국장에는 단백질만 많이 들어있는 것이 아니다. 단백질과 함께 탄수화물과 지방도 들어 있어 청국장 하나에 생명을 유지하는 데 가장 중요한 영양소인 3대 영양소가 모두 들어 있다. 쌀이 주식인 우리나라 사람들의 경우 탄수화물의 섭취는 그다지 어려운 일이 아니고. 요즘은 오히려 탄수화물 중독으로 인한 대사증후군, 비만 등이 많으니 굳이 청국장의 탄수화물에 대해서는 언급하지 않겠다. 하지만 지방은 다르다. 청국장의 지방은 꼭 언급할 필요가 있다. 이유는 청국장의 지방이 대부분 몸에 좋은 지방이기 때문이다.

알다시피 각종 성인병 및 비만 등 현대인의 질병에는 과다 섭취된 지방이 한 몫을 단단히 하고 있다. 그렇다고 무조건 지방을 안 먹을 수는 없다. 말했다시피 지방은 생명을 유지하기 위해 꼭 필요한 3대 영양소이기에.

결국 방법은 좋은 지방을 섭취하는 것인데, 육류의 지방은 포화지방으로 몸에 해로운 지방인데 반해 청국장의 지방은 불포화지방산으로 먹어도 혈관을 막지 않고, 비만과 성인병을 유발하지 않는다. 아니 오히려 불포화지방산은 인체에 과도하게 축적된 지방을 녹여주는 효능을 가지고 있어 건강에 유익하다.

조금 더 자세히 살펴보면 청국장에는 리놀레산, 올레산, 리놀렌산이라는 불포화지방산이 들어 있는데 리놀레산은 혈중 콜레스테롤의 농도를 낮춰 고지혈증 등의 개선에 효능이 있고, 피부를 재생해 준다. 또 올레산은 몸에 해로운 저밀도 콜레스테롤인 LDL 콜레스테롤의 수치는 낮추는 반면, 몸에 좋은 고밀도 콜레스테롤인 HDL 콜레스테롤의 수치는 높여주어 고혈압과 심장병 등을 예방해 준다. 암 예방 효과와 노화로 인한 기억력 감퇴 등에도 효과가 있는 것으로 알려져 있다. 리놀렌산 역시 혈압을 조절하고 혈당과 콜레스테롤의 농도를 낮추며 비만과 노화예방, 피부건강에 도움을 준다.

청국장에 단백질, 지방, 탄수화물만 있는 것은 아니다. 비타민과 무기질의 함유도 풍부하다. 결국 청국장에는 5대 영양소가 모두 들어있는 셈이다. 그것도 아주 많이, 다양하게!

청국장에 들어 있는 비타민을 보면 비타민 B_1, 비타민 B_2, 비타민 B_3, 비타민 B_6, 비타민 B_{12}, 판토텐산, 엽산, 비타민 E, 비타민 K 등이다. 비타민 좋다는 것이야 다 아는 일. 조금만 피곤해져도, 무기력해져도 찾게 되는 비타민의 효능은 굳이 자세히 말할 필요도 없을 것이다. 간단하게 말하고 넘어가면 비타민은 스스로 에너지를 공급하지는 않지만 다른 에너지를 공급하는 과정에 관여하고, 성장과 세포분열에도 필요하다. 비타민이 부족하게 되면 식욕장애, 소화흡수장애, 성장장애, 기력저하 등 모든 인체 활동에 문제가 발생하고 무엇보다 면역력이 약화되어 모든 질병에 취약한 상태가 되고만다. 세포가 늙고, 피부가 늙고, 노화는 빨라진다. 보다 젊고 건강하게 사는데 없어서는 안 될 영양소가 비타민인 셈이다.

안타깝게도 대부분의 비타민은 체내 합성이 이루어지지 않는다. 또 한 가지 비타민만 부족해도 그 비타민과 관련된 결핍증을 유발해 면역력이 저하되고 신체기능의 저하를 불러온다. 그래서 더욱 다양한 비타민을 알맞게 섭취하는 것이 중요한데 청국장은 그 목적을 이루는 데 안성맞춤인 음식이다.

무기질은 또 어떤가. 영양소의 감초라고도 불리는 무기질은 미네랄이라고도 불리는데 인체에 실제로 필요한 양은 적지만 모자라면 건강을 위협하고 섭취가 다른 영양소에 비해 쉽지 않다. 무기질이 제대로 섭취되지 않으면 우리 몸의 산도와 염분, 수분의 균형이 무너지게 되고, 탈수증상이 생기며 영양소가 제대로 운반되지 않는다. 성장과 기관 형성에도 문제가 발생하는데 성장기 어린이의 경우에는 뼈와 치아 등이 제대로 발달하지 않고, 어른의 겨우 골다공증의 유발로 뼈가 쉽게 부러지고 관절에 문제가 생긴다.

무기질이 중요한 가장 큰 이유는 혈액 내 헤모글로빈의 합성에 꼭 필요하기 때문이다. 쉽게 말해 우리 몸의 피를 만드는 데 없어서는 안 될 영양소라는 말이다. 청국장에는 이렇게 중요한 무기질이 다른 어떤 음식보다도 다양하게 함유되어 있다. 칼슘, 철, 마그네슘, 아연, 구리, 인, 망간, 칼륨, 셀레늄 등이 청국장 하나에 다 들어 있다. 정말 놀랍지 않은가?

청국장을 특별하게 만드는 영양소들

앞서 우리는 청국장이 만들어 내는 발효의 기적으로 인해 만들어
지는 유산균에 대해 알게 되었고, 청국장이 질 좋고 다양한 5대 영양
소를 가지고 있음을 확인했다. 이것만으로도 청국장은 놀라운 음식
이지만 여기서 끝이 아니다. 청국장에는 우리를 놀라게 하는 색다른
영양소들이 숨겨져 있어 더욱 특별한 건강음식이 된다.

항암작용, 비만억제, 고혈압예방, 뇌졸중과 심장병 예방, 혈관
질환 예방, 당뇨병 예방, 치매 예방, 골다공증 예방, 간 기능 강화
및 체내 독소 해독, 위 기능 강화, 노화방지, 성기능강화, 면역력 강
화, 유방암 및 대장암, 직장암, 췌장암, 폐암, 위암 등 각종 암 예방
등이 청국장의 알려진 효능인데 이 효능들은 바로 이 특별한 청국장
의 영양성분들과 역시 유산균에 함유된 각종 유산균, 질 좋고 다양
한 5대 영양소가 합쳐져 이루어내는 질병의 예방 및 개선효과이다.

청국장을 더욱 완벽한 건강 음식으로 만들어 주는 영양성분들을
보면 먼저 '제니스테인'이 있다. 청국장의 원료가 되는 콩에는 콩단
백질 중 하나인 '이소플라본'이 다량 함유되어 있다. 이소플라본은
잘 알려져 있다시피 여성호르몬인 에스트로겐과 비슷한 기능을 하
는 식물성 여성호르몬이다. 청국장에는 이소플라본 가운데 제니스
틴, 디아진, 글라이시틴 등이 많이 들어 있는데, 이 가운데 제니스
틴은 4천여 종류의 이소플라본 가운데 가장 강력한 항산화 물질, 항

암물질로 유명하다.

청국장의 발효과정에서 제니스틴은 제니스테인으로 바뀌고, 이 제니스테인은 세포의 손상과 노화, 돌연변이세포의 발현, 발암 물질 등으로 세포가 암세포로 바뀌는 것을 억제해 주는 효능을 가지고 있다. 유방암과 전립선암에 특히 뛰어난 효능을 보이는데 이는 제니스테인이 인체에 에스트로겐이 부족할 경우엔 에스트로겐 역할을 수행하지만 에스트로겐이 과다하게 분비될 경우에는 항에스트로겐 역할을 함으로써 유방암을 예방한다.

전립선암의 경우도 마찬가지로 제니스테인은 항남성호르몬의 역할을 함으로써 과다한 남성호르몬이 분비되지 않도록 조절하고 전립선암을 예방하게 된다. 제니스테인은 유방암과 전립선암 외에도 결장암, 직장암, 폐암, 위암의 예방에도 효과가 있는 것으로 알려져 있다. 이 밖에도 월경증후군, 고혈압, 동맥경화, 심장병, 골다공증 등 다양한 질병을 예방해 준다.

청국장에 함유된 또 다른 이소플라본 성분인 디아진과 글라이시틴 역시 강력한 항산화제로 활성산소를 제거해 줌으로써 각종 성인병과 치료에 도움을 주고 있다.

다음으로 얘기할 것은 토코페롤이다. 비타민 E의 다른 이름인 토코페롤은 면역체계를 강화하고 노화를 방지하며, 암의 발생을 억제하는 역할을 할 뿐 아니라 암환자에게 있어 무너진 면역체계를 복원시킴으로써 암에 대항할 힘을 주는 성분이다. 따라서 암 예방을 위해서도 필요하지만 암환자나 암의 재발이 걱정되는 사람이라면 꼭 섭취해야 한다. 폐암 예방에 특히 효과가 있는 것으로 알려져 있다.

청국장을 이야기하면서 대장암 예방과 치료효과도 빼놓을 수 없다. 청국장에는 레시틴과 섬유질도 풍부하게 함유되어 있는데, 레시틴은 간이 독소를 분해하게 하고, 독소들을 대장과 신장 등으로 내려 보내 몸 밖으로 배출하게 한다. 이를 통해 장을 건강하게 지켜주어 대장암 예방효과가 있다. 과도한 육식 등으로 인한 비만과 콜레스테롤의 축적 역시 대장암의 발병률을 높이는 위험 요인인데, 레시틴은 혈중 콜레스테롤이나 지방을 배설하게 하고 비만을 예방하는 효과 역시 가지고 있다.

섬유질 역시 노폐물과 발암 물질 등 인체에 유해한 성분들을 흡착하여 빠른 시간 내에 장에서 몸 밖으로 배출해 줌으로써 대장암을 예방해 준다. 장내에서 유익균은 증식시키고 유해균은 억제하는 것 역시 섬유질의 역할 중 하나로 장을 건강하게 해준다. 펙틴, 셀룰로오스, 헤미세룰로오스 등이 청국장에 들어 있는 대표적인 섬유질들이다.

청국장의 항암물질을 얘기하면서 빼놓을 수 없는 성분이 또 있다. 바로 '사포닌'이다. 사포닌은 인삼에 들어있는 대표적인 성분으로 암을 예방하는데 그치지 않고 암세포의 증식을 막는 치료 효과까지 있어 암 연구에 있어 세계에서 주목받고, 꾸준히 연구되고 있는 성분이다. 이러한 사포닌이 인삼에만 들어있는 것이 아니라 청국장에도 다량 함유되어 있다. 놀랍고도 반가운 일이다. 비싼 인삼을 먹지 않더라도 사포닌을 섭취할 수 있으니 말이다.

이 밖에도 파이틱산, 셀레늄 등 청국장의 항암, 항노화, 항산화 성분들은 더 있다. 그러나 이제 그만하도록 하겠다. 청국장의 성분과 효능을 이야기하자면 끝이 없을 것 같기 때문이다. 다만 이 말만은 하고 싶다. 중요한 것은 청국장의 성분들과 효능을 외우는 것이 아닌 직접 섭취하는 것이다. 그러니 무조건 먹어라!

결혼 예물, 청국장

우리나라 음식은 장으로 시작해서 장으로 끝난다고 할 수 있다. 앞서 말했듯 장맛에 따라 음식 맛이 달라짐은 물론 예로부터 장은 그 자체로 귀한 대접을 받아왔다. 한낱 음식거리가 무슨 귀한 대접이냐고 말한다면 옛 기억을 더듬어 볼 필요가 있다. 지금이야 고추장, 된장 할 것 없이 모든 장들을 마트에서 사다 먹는 것이 일반적이지만 불과 얼마 전까지만 해도 대부분의 집에서 직접 장을 담가 먹었다. 집집마다 장독대가 있었고, 그 장독대의 크기, 장이 담긴 항아리의 수가 그 집안의 부를 가늠할 수 있는 척도가 되기도 했다.

YELLOW & ORANGE

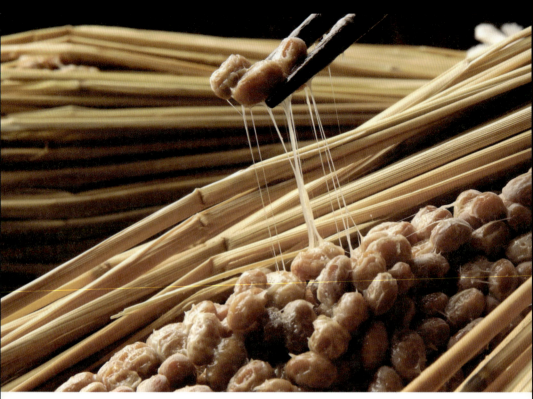

출처 iStockphoto

　장을 잘 담그는 며느리, 장을 잘 관리하는 며느리가 들어온 것은 집안의 자랑이었다. 음식 솜씨 좋은 며느리, 손끝이 야무지고 살림을 잘 하는 며느리라는 의미나 다름없었기 때문이다.

　시어머니들은 비법을 전수하듯이 며느리들에게 장 담그는 법을 전수했고, 함부로 장독을 맡기지 않았다. 곳간 열쇠를 며느리에게 잘 넘겨주지 않듯이 말이다. 그래서 며느리들은 몇 년에 걸쳐 시어머니에게 장 담그는 법을 배우고, 장독을 지극정성으로 관리했다. 볕이 잘 드는 날은 장독대로 달려가 장독을 열었고, 비가 오면 제일 먼저 장독대로 달려가 장독의 뚜껑부터 닫았다. 또 닫힌 뚜껑 안으로 무슨 먼지가 들어간다고 항아리는 그렇게 시도 때도 없이 닦아주는지 마치 어린아이를 돌보는 듯 했다.

그런데 장 중에서도 청국장은 더 귀한 대접을 받았던 역사가 있는 식품이다. 어느 정도로 귀한 대접을 받았느냐 하면 신라시대 왕실 결혼식 예물 품목에 청국장이 있었다. 그냥 결혼식도 아닌 왕실 결혼식에 냄새나는 청국장이 웬 말이냐 싶겠지만 그만큼 청국장이 가진 음식으로서의 가치를 높이 평가한 선조들의 지혜와 안목이라고 생각한다.

다른 장들과 청국장은 활용도 면에서도 달랐는데 고려시대에는 갑작스런 자연재해 등으로 백성들이 먹을 것이 부족하다 여겨지면 왕이 청국장을 구황식품으로 백성들에게 내렸으며, 조선시대에는 전쟁 등의 상황에서 청국장을 군량 및 비상식량으로 활용했다. 이 모두 청국장이 훌륭한 영양식품임을 알려주는 반증이다.

청국장은 중요한 식품이니만큼 관련 기록도 남겨져 있다. 신라시대 김부식의『삼국사기』, 조선시대에 쓰인『증보산림경제』에도 청국장 만드는 법이 수록되어 있다. 삼국사기나 증보산림경제의 청국장 만드는 법과는 조금 다르겠지만 집에서도 쉽게 청국장 만드는 법을 알아보면 이렇다. 된장이나 고추장 등 다른 장을 만드는 법보다 훨씬 간단하고 쉬우니 따라하면 좋을 것이다.

가장 먼저 좋은 메주콩을 골라야 한다. 수입 콩보다는 국산 콩이 발효가 잘 되어 좋다. 수입 콩인지 국산 콩인지 눈으로 식별하기 어럽다면 손톱으로 콩알을 까서 콩 속에 숨어있는 배아를 확인해 본다. 배아가 굵고 커서 눈에 잘 보이면 국산 콩이다. 수입산은 배아가 가늘고 작아 잘 보이지 않는다.

또 오래된 콩보다는 수확한지 얼마 안 되는 햇콩이 좋으며 콩의 크기는 너무 크지도 작지도 않은 중간크기의 맛도 좋고 발효도 잘 되는 소립종으로 선택한다. 보관이 잘못되어 상한 콩, 농약이 과다하게 뿌려진 콩은 피한다. 참고로 발효시 점액질이 잘 생성된다면 좋은 콩을 사용한 것이다. 이렇게 콩을 잘 골랐다면 깨끗하게 씻어 그릇에 담고 콩의 부피보다 3배 많은 물을 부어 약 10~15시간 불린다. 콩의 부피가 불리기전과 비교해 2.5~3배 늘어났다면 다 불린 것이다.

다음엔 불린 콩을 삶을 차례다. 불린 콩을 냄비에 담고 넉넉하게 물을 넣고 센 불에서 끓여준다. 물이 끓으면 불을 낮춰 약 1~2시간 푹 삶는데 콩이 갈색으로 변하고 구수한 냄새가 나면 다 익었는지 확인해 본다. 콩알 하나를 집어 손가락으로 눌렀을 때 쉽게 으깨지면 다 익은 것이다. 다 익은 콩은 물기를 뺀다.

이제 드디어 익힌 콩에 균을 접종하는 순서다. 깨끗한 볏짚을 이용하는 재래식 방법은 물기를 뺀 익힌 콩이 식기 전 약 60~70℃일 때 발효시킬 용기에 볏짚을 깔고 그 위에 익힌 콩을 담아주고 다시 볏짚을 깔고 콩을 담아주는 것이다. 볏짚 위에 콩을 너무 많이 쌓아주면 발효가 제대로 되지 않으므로 콩의 높이는 2cm를 넘지 않도록 한다. 잡균이 들어갈 수 있으므로 손을 깨끗이 씻는 것도 잊지 말아야 하며, 발효시킬 용기도 뜨거운 물에 씻어 준비해 놓는 것이 좋다.

볏짚을 구하기 힘든 경우엔 잘 만들어진 청국장을 구해 청국장안의 균을 활용할 수도 있다. 최근에는 청국장 발효를 위한 배양균도 판매되고 있어 이를 이용하기도 한다. 끓인 물을 80℃로 식힌 후, 식힌 물에 기존의 잘 만들어진 청국장을 소량 풀어 소독된 젓가락 등으로 잘 섞은 후 물기를 뺀 익힌 콩이 식기 전에 발효할 용기에 담고 청국장 푼물을 골고루 뿌려주거나, 배양해서 파는 청국장 발효균을 뿌려주면 된다.

마지막으로 발효는 따뜻한 곳에서 해야 한다. 40℃ 정도의 온도와 80%의 습도가 유지되는 장소가 좋다. 이불 등으로 덮어주거나 전기장판 등을 이용해 온도를 유지해도 괜찮다. 이때 발효용기는 숨을 쉬도록 해주는 것도 잊지 않는다. 바실루스 균은 신소를 좋아하므로 용기의 뚜껑을 닫거나 비닐 등으로 봉하지 말고 되도록 삼베나 면 등 공기가 통하는 천으로 덮어준다. 어쩔 수 없이 랩 등으로 입구를 봉해야 한다면 이쑤시개 등을 이용해 작은 구멍을 뚫어 산소가 통하도록 해준 후 발효를 시작한다.

이도저도 어렵다면 접균 없이 청국장을 발효시키는 방법도 있다. 익힌 콩의 물기를 뺀 후 면이나 삼베에 싸서 라면박스 등에 담아 따뜻한 곳에 보관하면 공기 중에 떠도는 바실루스 균이 익힌 콩에 들러붙어 자연스럽게 발효가 이루어진다.

따뜻한 곳에 놓아 둔 콩은 2~3일 길게는 3~4일 정도만 지나면 발효가 완성된다. 특유의 냄새가 나고, 콩의 색이 짙은 갈색을 띠며, 점액질이 많이 생겼다면 발효가 잘 된 것이니 안심하고 먹어도 된다. 발효가 다 된 청국장은 따뜻한 곳에서 꺼내 항아리 등에 담아 냉장 보관하며 필요할 때마다 덜어 먹는다. 한 달 이상 보관할 생각이라면 한 번에 사용할 양으로 나눠 랩 등으로 싸서 냉동 보관하는 것이 좋다. 냉동보관하면 3~6개월 가량 두고 먹을 수 있다.

참고로 청국장은 보통 된장찌개처럼 끓여 먹지만 요즘에는 샐러드의 소스 등으로 활용하기도 하고, 환이나 가루로 만들어 먹기도 한다. 어떻게 먹어도 좋은 음식이지만 찌개 등을 만들어 먹을 때에는 처음부터 청국장을 넣지 말고, 찌개가 완성되기 5분쯤 전에 넣어 먹으면 맛도 가장 좋고 영양 손실도 없어 더욱 건강에 유익하나. 청국장의 효능과 청국장을 이용한 요리법, 식단에 대해 더 알고 싶으면 필자의 다른 책『청국장 100세 건강법』을 읽어보시길 권한다.

GREEN

초록 이야기

소리에도 색이 있다

뉴턴이 프리즘 실험으로 밝혀냈듯이, 빛에는 색이 있다. 아니 더 정확히 말하자면 빛이 곧 색이다. 우리가 색이라고 칭하는 것은 700 나노미터의 파장을 가진 빨강에서부터 400나노미터의 파장을 가진 보라색에 이르기까지 각기 다른 빛의 파장에 대한 눈의 반응으로 색상, 명도, 채도의 속성을 가진 것을 말하기 때문이다.

그런데 소리에도 색이 있다는 소리를 들어본 적 있는가?

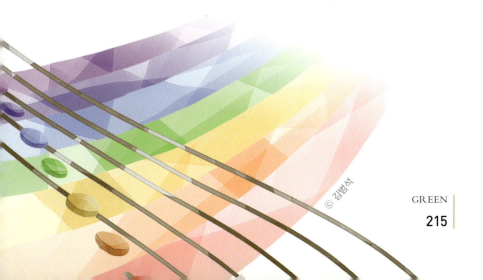

GREEN

인간이 가진 감각기관 중 시각과 청각은 서로 밀접한 연결고리를 가지고 있다. 이로 인해 우리는 어떤 소리를 들으면 그 소리에서 연상되는 색을 자연스럽게 떠올리고 연계시키는 경향이 있다. 반대로 색을 보면서 소리를 연상하기도 한다. 한 예로 블루스 음악을 들으면 차분하면서도 슬픈 감정이 느껴지는데, 그래서인지 블루스 음악은 많은 사람들에게 파란색을 떠올리게 한다고 한다.

문학작품에서도 소리로 색을 표현하거나 색으로 소리를 표현하는 경우를 흔히 발견할 수 있다. '분수처럼 흩어지는 푸른 종소리', '금빛 게으른 울음', '금으로 타는 태양의 즐거운 울림' 등 작가들의 언어에서 소리와 색은 서로를 보다 감정적으로, 또는 구체적으로 세밀하게 표현하는 방식이 된다. 화가들도 마찬가지다. 많은 화가들이 소리를 그림으로 표현하려고 노력했다. 특히 추상미술의 아버지이자 청기사파의 창시자로 불리는 러시아 태생의 화가 바실리 칸딘스키Wassily Kandinsky는 소리와 음악을 그림으로 표현한 화가로 유명한데 사람들은 그의 그림에 음악이 있다고 평할 정도다.

사실 소리와 색의 연계는 여러 나라에서 오래전부터 있어왔다. 우리나라의 경우 오행사상에 근거해 다섯 방향에 해당하는 다섯 색깔과 다섯 소리를 설정했는데 파랑, 빨강, 노랑, 하양, 검정은 이에 해당하는 오방색으로, 소리로는 국악에서 사용되는 5음계인 궁상각치우에 해당하는 색이 된다.

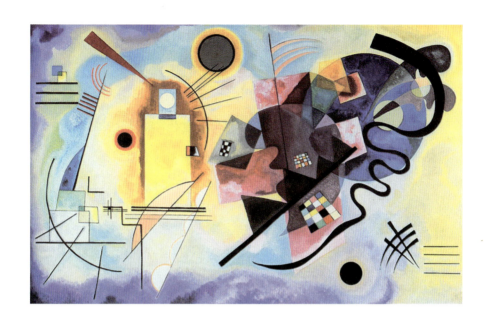

음악을 닮은 그림을 그린 칸딘스키의 'Yellow, Red, Blue'

Wassily Kandinsky, Yellow-Red-Blue, 1925, 출처 Wikipedia

　빛에서 색을 밝혀 낸 뉴턴 역시 자신이 프리즘으로 밝혀낸 일곱 가지 무지개색인 빨, 주, 노, 초, 파, 남, 보와 서양의 7음계인 도, 레, 미, 파, 솔, 라, 시, 도를 대응시켜 색과 소리의 연관성을 밝히려는 연구를 한 적이 있다.

　이처럼 사람들이 끊임없이 색과 소리의 연관성을 연구하는 것은 색과 소리 모두 파장을 가지고 있기 때문이다. 두 파장 사이의 공통점 내지는 연관성이 있을 것이라는 추측과 호기심이 계속되고 있는 것이다. 실제로 서양음악에서 으뜸화음인 도, 미, 솔과 빛의 삼원색인 빨강, 초록, 파랑이 가진 파장이 일치한다는 연구 결과도 있다. 그렇다면 언젠가 우리는 도, 레, 미, 파, 솔, 라, 시, 도 음계를 다른 이름으로도 부를지 모를 일이다. 만약 도와 빨간색의 파장이 같다면 도를 빨간 소리라는 예쁜 이름으로도 부를 수 있지 않을까?

문득 이런 생각이 들었다. 우리가 웃는 소리, 말하는 목소리에도 연상되는 색이 있을 것이다. 맑고 경쾌한 기분 좋은 웃음소리는 싱그러운 초록색일 테고, 남을 비웃는 웃음소리는 우중충한 회색일 것이다. 기왕이면 초록색 웃음을 짓는 일이 많았으면 좋겠다.

자연과 생명의 색, 초록

세상에는 많은 색이 존재하고 색마다 갖는 상징성과 이미지 등이 있지만, 그 상징성과 이미지 등이 절대적인 것은 아니다. 문화와 국가, 사회와 역사적 경험과 통념 등에 따라 같은 색이라도 국가별 민족별로 다른 상징성과 이미지로 인식되며 개인적인 체험이나 시각에 의해서도 색에서 받는 느낌에 차이를 나타내기 마련인데 이는 색이란 것이 어느 경우에는 집단적으로 또 때로는 매우 주관적인 감성을 자극한다는 것을 알게 해준다. 2002년 한국에서 열렸던 월드컵에서 거리를 물들였던 붉은 악마는 우리들 기억 속에 열정과 흥분으로 기억된다. 전 국민이 공유한 붉은 색의 느낌이다. 그러나 화마를 겪은 사람이라면 붉은색은 결코 열정과 흥분이 아닐 것이다. 개인적 경험으로 인해 붉은색은 공포와 죽음의 색이 된다.

이처럼 색의 상징성과 이미지 등에는 사실 정답이 없다. 그럼에도 만약 색 중에서 전 세계적으로, 국가와 민족, 사회적 역사적 개인적 경험과 느낌의 차이에도 불구하고 가장 공통된 상징성과 이미지를 가지고 있는 색을 고르라면 단연 초록색이다. 신기하게도 초록색은 대부분의 나라에서 자연과 생명, 그리고 휴식과 조화, 안정의 색으로 인식되고 있다. 초록색을 싫어하는 사람도 드물다. 가장 좋아하는 색으로 초록색을 꼽지는 않더라도 대부분의 사람들은 초록색에 좋은 느낌을 가지고 있다.

그럴 수밖에 없는 것이 초록은 자연과 생명의 색이기 때문이다. 봄, 풀, 나무, 산 등 자연을 떠올리게 되면 자연스럽게 초록색이 연상되는데 이러한 초록색을 싫어한다는 것은 무의식중에 자연을 부정하는 것처럼 느껴지게 된다. 또 초록색은 식물을 대표하는 색이다. 식물은 인간 및 자연계에 존재하는 모든 생명체의 생명활동의 근간을 이룬다. 광합성으로 스스로 영양분을 만들어 낼 수 있는 독립영양생물인 식물은 생명체의 먹이사슬에 있어 기초생산자이다. 식물 스스로는 빛과 물, 흙만 있으면 살아갈 수 있지만 그 식물을 먹고 사는 초식동물과 육식동물, 그리고 인간으로 이어지는 먹이사

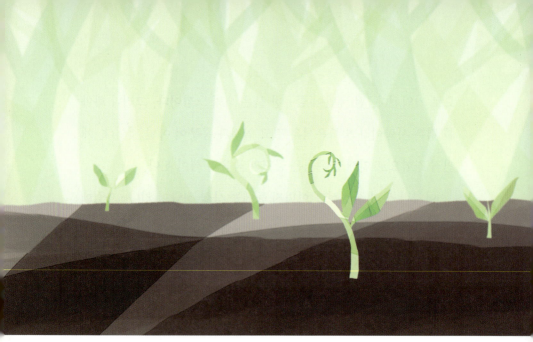

ⓒ 김범석

슬은 식물이 없으면 모든 먹이활동이 중단되어 살아갈 수 없다. 식물이 곧 생명의 근원인 셈이다. 그 생명을 상징하는 색이 초록색이니 본능적으로 우리는 초록색을 싫어하기 어렵다. 때로 초록색은 파란색과 더불어 물을 상징하기도 한다. 이는 식물이 자라는 곳에서는 반드시 물이 존재하기 때문이다. 물 없이는 어떤 생명도 살아남지 못하는 법이니 이 역시 초록색을 생명의 색으로 여기는 또 하나의 이유다.

초록은 젊음을 상징하는 색이기도 하다. 우리는 보통 연초록 새싹이 돋아나는 나무나 풀, 꽃 등의 식물을 보면 파릇파릇하다고 말하고 녹음이 우거진 숲은 싱그럽다고 말하는데 모두 젊고 생기발랄하며 활기차다는 의미를 내포하고 있다. 갈색으로 물든 나뭇잎을 주 렁주렁 매달은 나무나 낙엽에 물든 가을 산을 바라보면서는 절대 이 러한 표현을 쓰지 않는다.

자연과 생명, 그리고 젊음. 가만히 보니 요즘 인류의 화두가 모 두 초록색에 담겨 있다. 건강하게, 젊게, 오래 살아야 한다는 것이 장수시대, 웰빙 시대의 슬로건이 아닌가. 그런 의미에서 나는 초록 색에 또 하나의 상징성을 부여하려고 한다. 바로 건강이다. 자연을 가까이 할수록 심신이 건강해진다는 것은 익히 알려진 사실, 여기 에 각종 성인병 및 암을 유발하는 현대인의 육식 과다 섭취가 문제 로 대두되면서 채소 섭취의 필요성이 부각되고 있는 바, 채소를 대 표하는 색인 '초록색을 먹자!' 운동을 벌이면 어떨까? 기왕이면 이런 슬로건을 내세워야 겠다.

'초록을 보고, 초록을 밟고, 초록을 만지고, 초록을 먹자!'

지친 그대, 초록으로 떠나라!

색채심리학에서 초록은 피로의 회복과 진정, 안정, 휴식 등에 관 련된 색이다. 피로가 누적되었을 때 초록빛이 가득한 숲 속에서 삼 림욕을 하면 심신이 안정되고 머리가 맑아지는 느낌이 드는 것은 식 물이 분비하는 피톤치드•의 영향도 있지만 초록색이 주는 효과도 크다. 특히 초록색은 눈에 피로를 풀어주는 데 탁월한 효과를 가지고 있어 고대 로마의 작가 폴리니우스는 '녹색은 눈을 기쁘게 하며 피곤하게 만들지 않는다'고 했으며 괴테는 초록색을 '눈을 위한 자연의 선물'이라고 극찬하기도 했다. 실제로 연구결과에 의하면 직장인이나 학생들이 책상에 초록색 식물을 놓아두거나 창을 통해 초록색 자연을 접하는 환경에서 일하거나 학습할 경우 집중력 향상은 물론 눈의 피로를 줄일 수 있는 효과가 있다. 또한 초록색을 가까이 하면 뇌의 흥분 역시 진정시키는 효과가 있으므로 차분하게 생각하는 직업을 가진 사람이라면 인테리어에 초록색을 적극 활용하면 좋다. 사회성이 부족한 사람, 논리적이지 못한 사람에게도 초록색은 좋은 색이다.

초록색이 이처럼 안정과 연관되는 것은 중립적인 성향을 띤 초록색의 속성 때문이기도 하다. 원색인 노랑과 파랑을 섞으면 나타나는 초록색은 중간적인 색으로 색채 자체로도 안정감을 주며, 색이 주는 온도감에 있어서도 뜨거운 빨강과 차가운 파랑에 비해 적당한 온도감을 준다.

● **피톤치드** : 식물이 병원균이나 해충, 곰팡이로부터 스스로를 지키려 내뿜거나 분비하는 물질로 사람의 경우 삼림욕을 통해 피톤치드를 마시면 스트레스가 해소되고 장과 심폐기능이 강화되며 살균작용도 이루어지는 것으로 알려져 있다.

오색섭생

중립적이라는 말은 어느 곳에서 치우치지 않고, 과하지도 모자라지도 않다는 말과 같다. 불교에서는 중도中道를 참다운 수행의 길로 여길 만큼 행함이 어려운 것인데 만약 색의 중도가 있다면 초록색이라고 할 수 있겠다. 자연을 품고, 생명을 품고, 물을 품고, 건강을 품고, 중도까지 갖췄으니 과히 완벽한 색이 있다면 초록색일 것이다. 그래서인지 괴테는 초록색에 대해 이런 말을 남겼다.

"우리가 원색이라고 하는 노랑과 파랑이 혼합돼 최초로 나타나는 색상이 초록이다. 노랑과 파랑이 동등하게 혼합해 나타난 색이다. 여기서 우리 눈은 현실적인 만족감을 얻는다. 두 원색이 정확히 균등하게 섞이면, 우리 눈과 기분은 편안해진다. 사람들은 그 이상을 원하지도 바라지도 않는다."

비슷한 말을 화가 칸딘스키도 했다.

"완전한 초록은 가장 순수한 색으로서 흔들림이 없다. 기쁨, 슬픔, 열정이란 감정에 어떤 불협화음도 내지 않는다. 아무것도 요구하지 않을 뿐 아니라, 스스로 만족해 머무르는 색이 바로 초록이다. 끊임없는 부동성을 지닌 초록은 피로에 지친 인간의 영혼에 휴식을 제공한다. 하지만 이렇게 휴식을 취한 인간은 쉽게 지루해한다. 완전한 초록은 그래서 수동적인 특징을 포함하는 색상이기도 하다."

비록 칸딘스키가 '휴식의 지루함'을 언급하기는 했지만 그 지루함이란 휴식 후에 찾아오는 것이니 비난이라 할 수는 없다. 지루해지면 다시 오색 찬연한 일상으로 복귀하면 되니 말이다. 그러니 그대, 피곤하면 초록의 숲으로 떠나라.

영화 속 외계인의 피는 왜 녹색일까?

공상과학영화를 보면 인류에 해악을 끼치는 외계인이나 괴물들의 피가 녹색으로 표현되는 것을 종종 보게 된다. 인간과 똑같은 외모를 가지고 인간 속에 숨어 지내던 외계인이 실수 혹은 싸움의 과정에서 녹색 피를 흘려 실체를 발각 당하거나 우주괴물이 흘린 녹색의 찐득한 피를 뒤집어 쓴 인간이 괴물의 피가 가진 독성에 노출되어 다치거나 사망하는 것은 매우 흔한 공상과학영화의 설정이다.

자연과 생명 등을 상징하는 초록색이 영화에서는 어쩌다 죽음과 공포를 상징하는 색이 되어버린 걸까?

아이러니하게도 녹색은 예로부터 독을 상징하는 색이기도 했다. 녹색이 독의 색이 된 이유는 바로 물감 때문이다. 지금처럼 물감을 만드는 기술이 발달하지 않았던 과거에는 녹색 물감을 만들기 위해서는 구리와 비소 등 인체에 해로운 독성물질이 필요했다. 비소는 지구상에서 가장 강력한 독약이기도 한데 이 비소가 섞인 물감의 생산과정에 참여한 사람들이나 비소가 섞인 녹색 물감을 많이 사용한 화가들은 비소중독으로 사망하기도 했다. 나폴레옹 역시 만성적인 비소 중독으로 알려져 있다. 녹색을 좋아했던 나폴레옹은 유배됐던 세인트헬레나 섬을 녹색 가구, 녹색 카펫, 녹색 가죽 등 온통 녹색 인테리어로 꾸며 생활했다고 한다. 그 결과 나폴레옹이 죽은 후 그의 사체에서는 다량의 비소가 검출되었다. 이처럼 비소를 함유한 녹색 물감은 20세기 초에 들어와 생산 금지되어 지금은 사용하지 않지만 여전히 사람들은 독의 색깔을 녹색으로 기억하고 있는 것이다.

더불어 대부분의 사람들이 본능적으로 징그러워하는 파충류에서 연상되는 색이 녹색인 것도 외계인들과 괴물들을 녹색으로 표현하는 데 일조를 한 것 같다. 녹색 피 뿐 아니라 녹색 피부를 가진 외계인이나 괴물, 녹색 눈을 번뜩이는 사나운 용 등은 사람들에게 혐오감과

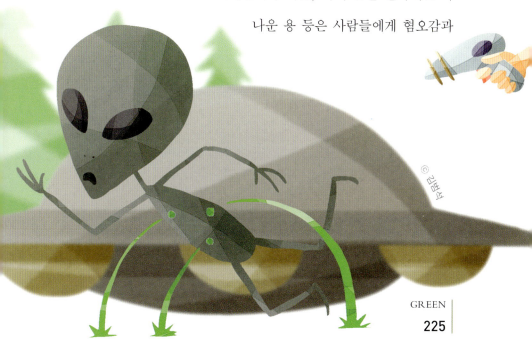

GREEN
225

공포를 선사한다. 참고로 징그러운 외모에서 연상되는 이미지와 상상으로 파충류들의 피가 녹색일 거라고 막연하게 생각하는 사람들도 있는데 사실 대부분의 파충류들 역시 사람과 똑같이 붉은 피를 가지고 있다. 몇 년 전 녹색 피와 녹색 뼈를 가진 희귀종 개구리가 캄보디아에서 발견되어 학계의 비상한 관심을 받기는 했지만 이 경우는 어디까지나 희귀한 경우다. 파충류보다는 오히려 오징어, 문어와 같은 연체동물이나 절지동물, 새우나 가재 같은 갑각류, 그리고 곤충류의 피의 색이 파란색으로 사람과 다르다. 이들의 피가 파란색인 이유는 헤모글로빈 대신 헤모시아닌이라는 단백질을 가지고 있기 때문인데, 헤모시아닌은 공기 중에 노출되어 산소를 만나면 푸른색을 띤다. 영화 속 외계인이나 괴물의 피, 또는 피부가 녹색이 아닌 푸른색이어도 좋을 것 같다는 생각이 든다.

개인적으로는 영화 속 초록색하면 외계인이나 괴물보다 먼저 떠오르는 장면이 있다. 〈바람과 함께 사라지다〉에서 스칼렛 오하라 역을 맡았던 세기적인 미인 비비안 리가 입고 나왔던 초록색 드레스다. 영화에서 비비안 리는 초록색의 꽃무늬가 수놓아진 드레스부터 짙은 초록색의 벨벳 드레스까지 여러 벌의 초록색 드레스를 입고 등장하는데 영화사상 그녀만큼 초록색 드레스가 완벽하게 어울렸던 배우는 지금까지도 없는 것 같다. 사실 초록색은 의상으로 소화하기에는 그리 쉬운 색이 아닌데 비비안 리의 짙은 검은색 머리

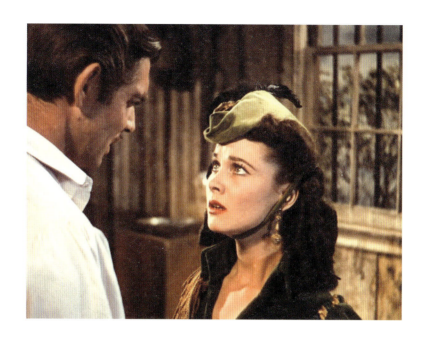

초록색 드레스를 입은 〈바람과 함께 사라지다〉의 비비안 리

출처 Wikipedia

칼에 신비로운 녹색 눈동자는 초록색 의상을 특별하게 만들어 버렸다. 영화에 이런 대사가 나오는데 비비안 리가 아니었다면 공감을 일으키지 못했을 것이다.

'당신만큼 초록빛이 어울리는 여자는 없을 거요'

초록색 의상을 트레이드마크로 만들어 버린 로빈 후드도 그녀 앞에서는 초록색 옷의 주인을 양보해야 하지 않았을까?

초록, 사회의 변화를 이야기하다

일상생활에서 초록색은 우리의 안전과 직결되는 색이다. 건물에서 화재 등이 발생했을 때 사람들이 밖으로 재빨리 빠져나가 생명을 지킬 수 있도록 설계된 비상계단을 알리는 비상구, 차나 사람이 안전하게 통행하도록 도와주는 신호등의 초록색 진행표시, 도로안내 표지판 등이 모두 초록색을 사용한다. 초록색이 멀리서도, 어두운 곳에서도 잘 보이는 색이기 때문이다. 또한 초록색은 마음을 평화롭게 해주는 색이기 때문에 놀이터나, 공원 등에도 많이 사용된다.

의사의 입장에서도 초록색은 고마운 색이다. 의사가 수술에 들어갈 때 입는 수술복의 색이 보통 초록색인데, 이는 초록색이 빨간색의 보색으로 수술 시 많이 볼 수 밖에 없는 붉은색 혈액으로 인한 눈의 피로를 완화시켜줄 뿐 아니라 심리적인 안정감을 주기 때문이다. 또 혈액이 수술복에 묻어도 눈에 덜 띄어 심리적 동요 등도 완화시켜 주는 역할을 해준다. 과거 초록색 수술복을 입지 않고 흰색 수술복을 입었던 때에는 수술 시 의사들이 천장이나 벽 등에서 실제로는 존재하지 않는 색인 초록색의 잔상을 많이 보았다고 한다. 이는 너무 많은 붉은 혈액을 보다보니 시신경이 피로해져 뇌가 스스로 균형을 맞추기 위해 붉은색을 완화시켜줄 초록색을 인식하는 시세포들을 활성화시켜 일어난 현상이다. 사람의 생명이 오가는 수술에서 실제로는 보이지 않는 색을 보이는 것처럼 느끼는 것은 생각보다 위험할 수 있는데 초록색 수술복을 착용하고 나서부터는 이런 일이 거의 발생하지 않게 되었다. 초록색 수술복으로 인해 뇌가 따로 초록색을 불러일으킬 필요가 사라진 것이다. 전 세계적으로 초록색, 청록색, 파란색 등을 수술복으로 지정한 이유다. 병원에 따라서는 수술복뿐 아니라 수술실의 벽과 천장도 초록색으로 한 경우도 있다.

초록색은 굉장히 사회성이 짙은 색이기도 하다. 유럽의 여러 나라에는 '녹색당'이라는 정당의 활동이 나라마다 활발한데, 녹색당의 주된 관심은 생명 존중과 환경으로 핵에 의한 방사능 오염, 환경오염, 생태계 파괴 등을 반대한다. 산업화로 인한 환경 파괴가 곧 녹색당을 만들어 낸 것인데 환경 문제, 자연 파괴 문제가 나날이 심각해지는 현대사회에서 녹색당의 행보가 어떻게 이어질 지 궁금해진다. 이외에도 세계적인 환경보호단체인 '그린피스' 역시 초록색을 상징으로 삼으며 활발한 사회활동을 하는 단체이다.

국가적으로는 아랍의 국가들이 국기에 녹색을 많이 사용하고 있는데 이는 녹색이 이슬람교를 상징하는 색이기 때문이다. 카톨릭의 경우엔 녹색이 성령을 상징하는 색이기도 하다. 우리나라의 경우, 육군 장교의 정복이 녹색이며, 일반 육군 병사들도 녹색 정복을 입는다. 군사시설 및 장비 등에도 위장색으로 녹색이 많이 쓰인다.

마지막으로 재미난 이야기를 하자면 그린란드^{Greenland}라고 불리는 곳은 이름 그대로 풀이하자면 녹색 땅이라는 의미를 지닌 곳이건만 실제로는 식물을 경작할 수 있는 땅은 전체의 2% 미만으로 영구 동토라는 아이러니다. 아마도 그 땅의 선조들은 자신들이 사는 동토가 언젠가는 식물이 가득한 땅이 되길 바라고 그런 이름을 붙였던 것은 아닐까 생각해 본다.

초록 음식 안에 엽록소 있다

어린 시절 배운 과학시간을 통해 우리는 식물이 광합성을 통해 스스로 영양분을 만들어낸다는 것을 알고 있다. 광합성이란 녹색식물이 햇빛의 빛에너지를 이용해 공기와 흙으로부터 흡수한 이산화탄소와 물로 포도당 등의 영양소를 만들어내는 것으로, 식물의 세포 속에 존재하는 엽록체에서 이루어지며 엽록소는 바로 엽록체 속에 존재하는 화합물로 빛에너지를 흡수해 영양분을 만들어내는 과정에 사용되는 광합성을 가능하게 하는 주체다. 녹색을 가진 엽록소는 초록 식물에 가장 많이 함유되어 있으며 초록 식물이 녹색을 띠는 것도 엽록소의 색 때문이다. 초록 식물에게 생명과 색을 선사하는 엽록소는 그래서 '녹색 공장'이라고 불리기도 하며, '푸른 혈액'이라고 불리기도 한다.

실제로 엽록소는 인간이나 동물들의 붉은 혈액의 구성성분인 혈색소와 아주 흡사한 화학구조식을 가지고 있다. 다른 점이라면 엽록소는 마그네슘을 금속원소로 함유하고 있는 반면 동물과 인간의 혈색소에는 마그네슘 대신 철분이 들어 있다는 점인데 동물이나 인간이 식물만 먹고도 생명을 유지할 수 있는 것은 식물 속 엽록소가 인체에 흡수되면 마그네슘이 철분으로 치환되어 혈색소를 만들어내는 조혈작용을 하기 때문이다. 즉, 초록 식물을 인간이 먹게 되면 엽록소를 섭취하게 되어 혈액을 만들어 내는 것이다.

엽록소를 전문적으로 연구하는 학자들에 의하면 엽록소는 이밖에도 소염작용과 해독작용으로 각종 염증을 막아주고 손상된 세포를 재생해 암이나 각종 바이러스로 인한 질병 예방의 효과가 있고, 항알레르기, 항콜레스테롤 작용을 하며 혈압을 안정시키고 위궤양 등 각종 궤양에도 예방효과가 있다고 한다. 신진대사를 원활하게 하고, 피로를 풀어주며, 노화예방에도 엽록소는 효능이 있다.

이러한 엽록소를 가장 많이 함유하고 있는 것은 역시나 식물이며, 우리는 녹색 채소 등을 통해 엽록소를 섭취할 수 있다. 물론 엽록소만이 녹색 채소, 그린 푸드가 가진 장점은 아니다. 녹차, 매실, 브로콜리, 시금치, 매생이, 부추, 깻잎, 알로에 등 우리가 쉽게 접할 수 있는 그린 푸드에는 엽록소 외에도 비타민을 비롯한 각종 영양 성분이 함유되어 있다.

어쩌면 우리 주변에서 너무 쉽게 볼 수 있어 더욱 섭취에 소홀할 수 있는 그린 푸드. 너무 종류가 다양해 무엇을 섭취해야 할지 선택에 고민을 불러일으키는 그린 푸드. 세상에는 수 없이 다양한 그린 푸드가 있지만 그중에서도 특별히 꼭 챙겨 먹어야 하는 그린 푸드가 있다면 무엇일지 지금부터 알아본다.

암 증식을 억제하는 브로콜리

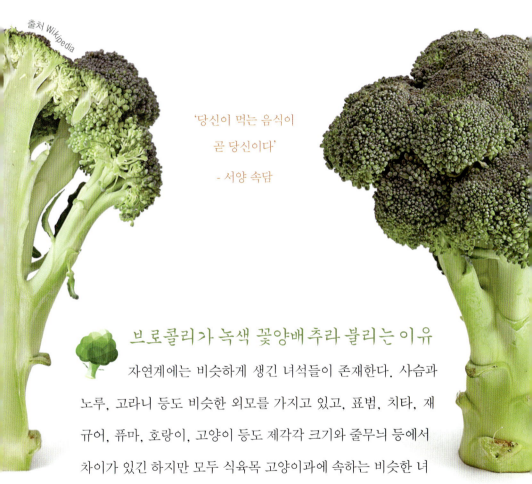

출처 Wikipedia

'당신이 먹는 음식이
곧 당신이다'
- 서양 속담

브로콜리가 녹색 꽃양배추라 불리는 이유

자연계에는 비슷하게 생긴 녀석들이 존재한다. 사슴과 노루, 고라니 등도 비슷한 외모를 가지고 있고, 표범, 치타, 재규어, 퓨마, 호랑이, 고양이 등도 제각각 크기와 줄무늬 등에서 차이가 있긴 하지만 모두 식육목 고양이과에 속하는 비슷한 녀석들이다. 인간의 경우엔 아예 부모조차 구분하기 힘든 똑 닮은 외모의 일란성 쌍둥이들이 태어나는 일도 그리 드문 일이 아니니 비슷하게 생긴 것이 그리 놀랄 일은 아니지만 동물 등 다른 생명체보다 월등히 종류가 많은 식물의 경우엔 전문가가 아닌 일반인이 구별하기엔 어려운, 닮은 생김새로 문제를 일으키는 녀석들이 꽤 존재한다. 식용인줄 알고 먹었던 녀석들이 사실은 모양만 닮은 독초와 독버섯, 독나물인 경우 가볍게는 배탈 정도로 끝나기도 하지만 최악의 경우엔 목숨을 잃는 사고가 발생하기도 한다.

물론 비슷하게 생긴 것이 모두 독초나 독버섯인 것은 아니다. 인간으로 치면 서로 친척관계이다 보니 비슷한 외모를 가진 것도 있고, 원래의 품종이 인간에 의해 교배되거나 개량되어 닮았지만 새로운 먹거리로 탄생한 것도 있다. 브로콜리의 경우엔 후자에 속하는 것으로 양배추가 개량되어 현재의 모습으로 식용되고 있다. 그래서 브로콜리는 콜리플라워cauliflower와 함께 우리나라말로는 꽃양배추라고 하는데, 주로 하얀색이지만 오렌지색, 자주색 등의 품종을 가진 콜리플라워와 구분하여 따로 녹색 꽃양배추라고 부르기도 한다. 콜리플라워 역시 식용으로 쓰이지만 콜리플라워의 경우엔 모양과 색이 아름다워 관상용으로 재배되는 경우가 많다.

다른 꽃양배추보다 월등하게 많이 식용으로 소비되고 있는 브로콜리는 샐러드, 스프, 스튜, 스파게티 등 서양요리에서 가장 많이 사용되고 있는 채소 가운데 하나로, 우리나라의 경우 오래전부터 음

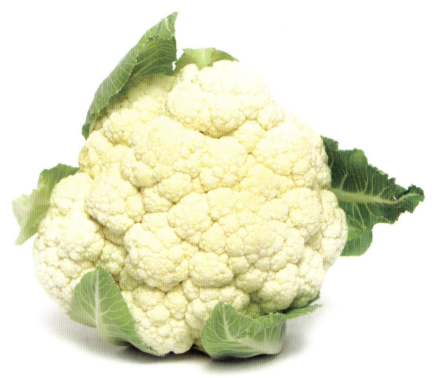

| 꽃양배추(콜리플라워)

출처 iStockphoto

식에 많이 사용된 채소는 아니지만 서양음식의 대중화와 더불어 건강에 대한 관심이 높아지며 샐러드를 만들어 먹는 인구가 늘어나면서 최근 들어 많이 소비되고 있다. 특히 〈뉴욕 타임즈〉가 선정한 세계 10대 건강식품에 브로콜리가 꼽히면서 더욱 사람들의 관심과 주목을 받게 되어 이제는 건강 좀 생각한다는 사람이라면 브로콜리를 샐러드 등에 넣어 먹는 것은 물론 삶아서 초고추장 등에 찍어 먹는

GREEN
235

**구운 브로콜리와
스테이크**

출처 thestonesoup.com

반찬으로, 초고추장 등
의 양념 없이 입이 궁금
할 때 먹는 간식대용으로, 갈
아서 먹는 주스 등으로 다양하게 요리
하여 자주 섭취하고 있다.

손질도 쉽고 익히는 시간도 매우 짧지만 스파게
티, 스테이크 등에 들어가면 요리의 품격을 높여 주
고 건강까지 챙겨주는 브로콜리, 꽃처럼 생긴 모양답게 건강의 꽃이
라 불릴만한 브로콜리의 세계로 들어가 본다.

브로콜리를 특별하게 만들어주는 설포라판

과거 서양에서는 양배추를 '가난한 자들을 위한 의사'라고 불렀
다. 그만큼 양배추가 건강에 좋은 식품이라는 의미인데, 특히 양배
추에 함유되어 있는 비타민 U는 다른 채소에서는 보기 힘든 성분으

오색섭생

236

로 체내 염증을 치료하는 효능이 커 역류성 식도염이나 위염, 위궤양 등에 매우 효과적으로 알려져 있다. 비타민 U와 더불어 양배추에 함유된 비타민 K 역시 염증으로 인한 출혈을 지혈해 주는 작용을 하여 각종 위장질환 및 기관지 질환의 예방 및 치료효과가 있다. 필자가 아는 지인 중에는 스트레스로 인한 신경성 위염과 식도염에 시달리는 사람이 있는데 그가 위에 이상 징후를 느낄 때마다 제일 먼저 찾는 음식이 바로 양배추다. 양배추를 생으로 씹어 즙만 삼키고 건더기를 뱉어내거나, 깨끗이 씻어 끓인 양배추물을 마시면 속쓰림과 위경련이 완화되는 효과를 바로 느낄 수 있다고 한다.

이 외에도 양배추에는 비타민 A와 비타민 C 등의 성분들이 비교적 많이 들어 있어 활성산소를 억제해 주며, 섬유소도 풍부하여 다이어트 및 혈압강하에도 좋다. 또 양배추의 대사과정에서 발생하는 황화합물인 설포라판 성분은 유전자의 변형을 막아줄 뿐 아니라 강력한 항암효과를 지니고 있는 것으로 연구되었다.

이렇게 좋은 양배추의 효능을 한층 업그레이드 시킨 것이 바로 브로콜리다. 양배추에서 개량된 브로콜리는 양배추가 가지고 있는 각종 몸에 좋은 성분들을 고스란히 지니고 있는 것에 그치지 않고 보다 더 많은 영양성분들을 가지고 있어 건강에 좋은 슈퍼 푸드로 손꼽히고 있다. 그중에서도 가장 주목해야 할 성분 중 하나는 바로 브로콜리를 비롯한 초록색, 십자화과 채소에 많이 함유된 설포라판 및 인돌, 리그난 등의 성분이다. 이 성분들은 대장암, 유방암, 전립선암 등 호르몬과 관련이 있는 각종 암에 매우 효과적인 것으로 알려져 있다.

이 중 가장 놀라운 것은 설포라판 성분인데 이 성분은 단순히 암을 예방하는데 그치지 않고, 암세포의 사멸과 증식 억제의 효능도 가지고 있다. 발암억제에 중요한 역할을 하는 제2상 효소를 선택적으로 활성화시킴으로써 발암물질을 제거하고, 나아가 암세포가 발생하고 증식하는 모든 단계에 차단효과를 가짐으로써 암의 예방 및 증식억제의 효과를 발휘한다. 또한 위건강을 위협하는 헬리코박터 파일로리균의 생육을 막아 위건강을 지켜주며 위암 발생의 위험을 낮춰준다.

설포라판의 항암효과는 다양한 암에 효능이 있는 것으로 알려져 있다. 한 예로 미국 텍사스 주 휴스턴에 위치한 베일로대학 의대의 H. 다니엘 라코라자 박사 연구팀이 〈미국 국립과학도서관〉지에 발표한 실험실 연구결과 보고서를 보면 브로콜리를 비롯한 평지과 채소류에서 추출된 설포라판sulforaphane 성분이 급성 림프구성 백혈병 세포들의 수치를 크게 감소시켰다는 내용이 들어 있다. 보고서의 제목조차 '설포라판이 급성 림프구성 백혈병 세포들에서 세포주기 휴지기와 세포사멸을 유도하는데 나타낸 효과'인 이 연구결과에 따르면 급성 림프구성 백혈병 환자들로부터 채취한 암세포를 배양한 시험

관에 순도 높게 농축한 설포라판 성분을 투여한 결과 암세포들이 괴사하거나 더 이상 증식하지 않는 휴지기로 들어갔다고 한다. 이러한 결과는 급성 림프구성 백혈병 암세포들을 이식한 실험용 쥐들을 대상으로 한 동물실험에서도 같은 결과를 가져옴으로써 설포라판 성분이 기존의 급성 림프구성 백혈병 치료제와 함께 병용되어 암환자들의 치료에 기여할 수 있게 될 것이라는 기대를 가져왔다.

알다시피 급성 림프구성 백혈병은 혈액 및 골수 내 림프구 계통의 세포에서 발생하는 혈액암으로 암 중에서도 그 치료가 쉽지 않은 암이다. 이러한 암에서조차 치료 효과를 보이는 설포라판 성분은 암 연구자들에게 주목받는 성분일 수밖에 없는데, 이 설포라판 성분을 다량 함유하고 있는 브로콜리가 미국의 국립 암연구소로부터 10대 암 예방 식품으로 발표된 것 역시 당연하다.

브로콜리, 선택이 아닌 필수

브로콜리를 이야기할 때 빠질 수 없는 사람이 있다. 미국 존스 홉킨스 대학의 폴 탤러리Paul Talalay 박사다. 탤러리 박사는 브로콜리의 새순에서 암 증식을 강력하게 억제하는 설포라판 성분이 다 성장한 브로콜리에 비해 수십 배에 달하는 것을 발견해 세상을 깜짝 놀라게 했고, 브로콜리 새순에서 항암효과가 뛰어난 설포라판만을 분

GREEN

239

리하는 등 브로콜리 연구에 있어 세계가 인정하는 석학이다. 2002년에는 프랑스 Alain Lozniewski 교수팀과 함께 설포라판이 위염 발생의 원인균으로 알려진 헬리코박터 파일로리균의 생육을 막아 위암 예방효과까지 있다는 연구결과를 발표하여, 설포라판의 유방암 예방 효과에 대한 연구내용이 발표된 이후 다시 한 번 브로콜리와 설포라판에 대한 세계적 관심을 불러일으켰다. 미국의 경우 탤러리 박사의 브로콜리에 대한 연구로 인하여 브로콜리 섭취 붐이 일어났다고 해도 과언이 아니다.

브로콜리에 설포라판 성분만 있는 것은 아니다. 설포라판 성분을 제외하더라도 브로콜리에는 몸에 좋은 다양한 영양소가 들어 있어 충분히 챙겨먹을 만한 건강음식이다. 좀 더 구체적으로 살펴보면 브로콜리에 함유된 인돌Indole 화합물은 설포라판과 더불어 항암작용을 하는 성분으로 발암물질을 해독하는 효능을 가지고 있는데, 특히 여성호르몬 에스트로겐과 연관이 깊은 유방암 세포의 성장 및 전이를 억제하는 효과가 있다. 이외에도 베타카로틴, 셀레늄, 각종 비타민, 루테인, 식이섬유 등 브로콜리에는 항암작용을 하는 성분들이 다양하게 포진하고 있어 브로콜리는 암에 강한 채소라고 불릴 만하다.

또 브로콜리에 함유된 비타민 C의 함유량은 레몬의 2배이고 다른 채소나 과일에 함유된 비타민 C에 비해 열에 의한 파괴가 적고 섭취가 용이해 피로회복 및 피부 미용, 스트레스 해소에 브로콜리는 적극 추천되는 식품이다. 서양에서는 감기증세가 있으면 브로콜리 샐러드를 먹는데 이는 브로콜리가 비타민 C를 많이 함유하고 있어 면역력을 향상시키기 때문이다. 비타민 C는 칼슘의 흡수를 촉진하여 뼈를 건강하게 해주므로 골다공증의 예방효과가 있어 성인여성에게 브로콜리의 섭취는 매우 권장된다. 그 밖에 고혈압을 낮추는 칼륨, 빈혈을 예방하고 임산부의 기형아 출산 위험을 낮춰주는 엽산, 당뇨병 환자에게 유익한 크롬, 대장암의 발병률을 저하시키는 식이섬유 등도 브로콜리에 함유된 영양성분들이다.

지금까지 언급한 효능 외에도 브로콜리는 항산화, 노화방지, 혈전예방, 시력보호, 비만예방, 면역력강화, 성인병예방, 변비예방, 성인병예방 등의 효능을 가지고 있다. 영양성분을 일일이 다 언급하고 효능을 열거하자면 끝이 없어 대표적인 몇 가지를 이야기했지만 이것만으로도 브로콜리는 어메이징한 식품이라고 불릴만하다. 만약 우리가 섭취하는 음식에 있어 선택이 아닌 필수가 되어야 할 음식이 있다면 브로콜리는 분명 그 중 한 가지가 될 것임이 분명하다.

건강한 브로콜리 고르는 법

봄이 오면 파릇파릇 어린아이들의 명랑한 웃음소리 같은 새싹이

돌고, 여름이 오면 청춘을 닮은 듯 하늘을 향해 푸르른 잎사귀를 자랑하는 녹음이 우거지며, 가을이 오면 비로소 성숙을 이야기 하듯 고개를 숙이고 단풍이 들고 낙엽이 지다. 겨울이 오면 침묵의 무게와 관조의 미덕을 보여주며 마치 떠나갈 때를 아는 것처럼 조용한 휴식에 접어드는 자연은 인생의 희로애락과 삶의 섭리, 우주의 신비와 오묘함을 가진 인간이 가질 수 있는 최고의 스승이자 거울이 아닌가 싶다.

자연이 낳고 기른 아이들이나 마찬가지인 식재료들에도 이러한 오묘한 이치는 살아있다. 새싹 음식들은 어린아이처럼 파릇파릇함이 느껴지고 인체에 생동감을 불어 넣어준다. 다 익어 땅에 떨어지기 전 수확해서 먹는 열매들은 중년을 맞이한 인간처럼 성숙한 맛을 느낄 수 있고, 영양 면에서도 완성된 상태다. 나무가 다음해 봄을 대비해 마른 나뭇가지로 휴식을 취하며 겨울잠을 자듯이 겨울을 대비해 말리거나 숙성시켜 보관한 음식들은 삶의 지혜처럼 감칠맛이 나며 추운 겨울을 건강하게 보낼 수 있는 영양분을 저장하고 있다. 또한 같은 식재료라 하더라도 자연이 계절이라는 변화를 보여주듯이 언제, 어느 부분을, 어떻게 조리하여 먹느냐에 따라 맛은 물론 영양 가치가 달라진다. 이러한 점들을 염두에 두고 식품 하나를 섭취하더라도 가장 적절한 시기에 최선의 방법으로 조리하여 먹는다면 그것이야말로 자연의 지혜, 자연이 주는 건강이라는 선물을 제대로 받아 자신의 것으로 소화하는 방법이 될 것이다.

브로콜리 역시 마찬가지다. 기왕 먹을 것이라면 제대로 골라 맛있게, 건강하게 먹는 방법을 알고 먹어야 맛과 건강이라는 두 가지 토끼를 잡을 수 있다. 우선 브로콜리를 고를 때는 꽃이 피지 않은 것, 송이가 단단하면서 가운데가 볼록하게 솟아올라 있는 것, 줄기를 잘라낸 단면이 싱싱한 것이 좋다. 꽃이 핀 것은 맛과 영양이 현격하게 떨어지므로 고르지 않는다.

　송이보다는 줄기에 식이섬유 등의 영양가가 더 많이 함유되어 있으므로 섭취 시에는 되도록 줄기까지 함께 먹도록 하는데, 소금물에 30분쯤 담가 놓으면 송이 속의 먼지와 오염 물질 등을 제거할

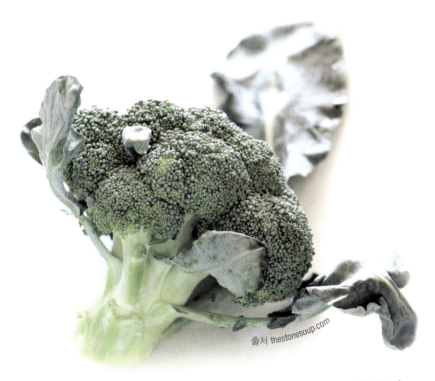
출처 thestonesoup.com

GREEN

243

수 있고 깨끗이 씻어 생으로 먹어도 되고 익혀 먹어도 된다. 가열하여 조리하면 비타민 C 등 일부 영양소가 파괴되므로 끓는 물에 데쳐 먹을 때에는 살짝만 데치고, 다른 채소와 볶아 먹을 때에는 브로콜리를 나중에 넣고 조리시간을 짧게 해야 한다. 또한 끓는 물에 삶아 데치는 것보다는 찌거나 전자레인지를 이용하는 것이 좋고, 기름에 볶거나 올리브유 등 기름이 포함된 드레싱을 곁들여 먹으면 비타민 A의 흡수력이 높아진다.

브로콜리와 궁합이 잘 맞는 음식은 아몬드, 토마토 등이다. 비타민 C가 풍부한 브로콜리를 비타민 E가 함유된 아몬드와 함께 먹으면 두뇌발달에 도움이 되고, 라이코펜이 풍부한 토마토와 함께 섭취하면 브로콜리의 항암 효과와 토마토의 항암효과가 상승작용을 일으켜 전립선암 등의 암예방에 효과적이다.

브로콜리는 마음만 먹으면 활용도가 높은 식재료다. 과일이나 채소 등 어떤 주스를 만들어 먹더라도 브로콜리를 생으로 넣거나 살짝 익혀 함께 갈아 마실 수 있고, 감자조림, 어묵볶음 등 반찬 요리에도 브로콜리를 넣어주면 색감도 좋아지고 영양도 풍부해진다. 각종 샐러드 및 카레, 스파게티, 볶음밥, 전 등에도 활용할 수 있으며, 인스턴트식품인 라면을 먹을 때에도 브로콜리를 넣어 끓여 먹거나 함께 먹으면 과다한 나트륨의 배출을 도와 인스턴트식품의 폐해를 조금이나마 줄일 수 있다.

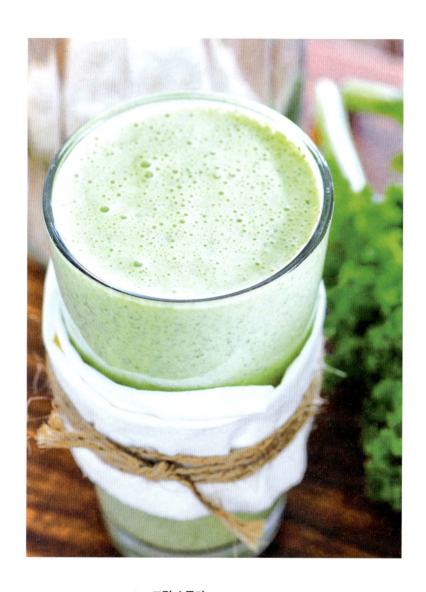

그린 스무디

브로콜리를 요거트와 함께 갈면 '그린 스무디'가 완성된다. 여기에 배나 사과, 복숭아, 바나나 등을 첨가해 단맛을 추가시켜도 좋다.

출처 thestonesoup.com

GREEN

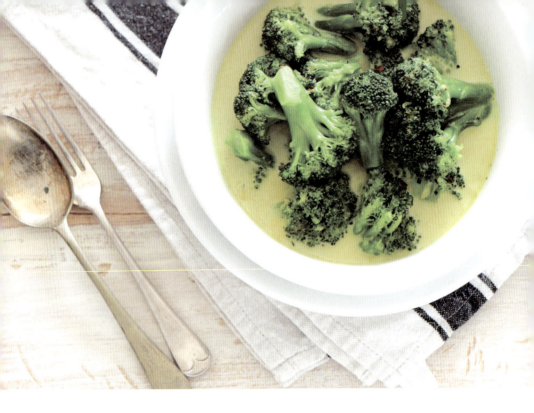

그린 커리 브로콜리 수프

브로콜리는 줄기에 영양소가 더 많이 함유되어 있어 되도록 줄기도 함께 섭취하는 것이 좋다.

출처 the stone soup.com

브로콜리에 대한 의과학적 연구결과들

브로콜리는 요즘 말로 핫한 식품이다. 다이어트 열풍인 시대, 다이어트 전문가들이 추천하는 식단에도 빠지지 않고 등장하고, 웰빙 장수가 트렌드인 시대에 의사들이 권하는 노화방지, 암 예방 식품으로도 손꼽히는 건강 추천 음식이다. 대중과 건강 전문가를 동시에 매혹시킨 이 식품에 대해 각종 연구결과들도 쏟아지고 있는데, 그 연구결과를 보면 아마도 더욱 브로콜리에 빠져들 수 밖에 없을 것이다. 그래서 이참에 몇 가지 브로콜리에 대한 의학적 연구결과들을 소개해 볼까 한다. 브로콜리를 섭취하던 사람이라면 더욱 신경 써서 지속적인 섭취를 가능하게 하고, 브로콜리가 몸에 좋다는 것을 듣긴 들었지만 그다지 신경 써서 섭취하지 않던 이들에게는 당장 시장이나 마트로 달려가 브로콜리를 식탁에 올리게 할 식습관의 변화가 시작되길 바라는 마음에서다. 자, 그럼 세계의 석학들이 발표한 브로콜리 이야기에 귀 기울여 보자.

뉴질랜드 오타고 의과대학 크라이스트처치 분교 연구팀은 브로콜리와 양배추 등의 일부 채소들에 들어 있는 화학합성물이 항암제에도 내성을 갖고 있는 암세포들을 죽일 수 있는 것으로 나타났다고 연구결과를 발표했다. 이 화학 합성물들은 암세포들이 스스로 죽게 만드는 것으로 나타나 암 예방에 매우 효과적이며, 이들 채소에서 추출한 화학합성물로 항암제를 만드는 게 가능할 것이라고 생각한다고 밝혔다. 이 같은 연구 결과는 미국의 저널 〈암연구〉에도 소개됐다.

2008년 9월, 뉴질랜드 농업연구소 렉스 먼데이 박사팀은 브로콜리, 콜리플라워, 양배추 등의 채소에 들어 있는 화학물질이 방광암에 걸릴 위험을 50% 이상 줄여 줄 수 있다고 발표했다. 먼데이 박사팀이 쥐에게 브로콜리 싹의 추출물을 먹인 결과 방광 안의 암세포를 파괴하는 효소가 크게 증가했다고 한다.

미국 국립암연구소는 브로콜리와 콜리플라워를 즐겨먹으면 특히 전립선암에 효과가 있다고 발표했다. 이는 2만 9천명의 남성을 대상으로 식습관을 추적 조사한 결과로 브로콜리와 콜리플라워를 일주일에 2회 먹으면 전립선암 발병 가능성이 절반가량 줄어드는 것으로 나타났다고 한다.

미국 코네티컷 대학 연구팀은 브로콜리가 심장병을 예방하는 데 효과가 있다고 〈농업식품화학지Journal of Agricultural and Food Chemistry〉에 게재하였다. 한 달 동안 동물실험을 한 결과 브로콜리 추출물을 먹은 쥐의 심장 기능이 크게 향상되었으며, 특히 브로콜리는 조리하지 않은 상태로 섭취하는 것이 효과가 좋았다고 한다. 너무 많이 끓이거나 익히면 효과가 줄어들었다.

〈암저널Cancer Letter〉에 발표된 연구결과에 따르면 쥐를 대상으로 실시한 동물실험에서 브로콜리에 함유된 설포라판이 피부암 억제에 탁월한 효과를 나타내는 것으로 보고되었다.

싱가포르 국립대학의 연구결과에 따르면 브로콜리에 함유된 설포라판이 유방암을 효과적으로 억제하는 것으로 보고되었는데, 특히 설포라판은 발암성 물질을 치료하고 발암물질의 성장을 억제한다고 한다.

일본의 농수산성은 우리가 흔히 먹는 과일과 채소 16종이 탄 음식에서 발생하는 강력한 발암물질인 'Trp-p-2'를 억제하는 효과가 있음이 확인되었다고 발표했다. 특히 브로콜리와 가지가 발암물질 억제 효과가 매우 크다고 말했다.

브로콜리에 다량 함유되어 있는 설포라판 성분이 체내에서 항염증 효능을 발휘하는 메커니즘이 국내 광주과학기술원 생명과학과 이주영 교수팀에 의해 밝혀졌다. 이 연구결과는 국제학술지 〈면역학저널Journal of Immunology〉 온라인판에 실렸는데 보고서에 의하면 브로콜리에 들어있는 '설포라판' 성분은 몸속에서 염증 유발 성분의 활성화를 억제하고, 염증효소의 생성을 차단하며, 염증세포의 활성화를 억제한다. 이 같은 설포라판의 항염증효과는 염증을 일으킨 생쥐 실험에서도 확인됐는데 염증반응을 일으킨 생쥐에 설포라판을 투여한 결과 염증사이토카인의 생성이 현저히 감소했다고 한다. 피부염과 부종을 일으킨 생쥐 역시 설포라판을 먹이자 귀의 염증 및 부종이 현저히 줄었다.

지금 이 시간에도 전 세계에서 브로콜리의 효능에 대한 연구는 계속되고 있다. 아는 만큼 보인다고 하지 않던가. 뉴스 한 줄 허투루 넘기지 않는다면 이 책을 읽는 독자가 스스로도 충분히 확인할 수 있는 정보들이다.

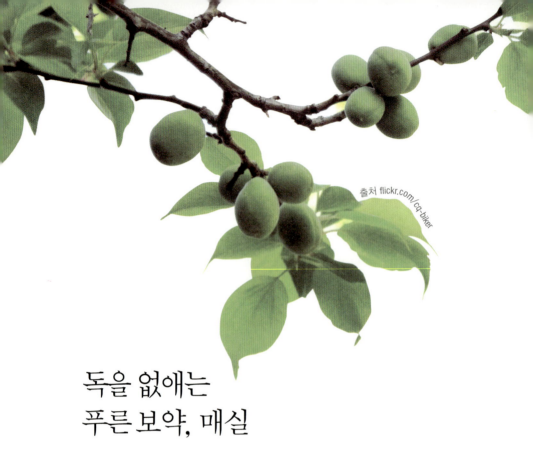

출처 flickr.com/cq-biker

독을 없애는
푸른 보약, 매실

'매실은 맛이 시고 독이 없으며, 기를 내리고 가슴앓이를 없앨 뿐만 아니라 마음을 편하게 하고, 갈증과 설사를 멈추게 하고 근육과 맥박이 활기를 찾게 한다.'

— 『동의보감』

역사 속의 매실 이야기

조선시대 명의로 의서『동의보감』을 편찬한 구암 허준의 이야기는 드라마화 될 때마다 높은 시청률을 기록했다. 신분

사회였던 조선시대 신분제약에 묶일 수밖에 없었던 양반가의 서자로 태어났음에도 불구하고 왕의 건강을 책임지는 태의까지 지내고 사후에는 정1품 보국숭록대부 작위가 추증된 입지전적인 인물인데다, 전해져 내려오길 가난한 백성들을 위한 마음이 커 의술로 애민^{愛民}을 실천하여 의성^{醫聖}이라고까지 불린 의원이라는 점 등이 언제나 착한 영웅의 탄생을 그리워하는 사람들의 바램에 부합되어 채널을 고정시키는 힘을 가진 것 같다. 허준을 주인공으로 하면 시청률 불패라는 말이 있을 정도니 소재 고갈에 시달리는 방송에서 잊을만하면 허준을 등장시키는 것도 이해할만 하다. 최근에도 허준을 주인공으로 한 드라마가 또 다시 만들어져 방송되고 있는 모양인데 이번에도 좋은 시청률을 기록할지 내심 궁금해진다.

드라마 허준 이야기를 한 것은 드라마 속의 그가 우리 주변에서 쉽게 구할 수 있는 식재료로 병을 치료하는 모습이 인상적이었기 때문이다. 특히 탤런트 전광렬이 연기했던 허준이란 드라마에서는 허준이 전염병으로 고통 받는 백성들에게 매실을 먹여 치료하는 장면이 나오는데 이 방송 이후 매실은 급격하게 판매량이 높아져 없어서 못 파는 인기상품이 되었을 뿐 아니라, 매실음료 등 매실관련 상품의 매출향상과 제품개발 등에 커다란 영향을 끼쳤다. 이 일화가 실제로 있었던 일인지 아닌지는 모르지만 허준이 매실의 효능을 높이 평가한 것은 맞는 것 같다. 그가 집필한 동의보감을 보면 매실과 매실로 만든 약재인 오매鳥梅의 효능에 대해 이렇게 말하고 있으니 말이다.

'매실은 맛이 시고 독이 없으며, 기를 내리고 가슴앓이를 없앨 뿐만 아니라 마음을 편하게 하고, 갈증과 설사를 멈추게 하고 근육과 맥박이 활기를 찾게 한다.'

'오매鳥梅는 염증을 제거하고, 구토를 그치게 하며, 갈증과 이질, 설사, 열과 뼈 쑤시는 것을 다스리고, 주독을 풀어주며 검은 사마귀를 없애는 효과가 있다. 또한 소화액 분비를 좋게 해주고 간 기능도 보하여 준다.'

중국에도 매실에 얽힌 이야기가 전해져 내려온다. 고사 성어 중에 망매지갈望梅止渴, 상매소갈想梅消渴이라는 말이 있는데, 이는 매실을 상상하여 갈증을 해소한다는 의미로 중국 위나라의 조조曹操가 여름철에 대군을 거느리고 행군을 할 때 더위에 지치고 목이 마른 병사들이 행군을 거의 못할 지경에 이르자 조금만 더 가면 매실 숲이 있으니 빨리 가서 그늘에서 쉬면서 매실을 따 먹으라고 외쳤다고 한다. 이 말을 들은 병사들은 신 맛이 나는 매실 생각에 입 안에 절로 침이 고여 갈증을 풀게 되고 힘을 내어 행군을 하게 되었다는 것이다.

이 일화 역시 실제로 일어났던 일인지 아니면 역사 속 영웅의 이야기를 함에 있어 부풀려지고 만들어진 가공의 스토리인지는 모르지만, 가공된 사건이라 할지라도 중국에서도 오래전부터 매실을 몸

오색섭생
252

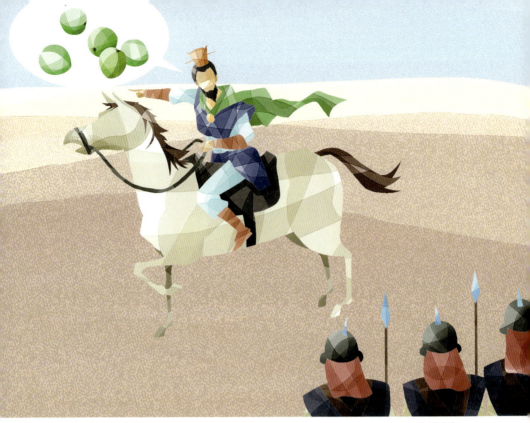

ⓒ 김범석

에 좋은 열매로 생각해 온 것만은 분명한 것 같다. 그렇지 않다면 많은 과실과 열매 중에 하필 매실을 이런 영웅의 일화에 집어넣지도, 고사성어로 만들어 내지도 않았을 것이라는 생각이 든다.

　실제로 중국이 원산지인 매실은 한국과 중국, 일본에서 오래전부터 건강보조식품이나 약재로 써왔다고 전해지는데, 우리나라의 경우 삼국시대에 정원수로 전해져 고려 초기부터는 약재로 사용되어 온 것으로 추정된다. 역사가 증명하는 건강식품인 셈이다. 역사 속에 살아남아 현대에 이르러 다시 한 번 매실 열풍이 부는 지금 막연하게 옛날부터 좋다고 했으니 먹는다는 생각보다는 정확하게 무엇이 어떻게 좋은지 파악하고 먹는 것이 의미 있으리라 생각되어 매실에 대한 이야기를 시작하도록 하겠다.

매실, 세 가지 독을 잡는다

매화나무의 열매인 매실은 장미과의 과수로 이르면 5월말부터, 대부분은 6월에, 늦으면 7월에 열매를 수확하는 수확기간이 그리 길지 않은 과수다. 수확시기와 가공법에 따라 여러 종류로 나뉘는데, 녹색 상태로 수확한 청매, 청매가 노랗게 익어 향이 좋은 황매, 청매를 쪄서 말린 금매, 청매를 소금물에 절여 햇볕에 말린 백매, 청매의 껍질을 벗겨 짚불 연기에 그을려 검게 만든 오매 등이 있다. 일반 가정에서는 주로 청매나 황매를 이용한 매실초, 매실차, 매실청, 매실장아찌, 매실주, 매실잼 등을 만들어 먹고, 한약재로는 오매가 주로 쓰인다.

사람들이 한 가지 오해하고 있는 것은 황매보다 청매가 더 좋은 식재료라는 것이다. 청매는 청매대로 황매는 황매대로 조금 다른 매력을 가지고 있는데, 영양상의 차이보다는 청매의 경우 과육이 단단하기 때문에 장아찌 등 절임에 사용했을 때 아삭한 식감을 살릴 수 있어 좋고, 황매는 청매보다 향이 짙어 매실주나 매실청 등을 만들면 매화향까지 즐길 수가 있으므로 개인의 취향에 따라 선택해 쓰면 되겠다.

매실이 다른 식재료와 다른 점은 생으로는 잘 섭취하지 않는다는 것인데, 이는 매실이 가진 '아미그달린'이라는 독성물질 때문으로 매실을 생으로 많이 섭취하면 아미그달린이 분해되면서 청산이 생성되어 중독을 유발할 수 있다. 아미그달린은 매실외에도 살구씨, 복숭아씨에도 들어있는 성분인데 신기하게도 생으로 먹지 않고 매실주 등 음식이나 약재로 가공하면 대부분 없어져 인체에 아무 지장을 주지 않는다. 그러므로 매실은 반드시 가공하여 먹도록 한다.

생으로 먹으면 독이 될 수 있는 매실은 가공하여 먹는 순간 약으로 변한다. 해독작용과 살균작용이 뛰어나 각종 독성물질로부터 우리 몸을 보호해 주는데, 음식의 독, 피 속의 독, 물의 독 이렇게 3독을 없애는 효능이 있어 '푸른 보약'이라고 불린다. 그 효과가 어느 정도냐 하면 식중독을 일으키는 이질균, 장티푸스균, 대장균 같은 독성물질을 분해하므로 식중독, 배탈, 설사 등 음식의 유해한 성분으로 인한 질병이나 증상을 예방할 때에도 좋고, 치료에도 도움을 준다. 따라서 식중독 등의 발병률이 높은 여름에 매실차 등을 꾸준히 복용하면 좋고, 생선회나 육회 등 날 음식을 먹었을 때에도 매실차 등을 먹어주면 좋다.

이러한 매실의 살균작용은 매실에 함유되어 있는 '피크린산' 때문인데 매실에는 피크린산 외에도 간의 해독작용을 도와주는 '피루브산'과 장 속의 유해균 번식을 억제하는 '카테킨산'이 들어 있어 더욱 강력한 해독작용과 살균작용이 이루어진다.

갈수록 여름이 길어지고 더 더워지는 것 같다. 지구 온난화 등으로 아마 해마다 여름은 더욱 길어지고 더위는 극성을 부릴 것이다. 그에 따라 식중독 등은 더욱 활개를 치게 될 것인데 가족의 건강을 위해서라도 매실차 등을 담가 보는 것도 좋겠다. 가끔 음식점에서 식사 후 내미는 한잔의 매실차에는 손님의 건강까지 배려한 주인의 마음이 담겨있는 것 같아 기분이 좋아지는 것은 나만의 생각일까?

매실은 시어야 맛이다

강력한 살균과 해독작용을 가진 매실은 단맛보다는 신맛이 강한 과수다. 이 신맛 때문에 매실을 기피하는 사람도 있는데 사실 매실의 신맛은 매실에 풍부하게 함유된 구연산, 호박산, 사과산, 주석산 등 다양한 유기산이 내는 맛으로 위, 십이지장 등의 소화액의 분비를 촉진하여 소화불량과 위장장애를 해소하고 치료하는 효능이 있다. 위산을 조절하여 위산이 과다 분비되지 않도록 조절해 주며, 과식이나 배탈에도 효과가 있기 때문에 식후에 매실차나 매실즙 등을 후식으로 상용하면 좋다.

또 유기산은 신진대사를 활발하게 하고 피로회복의 효과를 가지고 있는데 특히 매실에 많이 함유되어 있는 구연산은 피로회복 기능이 탁월한 성분으로 우리 몸을 피로하게 만드는 젖산을 분해하여 인체 밖으로 배출시키는 역할을 한다. 시중에 판매되고 있는 피로회복 음료, 스포츠음료, 건강음료 등의 성분을 보면 구연산이 빠지지 않고 들어 있다는 것을 확인할 수 있는 것도 구연산의 이러한 효능 때문이다.

유기산 외에도 매실에는 칼슘, 인, 칼륨, 철, 아연 등의 각종 무기질과 다양한 비타민이 들어 있고 카로틴도 함유되어 있다. 현대인치고 스트레스에서 자유로운 사람은 없는데 스트레스를 받게 되면 소모되는 칼슘의 부족은 매실에 함유된 풍부한 칼슘으로 보충을 할 수 있고, 칼슘의 흡수를 돕는 사과산과 구연산 등 유기산의 도움으로 칼슘의 섭취가 훨씬 용이해진다. 특히 여성에게 매실이 적극 권장되는 것도 이 칼슘 때문인데 칼슘이 부족하기 쉬운 임산부나 폐경기 여성 등의 빈혈, 골다공증, 생리불순 등에 매실은 예방 및 개선효과를 가지고 있다. 이외에도 매실에 들어있는 카로틴 등 각종 비타민과 무기질은 항암효과를 가지고 있으며 변비 개선과 피부미용에 효과적이다. 숙취해소와 간기능 강화에도 매실은 좋다. 이처럼 여러 가지 건강에 좋은 효능을 가지고 있는 매실은 대표적인 알카리성 식품이기도 하다. 인스턴트식품의 섭취 등으로 현대인의 몸은 점점 산성화가 되어가고 있고, 이로 인해 각종 성인병에 취약해지고 있는데 매실을 꾸준히 섭취하면 산성화된 체질을 약알칼리성으로 변화시키는 체질개선의 효과를 볼 수 있다.

매실은 약으로 먹는 음식이다

매실은 예로부터 구하기가 그리 쉽지 않은 귀한 식재료로 일상적인 음식에 사용되기보다는 약으로 먹는 경우가 많았다. 다른 과일이나 채소들이 하우스 재배 등으로 일 년 사시사철 수확이 되고, 수확기가 지난 후에도 저온 보관되어 출시되거나 해외에서 수입되기도 하는 현재도 매실은 여전히 짧은 수확 철에만 만날 수 있어 때를 놓치기 전에 부지런히 움직여야 손에 쥘 수 있다. 매梅, 난蘭, 국菊, 죽竹 사군자四君子의 하나로 고결함과 청결을 상징하는 매화나무 열매답다고나 할까? 눈 속에서 피는 설중매雪中梅, 추위 속에서 피는 한중매寒中梅가 더욱 아름답고 고귀하듯 매실 역시 구하기가 쉽지 않은 만큼 일단 구해서 음식으로 만들어 놓으면 그 값어치를 충분히 하는 건강식품이다. 더구나 일단 구하여 매실청, 매실 엑기스, 매실식초 등으로 만들어 놓으면 보관기간이 길어 언제든지 필요할 때 섭취할 수 있고 다양한 요리에 활용할 수 있으니 한 번의 수고가 전혀 아깝지 않다.

가장 먼저 할 일은 좋은 매실을 구입하는 것이다. 매실은 낱개로 구입하지 않고 몇 kg씩 한 번에 많이 구입하여 요리하는 식재료이기 때문에 구입한 매실이 전체적으로 고른 상태를 가지는 것이 중요하다. 황매보다는 청매가 많이 활용되므로 청매를 기준으로 말하자면, 색이 선명하고 윤택하며, 알의 크기가 일정하게 고르고 단단하며, 껍질에 흠이 없고 벌레 먹지 않은 것, 쪼갰을 때에 씨가 작고 과육이 많은 것을 선택하도록 한다. 아주 간혹 매실을 닮은 덜 익은 풋살구를 매실이라고 속여 파는 경우도 있다고 하니 주의한다. 풋살구와 매실을 확인하는 방법은 외형만으로는 구분이 어렵고 씨를 확인해 보아야 하는데 과수를 쪼개 씨를 발라 보면 매실의 씨는 현무암처럼 구멍이 송송 뚫려있고 앞뒤가 둥글면서 뾰족한 반면 살구

출처 pixabay.com

의 씨의 표면은 구멍 없이 맨들 맨들하고 뾰족함이 매실 씨앗에 비해 덜하다.

참고로 토종 매실과 개량종 매실을 비교하면 크기가 토종 매실이 훨씬 작다. 개량종 매실은 토종 매실과 살구를 교잡하여 만든 것으로 살구 크기만 하다. 토종 매실이 개량종 매실에 비해 구연산 등의 함유량은 높지만 크기가 작아 매실장아찌 등 음식을 만들기에는 적합하지 않아 개량종 매실이 훨씬 선호되어 지금은 토종 매실보다 개량종 매실이 훨씬 많이 재배되고 있다.

잘 고른 매실은 매실차, 매실주, 매실장아찌, 매실엑기스, 매실청, 매실식초, 매실잼, 매실정과, 매실간장 등으로 만들어 먹을 수 있는데 만드는 방법은 굳이 따로 설명하지는 않겠다.

마지막으로 덧붙이자면 솔직히 매실은 수확한 채로 바로 먹을 수 없는, 손이 가는 식재료라 섭취를 하려면 정성이 필요하지만 그만큼 몸에 약이 되는 음식이니 비타민 등 건강보조제를 챙겨먹듯 하라는 것이다. 식후 매실차 한잔, 나물 반찬 등을 만들 때 매실청 한 스푼, 샐러드에도 매실청이나 매실엑기스, 고기를 재워둘 때도 매실청이나 매실엑기스 등을 넣어주면 맛도 살리고 건강도 지킬 수 있다. 매실 요리를 직접 만드는 게 어렵다면 요즘에는 매실청이나 매실엑기스 등을 유기농으로 재배해 만들어 파는 농장도 많으니 사서라도 먹으면 되지 않겠는가.

일본의 대표음식 우메보시

세계적인 장수국가로 손꼽히는 일본은 아마도 세계에서 매실을 가장 일상적으로 섭취하는 국가일 것이다. 우리나라도 아주 오래전부터 매실을 음식재료로 사용해오긴 했지만 주로 식초나 술을 만들어 먹거나 한약재로 활용한 반면 일본은 예로부터 매실을 이용한 매간 요리인 '우메보시'를 매우 좋아해 우리나라로 치면 반찬으로 거의 매일 상에 올리며, 주먹밥 등에도 넣어 먹는 등 생활화하고 있다. 우메보시는 매실장아찌의 일종으로 소금에 절인 매실을 햇볕에 말린 후 다시 차조기잎(일본에서는 '시소'라고 한다)을 넣어 절이는 것으로 차조기잎의 붉은색으로 인해 우메보시의 색은 붉은 색을 띤다. 이 우메보시를 일본인들은 우리가 김치를 먹듯이 밥과 함께 먹

우메보시

출처 Wikipedia

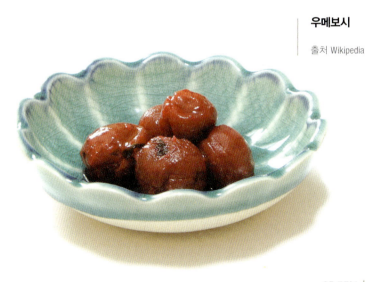

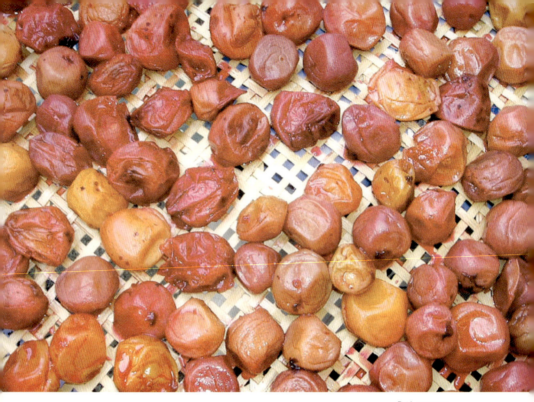

출처 Wikipedia

는데, 일본인들이 이 우메보시를 얼마나 좋아하냐 하면 아이들 도시락은 물론 편의점 도시락에도 우메보시가 거의 빠지지 않고 들어가 있고, 주먹밥도 우메보시가 들어간 것이 최고로 인기가 좋다. 또 우메보시는 일본인들이 숙취에 시달릴 때 찾는 음식으로 술을 먹은 다음날 죽과 우메보시를 함께 먹거나 녹차에 밥을 말아 먹는 일본의 또 다른 대표음식인 '오차츠케'에 우메보시를 얹어 먹는 것으로 해장을 한다.

일본이 장수국가로 명성을 날리는 이유가 꼭 이 우메보시 때문은 아니라 해도 일본인의 건강을 지키는 데에 이 우메보시가 어느 정도

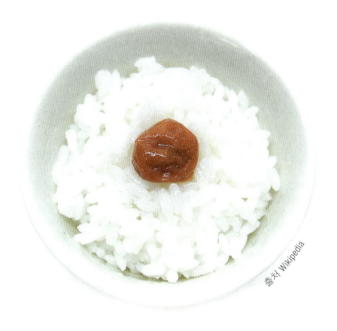

역할을 담당하지 않았을까 하는 생각이 든다. 이러한 우메보시의 보존기간은 상당히 길어 100년이 된 것도 있다고 하는데, 일본에서는 이 우메보시를 세계화시키기 위해 저염식으로 개발하는 등 지금도 상당한 노력을 기울이고 있다.

태양의 영양소, 매생이

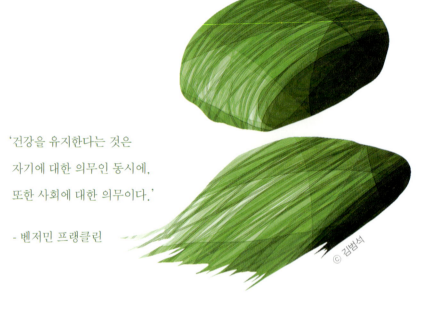

'건강을 유지한다는 것은
자기에 대한 의무인 동시에,
또한 사회에 대한 의무이다.'

- 벤저민 프랭클린

우리가 해조류를 먹어야 하는 이유

요즘 식문화의 트렌드는 단연 채식이다. 불과 십수 년 전만 해도 고급 식당에서 육식을 하는 것이 소위 잘 먹는다는 말의 상징처럼 여겨졌다면 이제는 정갈하게 차려진 채식식단, 채식을 활용하지만 보기도 좋고 맛도 좋은 각종 퓨전 요리 등을 잘 하는 식당을 아는 사람들이 세련되고 자기 관리까지 잘 하는 사람들로 비춰진다. 먹을 것이 없어서, 값싸서 채식을 먹던 시대가 가고 건강을 위해 일부러 좋은 채소, 다양한 채소요리를 찾아서 먹는 시대가 도래한 것이다. 그럼에도 우리가 아직 놓치고 있는 채소가 있는데 바로 바다의 채소라 불리는 해조류이다. 김, 다시마, 우뭇가사리, 톳, 파래 등과 함께 매생이 역시 이 해조류에 속한다.

일반적으로 채소라 불리는 것들이 땅에서 나는 식물의 종류이듯 해조류 역시 바다나 담수 등 물에서 나는 식물로 수산식물에 속한다. 식물학적으로는 크게 그 색깔에 따라 녹조, 갈조, 홍조, 남조로 구분되는데 그 종류가 매우 많다. 모두 식용이 가능한 것은 아니고 일부가 식용되는데 우리나라의 경우 서식하는 약 500여 종의 해조류 중 약 50여 종이 식용으로 이용되고 있다. 대표적으로 식용되는 다시마와 미역, 톳, 실말 등은 갈조류, 파래와 매생이 등은 녹조류, 김, 우뭇가사리, 바닷말, 강리 등은 홍조류에 속한다.

기본적으로 해조류는 채소와 매우 흡사한 영양분을 가지고 있다. 해조류 역시 광합성을 하므로 엽록소는 물론 각종 비타민, 무기질, 식이섬유, 당질, 단백질 등이 골고루 다 함유되어 있으며 무기질의 일종인 요오드, 단백질 등 일부 영양소는 땅에서 나는 채소보다 훨씬 풍부해 우리 몸에 매우 유익하다.

이렇게 좋은 해조류는 안타깝게도 그리 대접받지 못하는 경향이

GREEN

있다. 특히 서양의 경우 해조류를 바다의 잡초라고 생각하여 거의 섭취하지 않는다. 반면 삼면이 바다인 우리나라와 섬나라인 일본의 경우엔 다른 나라들에 비해 해조류의 섭취가 그래도 많은 편인데, 장수국가 일본의 경우 해조류를 어패류와 함께 석기시대부터 섭취한 것으로 추정되고 있다. 현재도 전 세계에서 가장 해조류를 많이 먹는 나라는 우리나라와 일본, 대만 등이다. 다만 최근 들어 서양의 의학계가 해조류를 주목하며 연구에 박차를 가하고 있다는 소식이 전해져 오는 것으로 보아 머지않아 서양인들의 식탁에서도 해조류를 보게 되지 않을까 기대해 본다.

왜 매생이인가

김, 미역, 다시마, 파래 등 비교적 우리 식탁에 자주 오르는 해조류를 두고 왜 매생이를 우리가 꼭 섭취해야 할 그린 푸드로 선택했는지 의아할 것이다. 몇 가지 이유가 있는데 김, 미역, 다시마, 파래보다 덜 친숙하지만 영양성분은 다른 해조류 못지않은 매생이를 이번 기회에 소개하여 좀 더 다양한 해조류가 식탁에 오르길 바라는 마음이 가장 컸고, 해조류 중에서도 가장 신선하게 섭취할 수 있는 식재료가 매생이기 때문에 선택하게 되었다.

매생이는 순수한 우리말로 '생생한 이끼를 바로 뜯는다'는 의미

오색섭생

266

를 가지고 있다. 조류가 완만하고 물이 잘 드나드는 곳 중에서도 오염되지 않은 맑고 청정한 물에서만 서식하는 대표적인 무공해식품으로 우리나라에서는 완도, 부산 등 남해안 지역에서 주로 서식한다. 채취하여 섭취할 수 있는 기간이 추운 한겨울로 한정되어 있는데 이르면 11월에 채취를 시작해 늦으면 다음해 2월까지 채취가 이루어지므로 길어야 2~3개월 반짝 먹을 수 있고, 모든 채취가 사람의 손을 거쳐야 하며 모두 자연 채묘에 의해 이루어지기 때문에 생산량이 그리 많지 않을 뿐 아니라 워낙 신선한 상태로 섭취하는 식재료다 보니 보관과 운반이 용이하지 않아 대개 채취된 지역에서 대부분 소비가 되고 있다. 원산지가 아니면 맛보기 힘든 세상에서 가장 신선하게 섭취할 수 있는 귀한 식재료 중 하나인 셈이다. 그러므로 만약 운 좋게 마트 등에서 매생이를 만나게 된다면 그 기회를 놓치지 말고 잡아야 한다.

매생이는 귀한 식재료만큼의 값어치를 가지고 있다. 머리카락보다 가늘며 미끈거리는 촉감을 가진 이 식재료는 식감이 매우 부드럽고 특유의 향을 간직하고 있어 다른 식재료에서는 느낄 수 없는 독특한 맛을 선사하여 식욕을 돋우고, 소화흡수가 매우 잘 되며, 강알카리성 식품으로 우리 몸이 산성화 되는 것을 방지해 준다. 또 식물성 식품이면서도 단백질 함유량이 높은 고단백식품으로 단백질, 지방, 탄수화물, 무기질, 비타민이 5대 영양소가 모두 가지고 있는 완

벽한 식품이다. 때문에 우주 식량으로 지정된 바 있으며, 『동국여지
승람』에 기록된 바에 의하면 과거에는 임금님께 올렸던 진상품이기
도 했다. 역사적으로도 귀한 식품이면서 미래의 식량이기도 한 매
생이를 사랑할 수밖에 없다.

식물성 고단백 식품 매생이

조선 후기 문신인 정약전이 쓴 어류학서魚類學書 『자산어보茲山魚譜』
를 보면 매생이에 대해 이렇게 적혀있다.

'누에실보다 가늘고 쇠털보다 촘촘하며 길이가 수척에 이른다. 빛
깔은 검푸르며 국을 끓이면 연하고 부드러워 서로 엉키면 풀어지
지 않는다. 맛은 매우 달고 향기롭다.'

추측컨대 정약전은 직접 매생이를 먹어보고 그 부드러움과 맛,
그리고 향에 반했음이 분명하다. 매생이는 한번 맛들이면 자꾸만 찾
게 되는, 미식가들도 놀라게 하는 독특한 식재료니까 말이다.

이러한 매생이를 비롯한 모든 해조류에는 '클로로필chlorophyll'이라
고 불리는 엽록소가 들어 있다. 예전 TV 방송에서 방영되어 크게
주목을 클로로필은 '태양의 영양소'라고 불리는데 독소가 쌓인 혈액
을 깨끗하게 해주는 혈액 클렌징 효능, 암세포 등 비정상적인 세포

오색섭생

268

의 활동을 억제해 주는 면역력 강화 효능이 있을 뿐 아니라 소화 작용을 증진시키고 만성피로를 개선하며 신진대사를 활발하게 하고 해독 및 살균 작용으로 구취 등의 악취를 없애준다. 또한 우리 몸의 산성화를 막아 알카리성으로 유지시켜주는 효능 등을 가지고 있다.

또 매생이의 성분을 보면 5대 영양소가 모두 들어있는데 그 중에서도 단백질이 무려 20.6%로 매우 높고, 지방은 0.5%로 매우 적어 다이어트에 매우 효과적인 고단백식품이다. 무기질과 비타민의 함유량도 매우 높은데 그중에서 칼슘, 칼륨, 철분, 비타민 A, 엽산 등이 특히 풍부해 각종 성인병과 빈혈을 예방하고, 뼈를 튼튼하게 하며, 우울증 및 육체적 스트레스 해소에 도움을 주며, 노화를 방지하고, 위궤양 및 십이장궤양 등을 진정시키는 효과가 있다. 콜레스테롤은 전혀 함유하고 있지 않은 반면 식이섬유를 포함하고 있어 대장암, 비만, 동맥경화, 심장질환, 뇌질환, 당뇨 등의 질병 예방에도 효능이 있으며 변비에도 좋다.

다른 해조류와 마찬가지로 매생이에도 해조류 특유의 점성이 있는데 이는 다당류의 하나인 알긴산을 함유하고 있기 때문으로, 알긴산은 우리 몸에서 콜레스테롤 수치를 낮춰주고 체내 과도한 나트륨이나 인스턴트식품 등에 들어있는 인체에 해로운 식품 첨가물 등 유해한 물질을 체외로 배출시키는 작용을 한다.

미운 사위에게 매생이국 준다

매생이를 고를 때는 색이 녹색으로 선명하고 광택이 있는 어린잎으로 하고, 구입한 매생이를 바로 요리해 섭취할 때에는 찬물에 잘 씻어 고운 체에 받쳐 물기를 뺀 후 사용하면 되는데, 씻을 때에는 넉넉한 물에 담가 엉켜진 것이 풀어지게 한 후 조금씩 집어 물에 흔들어가며 씻어 건져낸다. 이물질 등이 매생이 사이에 끼어 있을 수 있고 바다에서 채취한 것이라 짠 맛이 강할 수 있으므로 서너 번 씻어 주는 것이 좋다. 또 보관이 용이하지 않은 매생이는 실온에 두거나 냉장보관하게 되면 쉽게 상할 수 있으므로 오래두고 먹으려면 먹기 좋게 나눠서 용기 등에 담아 냉동 보관했다가 필요할 때마다 실온에서 녹였다 요리해 먹는다.

매생이를 활용한 대표적인 요리는 매생이국으로 매생이에 굴을 넣고 끓여 먹는데, 냄비에 굴, 참기름, 간장, 다진 마늘을 넣고 굴향이 우러날 때까지 볶은 다음 마지막으로 매생이를 넣고 물을 부어 살짝 끓여 국간장으로 간을 맞춰주면 완성된다. 매생이는 살짝 끓여줘야 매생이 특유의 신선한 맛을 제대로 즐길 수 있고 영양상으로도 좋으므로 너무 오래 끓이지 않도록 한다. 이렇게 굴과 함께 끓여 먹는 매생이국은 굴에 함유된 풍부한 비타민과 미네랄 등으로 훨씬 좋은 건강음식이 되며 간장기능을 활성화 시키는 효능이 탁월해 원기회복과 피로회복에 아주 좋다.

오색섭생

270

단, 매생이국은 아무리 끓여도 김이 잘 나지 않아 뜨거운 줄 모르고 먹다가 입안이 데는 경우가 많으므로 주의한다. 매생이국의 이러한 특징으로 인해 매생이국은 일명 '미운 사위국'으로도 불리는데, 옛날에 딸에게 잘해주지 못하는 사위가 미우면 딸의 친정어머니, 그러니까 장모가 일부러 매생이국을 끓여 사위에게 먹여 입을 데게 했다고 한다.

매생이로 할 수 있는 또 다른 요리로는 무침이나 전, 죽, 칼국수 등이 있는데 모두 어렵지 않게 만들 수 있다. 매생이 무침은 파래무침을 할 때와 마찬가지로 채 썬 무와 당근에 매생이를 넣어 식초와 설탕, 깨소금, 다진 마늘으로 버무려 주면 되는데 취향에 따라 간장과 고춧가루도 넣어먹을 수 있다. 부침가루나 밀가루에 매생이를 섞어 부치는 매생이전은 아주 간단한 요리지만 바다 내음이 느껴지는 별미고, 매생이죽 역시 기존의 채소죽을 끓이는 방식에 마지막에 매생이만 더하여 끓여주면 소화흡수를 매생이가 도와주어 위에 더욱 부담이 없어 좋다. 이외에도 칼국수나 수제비를 만들 때, 또 스파게티 요리에도 매생이를 넣어주면 향과 맛이 업그레이드 된 좀 더 특별한 요리로 탄생된다.

얼마 전에는 인스턴트식품인 라면에 매생이를 넣어주는 야식이 한 방송에서 소개되어 화제가 된 적이 있는데, 이렇게 매생이를 라면에 넣어주면 매생이가 라면의 풍미를 살려줄 뿐 아니라 라면에 함유된 과도한 나트륨을 매생이가 체외로 배출해 주는 효능을 가지고 있어 건강면에서도 어느 정도 도움을 받을 수 있다. 하지만 매생이만을 믿고 라면을 너무 많이 섭취하는 것은 역시 좋지 않다.

노벨상을 받은 클로로필 이야기

우리나라를 대표하는 시인 '고은'은 십수 년간 해마다 노벨문학상 수상후보로 거론되는 세계가 인정하는 한국 문학계의 거목이다. 우리나라에서 노벨문학상 수상자가 나온다면 그가 첫 번째일 것이라고 많은 사람들이 얘기했지만 안타깝게도 아직 수상소식은 전해지지 않고 있는데, 이는 한글이 가진 문학적 섬세함이 영어 등 외국어로 제대로 번역되기 힘들기 때문이 아닌가 싶다. 그래도 언젠가는 고은 시인의 노벨문학상 수상소식을 기대하며 또 다른 노벨상 이야기를 시작해 본다.

'20세기 세계문학사상 최대의 기획'이라는 『만인보萬人譜』의 고은도 수상하지 못하고, 평생 한 번도 수상하기 힘든 노벨상이건만 과학 분야 쪽에서는 의외로 마리 퀴리처럼 한 사람이 두 번 노벨상을 수상한 경우, 두 사람 이상이 공동 수상한 경우, 가족이 같이 노벨상을 수상한 경우 등이 종종 있다. 또 같은 연구 주제로 노벨상을 받는 경우도 있는데 식물의 엽록소인 클로로필도 과학자들에게는 아

오색섭생
272

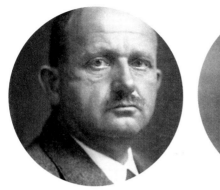
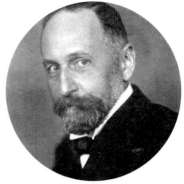

한스 피셔 박사와 리카르트 빌슈테터 박사

출처 Wikipedia

주 매력적인 연구과제로 관련 연구를 한 두 사람에게 노벨상의 영광이 돌아갔다.

영광의 주인공들은 독일의 과학자 리카르트 빌슈테터[Richard Willstätter]박사와 역시 독일의 과학자 한스 피셔[H. Fischer] 박사다. 빌슈테터 박사는 1915년 클로로필을 정제 결정화하여 구조를 연구하고 클로로필에 의한 광합성 작용의 연구를 확립 했으며 클로로필이 인체에 흡수되면 혈액으로 변한다는 사실 등을 밝혀내어 노벨화학상을 수상했고, 한스 피셔 박사는 혈색소와 피롤 유도체를 연구하고 헤민[hemin]의 합성과 포르피린류, 클로로필 등의 구조를 결정한 공로로 1930년 역시 노벨화학상을 수상했다.

이렇게 두 번의 노벨상 수상자를 배출했지만 아직 우리는 엽록소, 클로로필에 대해 아는 것보다 모르는 것이 많다. 클로로필에 대한 연구는 세계의 수많은 과학자들에 의해 계속되고 있는데 언젠가 또 한번 클로로필 연구로 노벨상 수상자가 탄생할지도 모르겠다.

그러고 보면 이런 생각도 든다. 인간의 위대한 업적이란 결국 자연이 원래 가지고 있던 것을 하나씩 알아가는 것에 지나지 않는다는. 모든 질병의 해답 역시 자연이 가지고 있지 않을까? 자연이 하루라도 빨리 그 해답을 보여주길 기대해 본다.

초록색 인삼, 시금치

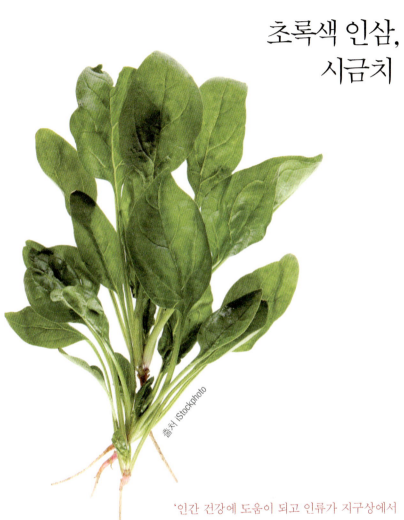

출처 iStockphoto

'인간 건강에 도움이 되고 인류가 지구상에서
생존할 수 있는 확률을 높이는 데에는
채식주의 식단으로의 진화만한 것이 없다.'

- 알버트 아인슈타인

GREEN

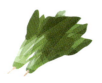

구해줘요 뽀빠이, 추억의 만화 속 시금치 이야기

30~40대 이상의 세대에는 시금치하면 딱하고 반사적으로 떠오르는 만화 캐릭터가 있다. 위기에 처할 때마다 시금치를 먹고 초인적인 힘을 내어 위기를 극복하던 뱃사람 뽀빠이가 바로 그 주인공이다. 뽀빠이에게는 예쁘장한 연인 올리브가 있었는데 올리브를 짝사랑하고 뽀빠이와 맞수관계였던 부르터스는 틈만 나면 올리브를 납치해 자신의 연인으로 삼으려고 했다. 납치당한 올리브가 언제나 외쳤던 말이 아주 유명하다. '구해줘요, 뽀빠이!' 많은 개그맨들이 패러디하기도 한 이 말을 올리브가 외치기만 하면 어디선가 뽀빠이가 나타나고, 팔뚝에 닻 모양의 문신을 새긴 괴력의 선원 뽀빠이는 시금치만 먹으면 힘이 불쑥 솟아나 연적이자 맞수인 거대한 덩치의 부르터스를 물리치고 사랑하는 연인인 올리브를 구출해 냈다.

세계적인 인기를 끈 이 만화 덕분에 엄마들은 시금치를 싫어하는 아이들에게 좀 더 수월하게 시금치를 먹일 수 있었는데, '뽀

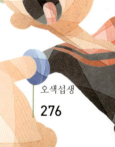
ⓒ 김범석

빠이처럼 힘이 강해지려면 시금치를 먹어야지'라는 말은 마법의 주문처럼 아이들의 입을 벌리게 만들었다. 미국의 경우엔 이 뽀빠이 만화 덕분에 당시 시금치 소비량이 30%나 증가했다고 하니 인기 만화가 가진 힘이 놀랍기만 하다. 미국 텍사스 주에서는 시금치 재배 농부들이 감사의 표시로 뽀빠이 동상을 세우기까지 했다고 한다.

사실 칼로리가 무척 낮은 시금치를 먹는다고 만화 속 뽀빠이처럼 순간적으로 엄청난 힘을 낼 수 있는 것은 아니다. 그러나 시금치에 풍부하게 함유된 칼슘과 철분은 뼈를 튼튼하게 하고 혈액을 생성하며 어린이 성장발육과 빈혈 예방 등에 꼭 필요한 영양소기 때문에 성장기 어린이가 섭취하면 더할 나위 없이 좋다. 실제로 어린이들에게 제대로 된 영양소를 섭취하게 하기 위해 뽀빠이라는 만화를 만들었다는 얘기도 있는데 이 뽀빠이 만화가 방송되지 않는 요즘 엄마들은 어떻게 아이들에게 시금치를 먹일지 궁금해진다.

채소의 왕

산삼을 영약이라고 한다. 다 죽어가는 사람도 일으켜 세운다는 속설이 있을 정도로 몸에 좋다는 것은 누구나 알고 있지만 그 값이 어마어마해서 일반사람들은 평생 한 번도 먹기 힘들다. 이런 산삼을 먹어야 건강해진다고 하면 아마도 대부분의 사람들은 건강을 포기하고 살아야 할 것이다. 그야말로 그림의 떡인 셈이다. 그러나 다행히도 건강은 바꾸기 어려운 것, 비싼 음식, 돈이 많이 드는 운동 등에 좌우되기 보다는 오히려 쉽게 바꿀 수 있는 것, 손쉽게 구하고 섭취할 수 있는 것, 비용보다는 꾸준히 할 수 있는 운동 등을 통해 지켜진다. 건강을 위한 운동을 한답시고 돈은 돈대로 들이고 어쩌다 한 번씩 운동하는 것보다는 돈 하나 안들인 걷기 운동을 매일 하는 것이 건강에 좋고, 구하기도 힘든 산삼을 먹은 이를 부러워하기보다는 쉽게 구할 수 있어 매일 식탁에 올릴 수 있고 가계에도 부담 없는 채소나 과일 등을 부지런히 섭취해 주는 것이 산삼 한 뿌리 얻어먹는 것보다 낫다.

그런 의미에서 시금치는 단연 돋보이는 식재료다. 비교적 싸고 추위에 강하여 1년 사시사철 구할 수 있는 시금치는 '채소의 왕'이라고 불릴 정도로 각종 영양소가 풍부해서 예로부터 빈혈, 소화불량, 심장장애, 신장장애, 정력 감퇴 등에 이용되었으며, 미국 〈뉴욕 타임즈〉가 선정한 세계 10대 건강 음식이기도 하다. 특히 비타민 A와 C의 함유량은 그 어떤 채소보다 풍부하며, 사과산, 구연산 등의 다양한 유기산이 들어 있고, 비타민 B_1, 비타민 B_2, 비타민 K, 나이아신, 엽산, 사포닌, 요오드 등의 비타민 및 무기질, 그리고 당질, 단백질, 지방, 섬유질, 칼슘, 철 등 각종 영양소가 고루 듬뿍 들어 있어 놓치면 손해인 식품이다.

오색섭생

이러한 시금치는 원산지인 아르메니아, 아프카니스탄 주변의 중앙아시아에서 이란과 페르시아를 지나 중국을 거쳐 우리나라에 들어왔는데 그 시기는 고려 말에서 조선 초쯤으로 추측된다. 참고로 우리나라보다 시금치가 빨리 전파된 중국의 경우, 약용으로서의 시금치가 처음으로 기재되어 있는 것은 713년 중국 당대에 맹선^{孟詵}이 질병에 효용을 보이는 식물들을 설명한『식료본초^{食療本草}』로 '시금치는 오장에 이롭고 술로 인한 독을 푼다'라고 했으며, 이후 중국 명나라때 이시진이 엮은 약학서『본초강목^{本草綱目}』에서는 시금치를 '혈맥을 통하게 하고 속이 막힌 것을 열어준다'고 언급하고 있다. 이러한 기록들로 보아 중국의 영향을 많이 받은 우리나라에서도 시금치를 식용뿐 아니라 약용으로도 널리 사용했을 것으로 보인다.

여성과 어린이라면 꼭 챙겨먹어야 할 시금치의 효능

채소의 왕으로 불리는 시금치에는 각종 영양소가 다양하고 풍부하게 함유되어 있다. 특히 비타민 A의 함유량은 채소 가운데 최고이고, 베타카로틴, 비타민 C, 철분, 칼슘, 칼륨, 인 등의 함유량도 많다. 엽산의 경우 다른 채소에 비해 5배 정도 많은 양이 들어있으며, 비타민 K와 인삼에 들어있는 사포닌도 함유되어 있다. 조금 과장하자면, 시금치는 초록색 인삼이라 불러도 과언이 아니다. 이 외에도 각종 유기산과 요오드, 비타민 B_1과 비타민 B_2, 비타민 E, 식이섬유, 단백질, 각종 카로티노이드 성분들이 시금치에 모두 들어 있다.

이러한 시금치의 효능에는 여러 가지가 있는데 무엇보다 성장기 어린이와 여성 그리고 노인에게 있어서 필수적으로 섭취해야 할 채소라고 할 수 있다. 여성에게 있어서는 혈액을 생성하는 데 꼭 필요한 철분이 많아 많은 여성들이 가지고 있는 빈혈을 예방해 주고, 엽산이 풍부해 임신 시에는 기형아 출산의 위험을 줄여주며, 칼로리는 낮고 섬유질이 많아 다이어트와 변비에 좋고, 뼈를 튼튼하게 하는 칼슘은 갱년기 이후 급격하게 증가하는 여성의 골다공증 예방에 도움을 준다. 언제나 아름답고 싶어 하는 여성의 피부미용과 노화방지에도 비타민 및 베타카로틴 등이 풍부한 시금치는 안성맞춤의 식재료다.

아이들의 시금치 섭취량을 늘리기 위해 뽀빠이라는 만화영화가 만들어진 것에서 알 수 있듯이 아이들에게도 시금치만큼 좋은 채소가 없다. 아이들이 제대로 성장발육하기 위해서 필요한 철분과 칼슘, 칼륨 및 미네랄과 비타민이 고루 들어 있는 시금치는 가공되지 않은 천연 영양제, 천연 성장발육보조제라고 불릴 만하다. 또 스마트폰, 컴퓨터게임 등으로 점점 시력이 나빠져 가고 있는 요즘 아이들에게 시력보호에 있어 최강의 성분이라고 할 수 있는 비타민 A

가 채소 중에 가장 많이 함유된 시금치는 놓쳐서는 안 될 식품이다.

노인의 경우 역시 마찬가지로 나이가 들면서 골다공증 등 뼈가 약해져 발생하는 잦은 뼈 골절, 노안 및 눈의 노화로 발생하는 백내장 및 노인성 황반변성 등의 질환, 노화 등을 예방하는 데 시금치만큼 좋은 채소는 없다. 실제로 최근에는 시금치가 백내장의 발생위험을 감소시킨다는 연구결과가 보도됐다.

물론 시금치가 여성과 아이들, 노인들에게만 좋은 음식은 아니다. 시금치에 들어있는 각종 성분들은 암과 각종 질병의 예방효과가 뛰어나 남녀노소 가릴 것 없이 좋은 음식으로 꼽힌다. 대표적으로 신장질환, 동맥 경화증, 심혈관 질환, 치매, 변비, 탈모, 폐암, 위암, 대장암, 괴혈병, 적혈구성 빈혈 등의 질환을 예방하는 효과가 있으며 두뇌건강에도 좋고, 혈액순환을 원활하게 하며, 피로를 회복시켜 주고, 유해산소의 생성을 억제해 노화를 방지해 주는 등의 효과가 있으므로 건강을 생각하는 이라면 누구나 가까이해야 할 음식이다.

단, 시금치에는 수산이 함유되어 있어 너무 많이 오랜 기간 섭취하게 되면 신장이나 방광에 결석이 생길 수 있으므로 하루에 500g 이상은 섭취하지 않도록 한다. 신장염, 신장결석, 요로결석이 있는 환자의 경우에도 섭취에 주의한다. 그러나 일반적으로 우리가 먹는 시금치의 양은 하루 500g 이상이 되기 어려우므로 보통의 경우라면 시금치 섭취를 꺼릴 필요가 전혀 없다.

조심해 조리해야 할 시금치

시금치를 고를 때는 짙은 초록색의 색이 선명하고 벌레가 먹지 않은 시든 잎이 없는 것으로 선택한다. 또한 줄기가 얇고 가늘며 부드러운 것, 잎은 넓지 않고 뿌리에서부터 가까이 나 있는 것, 풍성한 것, 뿌리의 색은 불그스름한 것이 맛이 좋다. 계절적으로는 가을에 심어 겨울을 나고 봄에 수확하는 겨울 시금치가 봄에 심어 수확하는 봄 시금치보다 달고 연한 맛이 으뜸이다. 음식의 종류에 따라서는 국거리에 사용할 시금치는 잎이 넓고 줄기가 긴 것이, 나물로 무칠 때는 포항초처럼 줄기가 짧고 뿌리가 불그스름한 시금치를 사용하면 맛이 좋다.

이렇게 고른 시금치는 날것으로 먹기는 그리 용이하지 않으므로 보통 데쳐 무치거나 국으로 끓여먹는 등의 방법으로 섭취하게 되는데, 시금치의 비타민 C는 열에 약하므로 국으로 끓여 먹는 것보다는 살짝 데쳐 나물로 먹는 것이 더 좋으며, 시금치를 데칠 때에는 뚜껑을 덮지 말고 소금을 조금 넣어 살짝 데쳐야 시금치의 초록색이 유지되며 비타민 C의 파괴가 적다.

또한 시금치는 채취하여 하루만 지나도 영양소가 반으로 줄어든다는 말이 있을 정도로 영양소의 파괴에 취약하다는 약점을 가지고 있으므로 기본적으로 구입하자마자 요리해 먹는 것을 권하는데, 부득불 보관해야 할 경우라면 신문지에 싸서 냉장고 채소실에 보관하

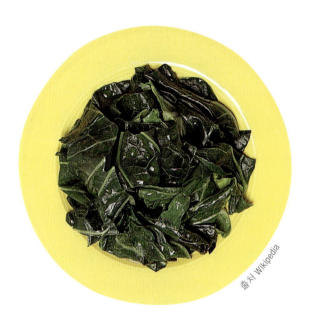

출처 Wikipedia

였다가 되도록 빨리 요리해 먹도록 한다. 온도가 높은 곳은 시금치를 빨리 시들게 하고 영양소의 손실을 가중시키므로 피한다.

식탁을 풍성하게 만들어 줄 시금치 활용법

우리나라에서는 주로 나물이나 국에 시금치를 이용하지만 서양에서는 다양한 요리에 시금치를 활용해 왔다. 시금치를 갈아 소스로 만들어 각종 요리에 끼얹어 먹기도 하고, 샐러드에 활용하며, 아이들과 여성들이 좋아하는 피자나 스파게티, 라자냐 등과 가정 요리에도 시금치를 많이 넣어 먹는다. 우리나라에서도 시금치가 좀 더 다양한 요리에 들어가 섭취량이 늘길 바라는 마음을 가지고 쉽고 간단한 시금치 요리 몇 가지를 소개할 테니 한 번 따라 만들어 보면 식탁을 좀 더 풍성하고 건강하게 만드는데 도움이 되리라 생각한다.

먼저 소개할 요리는 시금치 계란말이다. 눈치 채셨듯이 우리가 일반적으로 해 먹는 계란말이에 시금치를 넣어 요리하는 것으로 깨끗이 씻어 소금을 넣어 살짝 데친 시금치의 물기를 제거한 후 계란을 풀어 프라이팬에 부칠 때 시금치를 넣어 돌돌 말아주면 된다. 기호에 따라 시금치 무침을 만들 때처럼 양념을 한 시금치를 넣어줘도 상관없다. 특별한 것 없는 계란말이지만 썰어 놓으면 초록색 선명한 시금치가 노란색 계란과 대조되어 보기에도 좋고, 색다른 계란말이를 먹을 수 있다.

조금 특별한 시금치 요리를 해먹고 싶다면 계란에 다른 식재료를 혼합하여 만드는 이탈리아식 오믈렛 요리인 프리타타를 응용한 시금치 프리타타를 만들어 본다. 원래 프리타타는 오븐에 구운 요리지만 프라이팬을 사용하면 더욱 간단하게 만들 수 있다. 들어가는 재료는 감자, 양파, 토마토, 계란, 마늘, 올리브유, 소금, 후추, 계란, 그리고 시금치로 먼저 시금치는 깨끗하게 씻어 뿌리부분은 제거해주며, 감자는 얇게 썰어주고, 양파는 다지고, 토마토는 먹기 좋은 적당한 크기로 썰어 준비해 준다. 만드는 방법은 프라이팬에 올리브유를 두르고 감자와 양파 마늘을 넣고 소금과 후추로 간을 해 볶아

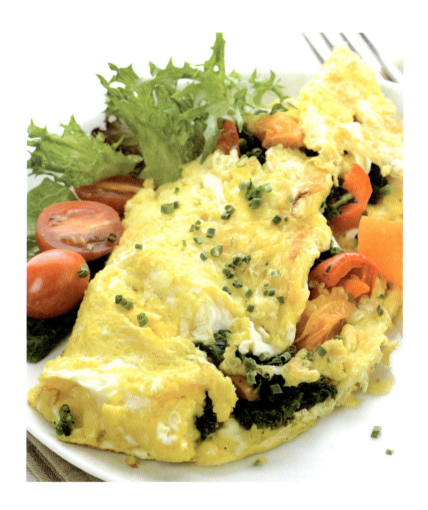

시금치 프리타타

출처 iStockphoto

준 후 시금치를 넣고 시금치의 숨이 죽을 정도로만 다시 볶은 후 재료들이 잘 섞이도록 하고 썰어놓은 토마토를 보기 좋게 얹는다. 마

GREEN

285

지막으로 여기에 소금 간을 해서 풀어놓은 계란을 부어 약한 불에서 서서히 익혀주면 된다. 우리나라의 계란찜과 비슷한 요리로 반찬으로도 좋지만 간식이나 한 끼 식사대용으로도 충분하다.

이외에도 집에서 피자나 피자빵을 만들어 먹을 때 살짝 데쳐 물기를 뺀 시금치를 송송 썰어 다른 재료들과 함께 토핑으로 얹어준다거나 국수나 수제비, 칼국수 등을 만들 때 밀가루 반죽에 시금치를 갈아서 즙을 넣어 주는 방법 등 얼마든지 다양한 시금치 요리를 식탁에 올릴 수 있다.

WHITE

하양 이야기

색, 치료에 사용되다

과학적으로 색은 저마다 고유의 파장을 가지고 있는 빛이다. 각기 다른 파장 때문에 색은 사람들의 지각과 심신에 다양한 영향을 끼친다고 하는데, 색에 따라 달라지는 영향을 이용하는 것이 바로 색채치료color therapy라고 할 수 있다.

알고 보면 색채치료는 아주 오래전부터 고대 이집트, 인도, 중국 등에서 행해져왔다. 고대 이집트에서는 색채치료가 연금술의 한 부분이었으며, 약을 처방할 때 색을 활용했는데 약으로 인한 치료효과보다 색의 치료효과를 더 믿었던 경우가 많았다고 한다. 이러한 것들은 에메랄드 서판Emerald Tablet이라는 석판에 기록이 되어 있는데, '눈에 멍이 들었을 때는 날달걀로 문지른 후 빨간 잉크에 염소기름과 꿀을 섞은 것을 처방한다. 변비에는 빨간 비누나 흰색 비

WHITE

289

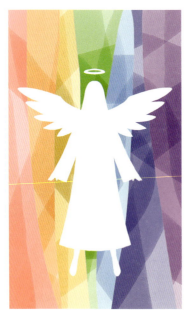
ⓒ 김범석

누를 먹어서 낫게 한다' 등의 기록으로 보아 색의 치료효과를 상당히 중시했음을 알 수 있다. 그러나 이 당시의 색채 치료는 과학적이라기보다는 색에 대한 미신이나 영적인 믿음과 관계된 것으로 진정한 색채치료라고는 할 수 없다.

고대 그리스의 의학자이자 의학의 아버지라 불리는 히포크라테스도 의학적인 관점에서 색을 연구하고 활용했다. 그는 빈혈과 관련된 질병이나 나쁜 시력 등을 색채로 진단하고 붉은 간을 먹도록 처방했는데, 이는 고대 이집트에서 시행된 색에 관한 미신이나 신비주의에서 벗어나 객관적 태도로 색을 대한 면에서는 발전한 것이지만 역시 연금술적인 색의 해석에서 완전히 벗어났다고는 할 수 없는 치료방법이었다.

본격적으로 색을 통해 질병의 징후를 진단하는 등 색을 치료에 이용한 것은 아라비아의 의사 아비스나가 쓴『의학원리』에서 발견된다. 아비스나는 눈이나 머리카락, 피부, 대소변의 색을 보고 환자의 상태를 진단하였는데 '황달에 걸리면 소변의 색이 짙은 붉은색으로 변하고 거무스름해진다. 환자의 피부색이 노랗게 변했다면 간이 나빠졌을 것이다'라는 식이었다. 그의 진단은 의학적으로 근거가 있는 진단으로 현재에 이르러서도 의사들은 문진 등을 통해 환자의 얼굴색, 소변색 등을 통해 일차적으로 질병의 징후를 파악하려고 하고 있다.

이처럼 처음에는 색채치료가 질병에 국한되어 연구되었지만 현대에 이르러서는 조금 더 광범위한 연구와 색채 활용이 이루어지고 있다. 색채를 통한 심리적 치료는 물론, 색채가 인간의 마음에 미치는 영향 등을 활용해 상품이 만들어지고, 인테리어 등을 통해 환경이 조성되며, 식품의 색이 가진 영양가치가 연구되어 컬러 푸드의 바람이 불고 있다. 의학적으로도 얼굴 등의 색을 통해 질병의 징후를 발견하는 데 그치지 않고 색채를 통해 통증을 완화시킨다든지, 환자의 심리를 안정시키는 등 치료가 시도되고 있는데 네덜란드 암스테르담 의과대학 연구팀은 환자가 먹는 약의 색에 따라 약효가 달라질 수 있다는 연구결과를 발표하기도 했다. 이 연구에 의하면 정신병 치료약에 각기 다른 색을 입혀 임상실험을 한 결과 빨강이나 노랑 등 파장이 긴 색으로 코팅된 알약은 환자를 흥분하게 만드는 반면, 파란색이나 녹색 등 파장이 짧은 색으로 코팅된 알약은 진정효과를 보였다고 한다.

이 외에도 노란색은 에너지를 상징하는 색으로 운동신경을 활성화시켜 관절염 치료제에 노란색을 활용하면 치료효과를 높이는 데 도움이 되고, 소화를 촉진시키고 몸을 따뜻하게 만들어 주는 주황색은 소화제를 만드는데 이용하면 좋다는 것은 이미 알려진 사실이다.

이처럼 색은 잘 활용하면 건강을 지키는 역할을 수행한다. 앞으로 색채효과에 대한 연구가 많이 진행될수록 얼마나 많은 놀라운 사실들이 전해질지를 기대하며 자신에게 맞는 건강한 색을 가까이 하길 권해본다. 물론 컬러 푸드는 우리가 제일 먼저 챙겨야 할 색채 치료임을 잊지 말고 말이다.

색의 근본, 하양

천재 중의 천재로 불리는 15세기 르네상스 시대의 이탈리아를 대표하는 천재적 미술가이자 과학자, 기술자, 사상가이기도 했던 레오나르도 다빈치는 『회화론』에서 흰색을 가장 근원적인 색이며, 빛을 대표하는 색이라고 했다. 사실 빛 중에서 가장 밝은 색인 흰색은 색이라기보다는 빛에 가까운 색으로, 아무것도 아닌 색이면서 모든 색이자 존재하면서도 존재하지 않는 색이기도 하다. 이런 모순은 흰색이 스스로 색을 가진 것이 아닌 빛을 반사함으로써 보여지는 색이기 때문이다. 가시광선 전체를 반사함으로써 보여지는 흰색은 회색, 검정색과 더불어 무채색無彩色이라고 불리는데, 무채색이란 곧 색상과 채도가 없다는 말로 오직 빛의 반사 정도에 따라 밝음의 척

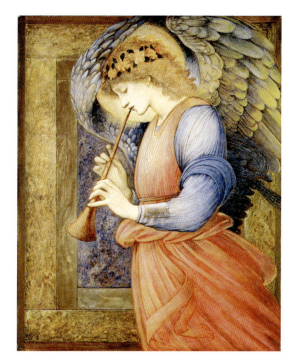

에드워드 번존스 作. '플레절렛을 부는 천사'

Edward Burne-Jones, An Angel Playing a Flageolet, 1878, 출처 Wikipedia

도인 명도만 가지고 있다. 빨강, 파랑 등의 유채색이 색상, 채도, 명도를 가지고 있는 것과는 구별이 되는 것이다. 또한 세상의 모든 빛을 합하면 흰색 빛이 되고, 색이란 결국 빛에서 오는 것이므로 레오나르도 다빈치가 말했듯 흰색은 모든 색의 시작이며, 빛에 가장 가까운 색이라 할 만하다.

이러한 특징들 때문인지 흰색은 세상의 모든 색들 가운데 상징적으로는 가장 완벽한 색에 꼽힌다. 스스로는 색을 가지고 있지만 그

WHITE

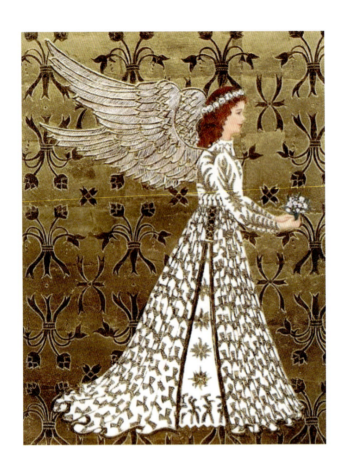

| 케이 잭슨作, '결혼의 수호천사'

Kay Jackson, Guardian of Marriage, 출처 Wikipedia

어떤 색으로도 변할 수 있는 흰색은 신의 색이라고 여겨져 기독교에서 신의 전령은 대부분 흰색으로 표현되었다. 흰색 날개를 가진 천사, 성령의 흰 비둘기 등이 대표적이다. 순교하지 않은 성인의 색,

순결한 처녀의 몸으로 성인이 된 성녀의 색, 부활과 승천의 색 또한 흰색이다. 많은 나라에서 흰색은 전통적으로 신성시했는데 힌두교와 불교에서는 흰색 코끼리를, 동아시아의 샤머니즘이나 도교 계열의 종교에서는 백호 등을 신성한 짐승으로 여긴 것이 그 예이다. 우리나라 역시 백호나 흰 백로 등을 귀히 여겼다. 이외에도 흰색은 순수함, 생명, 희망, 정직, 깨끗함, 밝음, 보호 등을 상징하여 많은 문화권에서 사랑받는 색이다.

그렇다고 흰색에 이런 좋은 상징성만 부여된 것은 아니다. 가장 깨끗하고 밝고, 순수한 색이기에 쉽게 더럽혀지고, 지나친 깨끗함과 순수함의 강요는 때로 다채로움을 부정하며, 위선과 폭력을 유발하듯 죽음, 공포, 폭력, 차가움 등의 부정적 상징성을 가지기도 한다. 더럽혀지고 싶지 않은 마음, 더럽히고 싶지 않은 마음과 더럽히고 싶은 마음을 동시에 불러일으킬 수 있기에 긴장과 경계심을 유발하는 색이기도 하다.

이처럼 극명하게 반대되는 상징성을 동시에 가지고 있는 흰색의 이중성을 보여주는 예가 바로 웨딩드레스와 상복이다. 흰색은 신부의 순결함과 정직, 아름다움을 상징하여 웨딩드레스로 많이 사용되기도 하지만 우리나라의 경우 결혼이라는 새로운 인생을 시작할 때 입는 웨딩드레스와는 극명하게 반대되는 생명의 소멸, 죽음의 의례인 장례에 상복으로 흰색 옷을 입는다.

색채심리학적으로는 흰색을 좋아하는 사람은 완벽주의적인 성향이 있고, 정의감이 높으며, 높은 이상을 가진 성향이라고 한다. 한편으로는 실패감, 상실감, 후회, 슬픔 등에 빠진 사람이나 자신감이 없거나 실패를 두려워하는 사람의 경우, 그림을 그리게 하면 그림에 흰색을 많이 사용하는 경향이 있다고 한다.

그렇다면 흰색을 이용하면 좋은 때는 언제일까?

복잡한 생각들이 괴롭힐 때나 마음이 불안할 때 흰색을 가까이 하면 생각을 정리하고 마음을 안정시키는 데 도움이 된다고 한다. 또 흰색은 새로운 시작과 재출발의 색으로 도전의식을 고취시키므로 새로운 일을 시작할 때 활용하면 좋고, 입사 면접 시에도 흰색 옷을 다른 색과 적절하게 매치시켜 입으면 순수하고 정직하며 성실한 이미지를 줄 수 있다.

흰색 교향곡

몇 년 전 세상을 떠난 우리나라를 대표하는 디자이너 중 한 사람이었던 앙드레 김은 하얀색 옷이 자신의 트레이드마크가 될 만큼 즐겨 입었던 사람이다. 순백색을 최고의 색이라고 말했던 그는 장례식에 조문을 갈 때도 흰색 옷을 고집해 일부 사람들의 입에 오르내리기도 했었는데 이에 대해 그는 장례식에 검은 옷을 입는 것은 외

2 | **흰색 교향곡 1번: 하얀 소녀**

James McNeill Whistler, Symphony in White No. 1: The White Girl Portrait of Joanna Hiffernan, 1862, 출처 Wikipedia

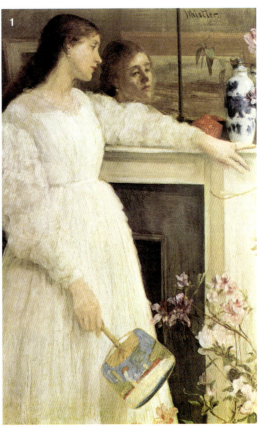

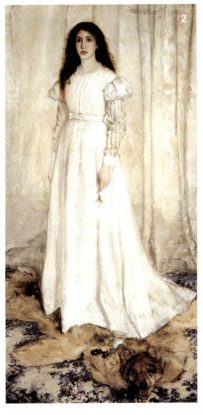

1 | **흰색 교향곡 2번: 하얀 소녀**

James McNeill Whistler, Symphony in White No. 2: The Little White Girl, 1864, 출처 Wikipedia

WHITE

국의 장례문화일 뿐, 우리나라의 장례문화에서는 원래 흰옷을 입었다고 자신의 입장을 밝히기도 했었다. 옷장 가득 흰색 옷 천지였고, 자신이 디자인하는 옷에도 흰색을 주요 색상으로 사용했던 앙드레 김만큼 흰색을 사랑한 한국의 명사가 있을까 싶다.

앙드레 김처럼 집착이 느껴질 정도로 흰색을 사랑한 사람은 또 있다. 미국 태생의 19세기 화가 제임스 애벗 맥닐 휘슬러[James Abbott McNeill Whistler]가 그 주인공으로 그는 유난히 흰색을 좋아하여 자신의 그림에 많이 사용했는데 그의 대표작은 흰색 교향곡 시리즈로 '흰색 교향곡 1번', '흰색 교향곡 2번' 등 그림 제목에 아예 흰색이 들어가 있을 정도다. 안타까운 것은 그가 주로 사용한 흰색인 연백 물감의 경우 주성분이 납이었다는 것이다. 은빛으로 빛나는 흰색으로 실버화이트라고도 불린 연백의 흰색을 유독 사랑하여 '흰색의 화가'라고도 불리는 휘슬러는 결국 즐겨 사용했던 물감으로 인한 납중독으로 사망했다.

흰색을 사랑한 우리민족 이야기

우리민족을 이르는 말 중에 백의민족[白衣民族]이라는 말이 있다. 우리의 조상들이 흰옷을 즐겨 입어 붙여진 이름이다. 대체 얼마나 오랫동안 즐겨 입었기에 백의민족이란 이름까지 얻었는지, 또 조상들이 그토록 흰색 옷을 사랑한 이유는 무엇인지 궁금해진다.

먼저 우리 조상들이 언제부터 흰옷을 입었는지 그 시작을 정확하게 알 수는 없지만『삼국지 위지 동이전』에 부여와 신라 사람들이 흰옷을 즐겨 입는다는 내용이 실린 것으로 보아 오래전부터 우리 민족이 흰색 옷을 즐겨 입은 것만은 틀림없는 사실로 여겨진다. 흰옷을 선호하는 경향은 계속 이어져 고려시대와 조선시대에도 흰색 옷은 우리 민족의 대표적인 의상 색이었다.

외국인의 눈에는 남녀노소, 신분고하를 떠나 흰색 옷을 많이 입는 우리나라 사람들이 신기해 보였던 것 같다. 19세기에 우리나라를 다녀갔던 외국인들이 남긴 기록들을 보면 흰색 옷을 입은 우리나라 사람들에 대해 쓴 글들이 많이 남아있다.

독일인이었던 에른스트 오페르트Ernst Jacob Oppert는『금단의 나라: 조선기행』이라는 책을 통해 '옷감 빛깔은 남자나 여자나 다 희다'고 했으며, 프랑스 일간지 〈르땅〉의 청일전쟁 종군특파원으로 1895년 8월 제물포항에 도착하여 약 1년간 우리나라에 체류했다가 명성황후 시해사건까지 직접 겪고 프랑스로 돌아가『라 꼬레La Coree』라는 책을 집필한 프랑스 기자 빌타르 드 라게리Villetard de Laguerie는 우리나라에 대해 '천천히 그리고 육중하게 걸어가는 모든 사람들이 하얀 옷을 입고 있다'고 말했다. 특히 1894년 이래 우리나라를 네 차례나 방문했고 그 체험을『한국과 그 이웃 나라들Korea and Her Neighbours』

WHITE

299

이라는 저서로 남긴 영국의 여행가이자 지리학자인 이자벨라 비숍은 '한국 빨래의 흰색은 항상 나에게 현성축일에 나타난 예수님의 옷에 대해 성聖 마가가 했던 세상의 어떤 빨래집도 그토록 희게 할 수 없다는 말을 기억하게 한다'고 했는데 하얀 옷을 입고, 그 옷을 빨아 널고, 하얀 빨래가 이집 저집에서 휘날리는 모습이 그녀에겐 인상적인 것을 넘어 신비감과 성스러움을 느끼도록 한 모양이다. 『아리랑song of arirang』의 저자 님 웨일스 역시 흰옷을 입고 빨래를 하는 우리 민족에 대해 이상주의와 순교자의 민족이 아니라면 이처럼 깨끗한 청결을 위해 그토록 힘든 운동을 감내하지는 않았을 것이라고 했다.

그렇다면 우리 민족은 빨기도 힘든 흰옷을 왜 그토록 선호한 것일까?

육당 최남선崔南善은 『조선상식문답』에서 우리 민족이 옛날에 태양을 하느님으로 알고 우리네가 하느님의 자손이라고 믿었기에 태양의 광명을 상징하는 흰빛을 신성하게 여기고 온 민족이 흰옷을 즐겨 입게 되었다고 말하고 있다. 그러나 어디 그것만이 이유의 전부일까. 시작은 태양숭배 등에서 시작했을지언정 하얀색이 가진 순수, 깨끗함, 청렴결백 등의 상징성이 우리민족의 정서나 민족성과 맞아떨어졌기에 그토록 오래 백의를 고집할 수 있었으리라 생각된다.

실제로 백의는 우리 역사에서 몇 번 금지당하거나 탄압 받기도

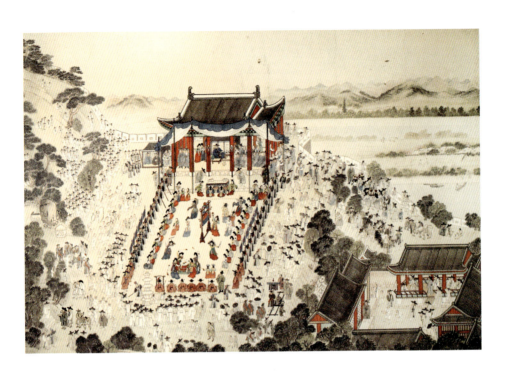

단원 김홍도作. '부벽루 연회도'의 일부

새로 부임한 평양감사를 평양 백성들이 환영하는 화려한 연회를 보러 백의를 입은 선비들과 아이들이 옹기종기 모여들었다. 저 멀리 밭을 갈고 있는 농민의 옷도 희다.

浮碧樓宴會圖, 1745년, 국립중앙박물관 소장

했었는데, 고려말 충렬왕 때는 흰옷을 금지시키고 파란색 옷을 입어야 한다는 어명이 내려졌고, 조선 시대에는 흰옷이 상복과 구분되지 않는다는 이유와 음양오행의 논리를 들어 여러 차례 흰색 옷을 금지시켰지만 효력은 별로 없었다. 일제 강점기에도 마찬가지였다. 일

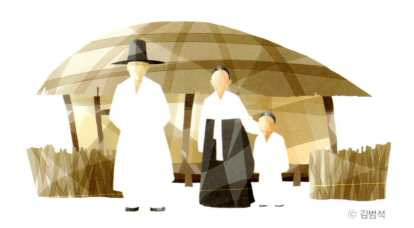
ⓒ 김범석

본은 흰옷이 쉽게 더러워져 빨래를 자주해야 하므로 경제성이 떨어지고, 역시 흰옷이 상복 같다는 이유 등으로 흰색 옷을 법으로 금지시키기까지 했지만 우리나라 국민들은 흰색 옷을 고집했고, 흰옷은 결국 우리민족의 자주성을 의미하며 항일운동의 상징색이 되었다.

과거 우리나라의 염색 기술이 그리 발달하지 않아 흰색 옷을 많이 입었다는 말도 있긴 하다. 하지만 그렇게 보기에는 고구려 벽화의 화려한 색감의 옷들이 설명되지 않는다. 물론 염색을 한 옷을 가난한 자들이 입기에는 어려웠겠지만 양반네들도 흰색 옷을 즐겨 입었다는 것을 잊지 말아야 한다. 왕명으로 흰색 옷을 입는 것을 금지시키려 한 것을 보아도 흰색 옷을 즐겨 입었던 이유가 염색의 문제나 가난에 있는 것은 아닌 것 같다. 아무리 왕이라도 대부분의 백성이 가난을 이유로 흰색 옷을 입을 수밖에 없었다면 벌거벗고 다니라는 것도 아니고 흰색 옷을 그리 금지시키기는 어려웠을 테니 말이다.

시대는 변해 이제는 우리민족도 흰색 옷만을 고집하지는 않는다. 갖가지 화려한 색상의 옷을 입는 것이 더 일반적이 되었다. 그렇다고 흰색을 숭배하고 흰색이 가진 상징성을 사랑했던 우리민족의 고결한 정신이 완전히 사라졌다고는 생각하지 않는다. 3·1 운동 당시 흰색 옷을 입고 전국을 하얗게 물들이며 독립을 외쳤던 우리의 정신은 이어져 내려오고 있을 것이기에 우리는 여전히 백의민족이다.

푸드의 하얀색 비밀, 안토크산틴

화이트 푸드는 좀 억울한 면이 있다. 몸에 좋지 않다는 소금과 설탕, 밀가루, 백미 등이 하얀색을 띠다보니 덩달아 외면을 받는 경향이 있기 때문이다. 그러나 소금과 설탕 등도 많이 섭취해서 문제가 되는 것이지 적당히 섭취하면 아무 문제가 되지 않고, 특히 소금의 경우엔 우리 몸에 꼭 필요한 영양성분 중 하나인 나트륨의 주요 공급원으로 체내에 이 나트륨이 부족하게 되면 혈액량 감소, 혈압 저하, 두통, 오심, 탈수, 구토, 흥분, 현기증, 피로, 체중감소, 근력 약화, 발작, 의식장애 등을 유발할 수 있고 심할 경우 목숨까지 위협받게 된다.

그러므로 사실상 소금 자체로만 보면 소금 역시 우리가 꼭 챙겨 먹어야 할 화이트 푸드인 셈이다. 다만 현재는 인스턴트식품 등에 함유된 나트륨의 양이 너무 많고, 짜게 먹는 식습관 등이 일반화되어버리는 등 사람들의 잘못된 소금 소비가 문제가 되어 좋은 식품 소금을 나쁜 식품으로 만들어 버렸다. 언젠가 사람들의 식생활이 건강하게 바뀌면 소금은 이 오명에서 벗어날 것이다.

소금이야 그렇다 치고 다른 화이트 푸드는 어떨까? 컬러 푸드의 건강성분이 알려지면서 건강 좀 생각한다는 사람들은 색깔 있는 음식들을 찾기 시작했지만 의외로 사람들이 놓치고 소홀하게 여기고 있는 것이 화이트 푸드다. 아마도 사람들은 빨강, 노랑, 초록 등 선명하고 화려한 색이 있는 음식만을 컬러 푸드라고 부른다고 생각한 모양인데 흰색도 색이듯 화이트 푸드도 엄연히 컬러 푸드에 속한다.

화이트 푸드를 대표하는 건강식품 또한 다른 컬러 푸드에 못지않은 영양소를 가지고 있다. 이미 세계적으로 건강식품으로 인정받고 있는 마늘과 인삼을 비롯하여, 양파, 도라지, 양배추, 무, 굴, 버섯, 콩나물, 복숭아 등이 화이트 푸드에 속한다. 이러한 화이트 푸드에는 플라보노이드의 일종인 안토크산틴이 들어 있어 흰색을 띠게 만든다.

안토크산틴은 말하자면 흰색 색소나 마찬가지지만 인체에 흡수되면 산화작용을 억제하며, 체내 유해물질과 독소를 체외로 배출시키고, 세균 및 바이러스에 대한 저항력을 향상시킨다. 또한 혈중 콜레스테롤 수치를 저하시키는 등의 효능을 가지고 있어 면역력 강화, 항암 작용, 노화 방지 등의 효과를 나타낸다.

페니실린보다 강한 항생제, 마늘

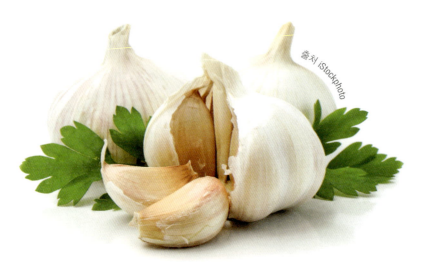
출처 iStockphoto

'인생에서 성공하는 비결 중 하나는
좋아하는 음식을 먹고 힘내 싸우는 것이다.'

- 마크 트웨인

우리나라 마늘의 역사

미국 〈타임〉지가 선정한 세계 10대 건강식품에 마늘이 들어있는 것은 잘 알려진 사실이다. 누구도 부인하기 힘든 이 건강식품은 우리나라와는 뗄레야 뗄 수 없는 인연을 가진 식품으로 인연의 깊이만큼이나 음식문화에도 영향을 끼쳐 우리나라 음식에 마늘이 들어가지 않는 음식은 찾아보기가 힘들 정도다. 주식인 밥이나 죽 등을 끓일 때, 간장 등의 장류를 담글 때 외에는 아마도 모든 음식에 마늘이 들어간다고 봐도 될 것이다. 실제로 몇 년 전 〈이코노미스트〉지에 실린 기사에 의하면 세계에서 마늘을 가장 많이 먹는 나라가 우리나라다. 당시 우리나라의 마늘 소비량은 일 년에 무려 37톤으로 미국과 프랑스의 5배, 서양에서 가장 마늘을 많이 소비한다고 알려진 스페인의 1.5배라고 한다. 인구가 우리나라의 17배나 되는 중국과 비교해 보면 더욱 놀라운데, 중국 전체의 마늘 소비량의 절반 이상이나 되는 마늘을 우리나라 사람들은 소비하고 있다. 마늘하면 대한민국인 셈이다.

소비량도 소비량이지만 마늘이 우리나라에서 더 특별한 것은 우리나라 최초의 건국신화인 '단군신화'에 마늘이 등장하기 때문이다. 대한민국 국민이라면 모두가 알고 있듯이 단군신화에 의하면 하늘의 아들 환웅이 인간세계로 내려와 신단수 아래에 터를 잡고 여러 신들과 함께 홍익인간弘益人間의 이념으로 세상을 다스릴 때 인간이 되고 싶은 곰과 호랑이가 찾아와 인간이 되고 싶다는 소원을 말했다. 이에 환웅은 쑥과 마늘만 먹고 100일 동안 햇빛을 보지 않으면 사람이 될 수 있다 하였는데, 호랑이는 이를 참지 못하여 사람이 되지 못했지만 참을성 많은 곰은 견뎌내어 사람이 되고 환웅과 결혼까지 하여 아들을 낳으니, 그가 곧 우리나라의 시조라 불리는 고조선을 세운 단군이다.

우리나라를 빼고 세계 어느 나라에 마늘이 등장하는 건국신화가 있을까? 이를 통해 추측할 수 있는 것은 우리민족은 적어도 단군시대부터 마늘을 섭취해 왔으며, 오래전부터 마늘은 단순한 섭취에 그치지 않는 매우 특별한 식재료였다는 것이다.

이러한 마늘의 원산지는 중앙아시아나 이집트로 추정된다. 특히 이집트의 경우에는 기원전 2500년경에 마늘을 피라미드를 건설하는 노무자들에게 섭취하도록 했다는 기록이 피라미드 안의 벽면에 상형문자로 기록되어 있는 것으로 보아 마늘이 기력을 돋우는 효력을 가지고 있음을 이미 알고 있었던 것 같다. 우리나라에는 중국을 거쳐 전해진 것으로 여겨지는데 정확한 시기는 알 수 없고 단군신화뿐 아니라 『삼국사기』에도 마늘이 기록되어 있는 것으로 보아 마늘 재배의 역사가 긴 것으로 추측하고 있다.

항암식품의 최고봉

마늘은 백합과 식물 가운데 가장 매운 맛을 자랑하는 식품으로, 마늘이라는 이름도 맛이 매우 랄하다辣. 몹시 매울 랄하여 맹랄猛辣이라고 부르던 것이 변하여 '마랄'을 거쳐 '마늘'이 되었다고 그 어원을 19세기 조선후기에 황비수가 편찬한 『명물기략名物紀略』에서는 말하고 있다. 이 강한 마늘 냄새 때문에 마늘을 먹기를 꺼려하는 사람들도 있고, 마늘 냄새가 익숙하지 않은 외국인들의 경우에는 마늘냄새가 싫다하며 우리나라 사람들을 기피하거나 인종차별적인 행동을 하기도 하는데 그야말로 하나만 알고 둘은 모르는 것이다. 마늘 특유의 강한 매운 내야말로 마늘을 건강식품으로 만드는 주요성분들 중 대표주자이기 때문이다.

마늘의 매운 맛은 마늘을 대표하는 성분인 알린 성분에 기인한다. 유황화합물인 알린은 아무런 향이 없는 성분이지만 신기하게도 마늘을 칼로 썰거나 으깨는 등의 작업으로 마늘 조직이 상하는 순간 알린 조직 안에 있던 알리나제라는 효소와 작용해 알리신allicin이라는 성분으로 바뀌어 버린다. 바로 이 알리신이 매운맛을 내며 독한 냄새를 풍기게 되는데, 이로 인해 마늘을 섭취하게 되면 입은 물론 몸 전체에서 마늘 냄새가 나게 된다.

알리신은 매우 강력한 살균, 항균 작용을 하는 성분이다. 식중독균을 죽이고 위궤양을 유발하며 위암의 발병률을 높이는 헬리코박터 파이로리균까지 죽이는 효과가 있다. 결핵균과 이질균, 호열자균, 임질균에 대해서도 살균효과를 가지고 있다. 미국의 〈타임〉지는 마늘이 페니실린보다 더 강한 항생제라고 소개했을 정도니 그 살균, 항균 작용이 얼마나 대단한지 추측할 수 있다. 또한 알리신은 비린내 등 음식의 잡내를 잡고 맛을 돋우며 소화를 원활하게 하는 효능도 가지고 있는데, 고기나 해산물 등의 음식을 재어두거나 요리를 할 때 마늘을 꼭 넣어주는 우리나라의 음식문화는 고기나 해산물에 들어 있거나 번식할지 모르는 세균과 잡내 등을 잡고 맛을 살리며 소화까지 좋게 하므로 아주 지혜로운 것이라 하겠다. 이 외에도 알리신은 면역력을 높여주며 콜레스테롤 수치를 낮춰주고, 피로회복과 기력보충에 도움을 주며 우리 몸에서 비타민 B_1이 빠져나가는 것을 막아준다.

이렇듯 여러 가지 효능을 가진 알리신이지만 무엇보다 주목해야 할 것은 알리신의 강한 항산화 작용, 항암작용이다. 화학 분야 최고의 학술지로 꼽히는 〈앙게반테 케미 Angewandte Chemie〉지에 따르면 캐나다 퀸즈 대학교 화학과 프랫 Pratt 교수팀의 연구결과 마늘의 알리신이 생성하는 2차 물질인 설펜산 sulfenic acid이 체내 유해물질인 활성산소를 아주 효과적으로 제거하므로 마늘이 건강에 유익하다고 밝혔다. 많은 항산화 물질이 있지만 마늘에서 생성된 설펜산의 활성산소 제거 속도가 가장 빠른 것으로 이 연구결과 나타났다.

결론을 내리자면 알리신 성분 덕분에 마늘은 현재까지 알려진 40여 종의 항 암 식품들 가운데 가장 강한 식품으로 최정상을 차지하고 있다. 고작 냄새 때문에 마늘을 거부한다면 참으로 어리석은 일이 될 것이다. 하루에 생마늘이나 익힌 마늘 한 쪽을 꾸준히 섭취하여 암을 예방하도록 하자.

일해백리 一害百利

마늘을 다른 말로 일해백리 一害百利라고 부른다. 강한 냄새를 제외하고는 100가지 이로움이 있다는 의미다. 고대 이집트에서부터 중국, 인도 등 세계 여러 나라에서 예로부터 약효가 있는 특별한 음식으로 대접받았던 마늘은 우리나라에서도 일상생활 속의 없어서는 안 될 식재료로, 또 약이 되는 약재로도 많이 사용되었다. 일례로 허준은 『동의보감』에서 마늘을 '성질이 따뜻하고 맛이 매우며 독이 있다. 종기를 제거하고 풍습과 나쁜 기운을 없앤다. 냉과 풍중을 제거하고 비장을 튼튼하게 하며 위를 따뜻하게 한다. 토하고 설사하면서 근육이 뒤틀리는 것을 치료한다. 전염병을 예방하고 해충을 죽

출처 Wikipedia

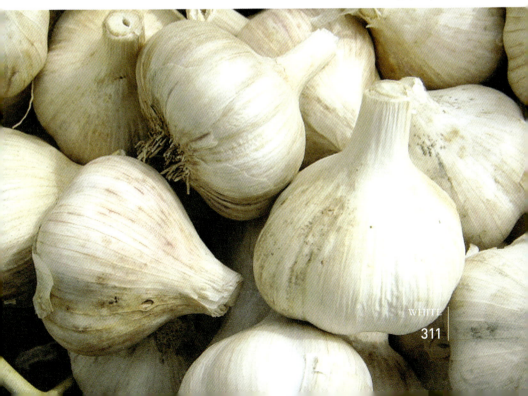

인다'고 설명했다. 오늘날에는 그 효능이 과학적으로도 입증이 되면서 점점 더 주목받는 건강음식으로 세계인의 식탁에 오르고 있을 뿐 아니라 의과학자들의 연구대상이 되어 건강기능식품 등으로 꾸준히 개발되고 있다.

마늘의 효능을 얼마나 높게 평가하고 있는지는 공신력 있는 기관들의 발표를 보면 알 수 있다. 미국 〈타임〉지는 세계 10대 건강 음식에 마늘을 선정하며 '마늘은 그 자체로 먹어도 좋고 다양한 음식 재료로 사용해도 좋은 기능성 식품'이라고 찬사를 보냈으며, 미국 암연구소NCI는 '마늘이 70세의 질병을 반으로 줄일 수 있다'고 했다. 또한 건강한 몸을 유지할 수 있다는 〈Designer food〉 프로그램에서 수십 가지 건강 웰빙 식품들을 피라미드 형태로 보여주며 마늘을 피라미드의 최정상에 올려놓았다. 마늘이 최고의 항암 및 각종 질병 예방 식품이자 최고의 웰빙 건강식품이라는 뜻이다.

이처럼 전문가들에게도 인정을 받고 있는 마늘의 효능은 일해백리라는 말처럼 이루 헤아릴 수 없을 정도로 많은데, 그 중 대표적인 효능을 꼽아보면 다음과 같다.

먼저 뭐니 뭐니 해도 마늘의 강력한 살균 및 항균작용을 들 수 있다. 알리신 성분의 강력한 살균 및 항균 작용은 세균과 바이러스로 인한 여러 질병에 예방효과가 있고, 장을 건강하게 하며 대장암과 위암의 발병률을 낮춰준다. 또한 알리신은 췌장세포를 자극하여 인슐린의 분비를 촉진, 당뇨병을 개선하며 신경을 안정시키는 효과를 가지고 있어 스트레스 해소 및 불면증의 개선효과가 있다. 소화를 돕고, 정장작용을 하며, 면역력을 높이고, 콜레스테롤 수치를 낮추고, 비타민 B_1과 결합하여 알리티아민으로 변해 피로 회복 및 정력 증가에 도움을 주는 것도 알리신의 효과다. 우리나라 사람들은 비타민 B_1의 부족으로 인한 각기병 발병이 드문데 이는 비타민 B_1의 체내 배출을 잡아주는 알리신이 풍부한 마늘을 많이 섭취하는 것과 연관이 있다.

마늘에 알리신만 있는 것은 아니다. 알리신 외에도 다양한 유황화합물질이 들어 있는데 그중 메틸시스테인methylcysteine은 간암과 대장암을 억제한다고 알려져 있으며 다양한 유황화합물질이 활성산소를 제거하여 항산화작용을 한다. 마늘에 함유된 셀레늄 역시 암을 예방하는 것으로 알려진 무기질로 항암작용을 한다.

이 외에도 마늘에는 각종 비타민 및 지질, 칼륨, 칼슘, 철분, 엽산, 아연, 인 등의 무기질은 물론 시스테인, 메티오닌, 카로틴, 니아신 등의 각종 성분들이 함유되어 있어 고혈압의 개선 효과가 있고, 혈액순환을 촉진하여 피를 맑게 하고 체내 온도를 따뜻하게 하여 동맥경화 및 냉증과 동상을 개선한다. 또한 아토피성 피부염 등 알레르기성 질환에 억제효과가 있고, 비타민 C의 산화를 막으며 과다한 지방의 축적을 방해하기도 한다. 그리고 중금속 등의 체내 축적을 막고 배출시키는 해독작용을 한다.

마늘, 구워 먹어도 좋다

마늘은 국산 마늘로 껍질이 단단하고, 무게감이 있으며, 매운맛이 있는 것이 좋다. 재배장소와 지역적으로는 밭마늘보다는 논에서 재배된 논마늘이, 난지형 마늘보다는 중부 내륙지방에서 생산되는 한지형 마늘이 맛도 저장성도 좋은 것으로 알려져 있다. 대표적으로 육쪽마늘이 대개 한지형이다. 국산 마늘이 세계제일이라고 할 만 한데 요즘에는 수입산 마늘이 많이 들어오고, 식별이 어려울 수 있으므로 주의해 구입하도록 한다. 국산 마늘과 수입산 마늘을 구분하는 방법은 껍질의 색과 수염뿌리의 존재여부를 확인하면 되는데 국산 마늘은 수염뿌리가 붙어있으며 껍질의 색이 붉은색을 띠는 반면 수입산 마늘은 수염뿌리가 없고 껍질의 색이 하얗다.

그리고 기왕이면 깐마늘, 다진마늘 보다는 통마늘을 구입하도록 한다. 깐마늘의 경우 통마늘보다 저장성이 낮을 뿐 아니라 일부 상인들이 마늘이 상하지 않고 하얀색을 가급적 오래 유지하도록 하기위해 표백제 등을 사용하기도 한다고 한다. 또 다진 마늘의 경우엔 공기에 노출이 되면 냄새가 날아가고, 색도 변하고, 오래되면 불쾌한 냄새가 나 음식맛을 오히려 해치기도 하므로 기왕이면 깐마늘,

다진 마늘을 구입하기 보다는 통마늘을 사서 보관하며 필요할 때마다 사용할 만큼의 마늘만 그때그때 까서 빻거나 썰어 사용하는 것이 건강에도 음식의 맛에도 좋다. 참고로 마늘은 물에 담가 불리면 껍질을 까기가 쉬워진다.

잘 고른 마늘을 보관할 때는 통마늘을 구입한 경우 망에 담아서 바람이 잘 통하는 벽에 걸어서 보관하는데, 일정한 온도와 습도를 유지하는 것이 필요하므로 이리저리 옮기는 것은 좋지 않다. 다른 식재료보다 원래 저장성이 좋은 마늘은 10~15℃의 온도에서 65~75% 습도를 유지해주면 더욱 오래 두고 먹을 수 있고, 이 상태에서 서서히 건조시키는 것이 마늘을 가장 오래 저장해 두고 먹을 수 있는 방법이다. 깐마늘의 경우엔 밀폐용기에 담아 냉장 보관하며 되도록 빨리 사용하고, 매번 마늘을 다져 먹는 것이 번거로워 한꺼번에 마늘을 다졌다면 다진마늘은 플라스틱 용기나 비닐 등에 담아 냉동실에 넣어두고 필요할 때 조금씩 덜어 사용하면 좋다. 비닐봉지에 담거나 랩에 싸서 다진마늘을 냉동 보관할 경우 기왕이면 한 번에 쓸 양만큼 씩의 분량으로 나눠 담아 보관하면 편하고 공기에 노출된 다진마늘을 다시 냉동실에 넣어 보관하다 또 꺼내 쓸 일이 없으므로 더욱 좋다.

마늘의 섭취 방법에 대해서는 굳이 언급할 필요가 없을 것 같다. 그 정도로 마늘의 섭취가 일상화 된 우리나라인데, 그래도 서운한

WHITE

315

마음에 마늘에 관한 작은 팁을 드리자면 마늘은 맛과 향이 강한 식품이므로 위장에 자극적일 수 있어 공복 상태에서 생마늘을 섭취하는 것은 좋지 않다. 그러나 공복 상태에 섭취하지 않고, 한꺼번에 많은 생마늘을 섭취하지 않는다면 대부분의 경우 마늘은 장기 복용해도 몸에 해가 없는 음식이다. 우리나라 사람들이 각종 요리에 들어간 마늘을 그렇게 매일 오랫동안 섭취해도 문제가 되지 않는 것만 보아도 증명되는 일이다.

혹시 마늘의 강한 맛과 향 때문에 생마늘을 섭취하기 힘든 사람이 있다면 구워먹는 것을 권한다. 마늘을 구우면 매운맛이 사라져 섭취가 용이해지고, 소화흡수는 더욱 잘 되는 반면 영양적 손실은 거의 없어 좀 더 쉽게 마늘을 먹으며 건강까지 챙길 수 있다.

마늘을 먹은 후 입에서 나는 마늘 냄새를 제거하고 싶다면 우유나 녹즙, 허브차 등을 마시면 냄새제거에 도움이 되고, 마늘을 만진 손가락에서 나는 냄새는 식초 몇 방울을 사용하여 씻으면 사라진다.

마지막으로 우리나라에서 마늘은 마늘장아찌 등 몇 가지 요리를 제외하고는 주로 양념으로 사용되는데 마늘이 주재료가 되는 마늘튀김과 마늘맛탕을 소개해 보도록 하겠다. 마늘튀김은 정말 너무도 간단한 요리로 껍질을 벗기지 않은 쪽마늘을 기름에 튀긴 후, 키친타올 등을 이용해 튀긴 마늘의 기름기를 제거하고 기호에 따라 설탕이나 소금을 적당히 살살 뿌려주면 완성된다. 그리고 마늘맛탕은

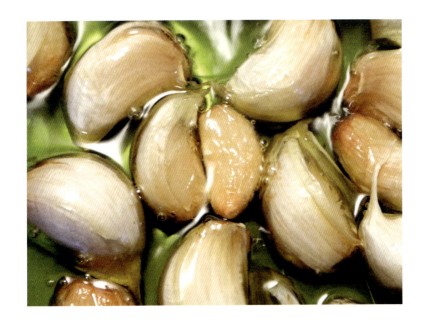

마늘 튀김

출처 flickr.com/nirak

껍질을 벗긴 쪽마늘을 포도씨유나 카놀라유 등에 튀긴 후 키친타올 등을 이용하여 기름기를 제거하고, 여기에 프라이팬에 포도씨유 등의 기름 약간을 두르고 설탕을 넣어 중불로 시럽을 만들어 준 후 시럽이 식기 전에 기름기를 제거한 마늘을 넣어 시럽과 섞어준 후 검은깨를 뿌려주면 되는데 두 가지 요리 모두 의외로 아이들이 먹기에도 부담이 없는 맛으로 간식거리로도 좋다.

김포공항에서는 마늘 냄새가 난다?

외국에 나갔다 김포공항에 도착하면 뭔지 모르지만 그리운 냄새가 난다. 해외에서 오래 체류했다 돌아 온 사람의 경우 그 냄새를 맡으면 비로소 한국에 돌아왔다는 실감이 난다고 하고, 신기하게도 한국 땅을 처음 밟은 입양아들도 그 냄새에 거부감을 느끼기 보다는 기억에도 없는 고향에 돌아온 듯 편안한 느낌을 받는다고 한다.

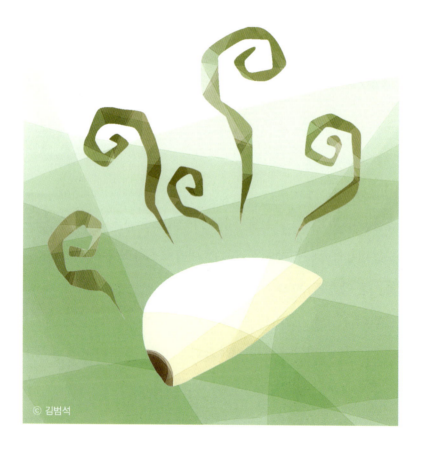
ⓒ 김범석

무슨 냄새인지 정확하게 꼬집을 수는 없지만 한국인들에겐 마음의 위안을 주는 그 냄새가 바로 마늘냄새다. 외국인들이 한국인 곁에만 서면 맡아진다는 마늘냄새가 한국인들이 사는 땅의 첫 발을 디디는 장소인 공항에서도 나는 것이다. 그런데 정말 한국인, 그리고 한국인이 사는 땅에서는 들어서자마자 마늘냄새가 나는 것일까?

나는 것이 맞는 것 같다. 외국인들이 말하길 한국인에게서는 입에서 뿐 아니라 몸에서도 마늘 냄새가 난다고 하는데 마늘의 강한 매운맛을 내는 알리신 성분은 휘발성을 가지고 있어 인체에 흡수되면 땀으로도 배출이 되는데 이로 인해 마늘 냄새는 몸 전체에서 발향이 되므로 입을 헹구어도 사라지지 않고 오래간다. 더구나 우리나라의 경우 대부분의 음식에 마늘을 사용하므로 섭취량이 다른 어떤 나라보다 많고, 마늘을 기름에 볶거나 물에 삶아 향이 적은 익힌 마늘을 만들어 섭취하는 서양의 요리법과 달리 생마늘을 갈거나 채썰어 사용하는 것이 마늘의 주된 사용법이므로 짙은 마늘향이 그대로 인체에 배게 되니 그야말로 마늘 향에 묻혀 산다고 해도 과언이 아니다. 우리나라 국민 전체가 그러하니 우리나라 사람들이 많이 모여 있는 곳이라면 당연히 외국인들에게는 어디서나 마늘냄새가 진동하는 것처럼 느껴질 수도 있다.

그러나 우리나라만 그런 것은 아니다. 세계 어느 나라를 가든지 그 나라 특유의 향이 맡아진다. 단지 자국인들만 그 냄새에 무감한 것으로 일본에 가면 간장과 생선비린내가 나고, 중국이나 인도 등에 가면 강한 향신료 냄새가 코를 찌르며, 서양인에게서는 말로 표현하지 못할 노린내가 난다. 따라서 특별히 마늘 냄새가 난다고 창피해할 일이 아니다. 만약 마늘 냄새가 난다는 이유로 인종차별을 하는 등의 행동을 하는 외국인이 있다면 이는 그 사람이 잘못된 것이다. 같은 민족이나 국민들은 맡을 수 없지만 다른 나라 사람이나 민족은 맡을 수 있는 냄새는 어느 나라에나 있기 마련이므로 서로 다름을 인정하고 그 나라의 특성으로 받아들여야지 무시하거나 천시해서는 안 될 일이다.

다만 조금의 배려는 필요할지도 모르겠다. 마늘 냄새를 싫어하는 외국인들을 만나면서 생마늘을 먹고 입 냄새를 풍긴다던지, 해외여행을 가서 공공장소에서 보란 듯이 한국에서 싸간 음식들을 펼쳐놓고 먹어 눈살을 찌푸리게 하는 등의 행동은 자제할 필요가 있는 것 같다.

면역력 강화의 요정, 버섯

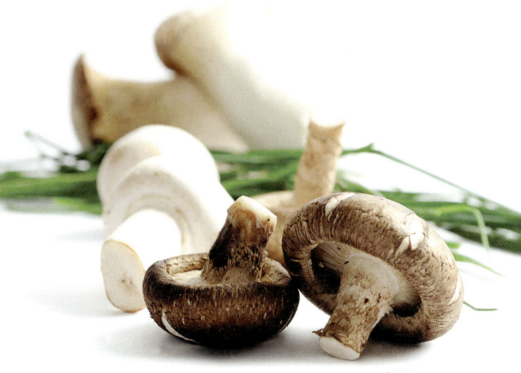

출처 iStockphoto

'버섯은 그 속에 들어 있는 진균이 면역 체계를 강화시켜
박테리아와 바이러스의 감염을 차단하는 효과가 있다.'

- 〈영양학 Journal of Nutrition〉지에 발표된 미국 터프츠 대학의 영양학과
글렌 카드웰 교수의 연구결과 발표내용 중에서

WHITE

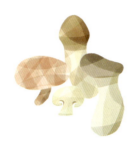

버섯은 채소가 아니다

동서양을 막론하고 오래전부터 현재에 이르기까지 독특한 향기와 맛으로 사랑받으며 식용되어 온 버섯은 채소처럼 너무 친숙하다보니 무심결에 채소라고 생각하는 경우가 생기는데 사실 채소가 아니다. 미생물의 일종인 균류菌類에 속하며, 균류 중에서 눈으로 식별할 수 있는 크기의 자실체子實體•를 형성하는 무리를 통틀어 버섯이라고 한다. 사람에게 해를 끼치고 질병을 유발하는 균도 있는 반면 사람에게 유익한 균들 역시 많이 존재한다는 것이 과학적으로 입증되었지만 여전히 균이라고 하면 눈에 안 보이는 크기의 작고 해로운 세균들을 연상하는 우리에게 균이라고 다 눈에 안 보이고, 먹을 수 없고, 인간에게 해를 끼치는 것만 있는 것은 아니라는 것을 증명하는 것이 버섯인 셈이다.

버섯은 포자로 번식하는 균류라는 특성상 산야에 주로 서식하고, 식물이 아니므로 엽록소가 없어 스스로 영양분을 만들어내지 못하므로 썩은 나무, 낙엽 등 그늘지고 서늘한 곳에 기생하여 영양

● **자실체(子實體)**: 균류나 식물이 무성생식의 수단으로 형성하는 생식세포인 포자가 생기거나 포자를 맺는 생식체 전부를 일컫는다. 형태적, 기능적으로 여러 가지 종류가 있으나 버섯의 경우 송이버섯 등과 같이 삿갓 모양을 만드는 자실체를 가진 경우가 많다. 엽록소를 가지지 않아 다른 유기물에 기생하여 생활하고 포자로 번식하는 하등식물. 세균류·점균류·버섯류·곰팡이류가 모두 이에 포함된다.

분을 흡수한다. 버섯이 재배되기 시작한 것은 그리 오래되지 않고, 지금도 모든 버섯이 재배되는 것은 아니어서 여전히 몇몇 버섯들을 제외하고는 채취를 통해 구할 수밖에 없어 귀한 식재료다. 또 버섯의 종류에 따라 사시사철 채취가 되지 않고 일정 시기에만 구할 수 있어 사람의 눈으로 보기에는 마치 마법처럼 버섯들이 군집으로 나타났다 갑자기 사라지는 듯 보여지기 때문에 옛날 사람들은 버섯을 두고 여러 가지 상상의 나래를 펴기도 했다. 버섯을 '요정의 화신'이라고 생각하거나 땅을 비옥하게 하는 '대지의 음식물the provender of mother earth'이라고 여긴 민속학적 전설들이 세계 곳곳에 남아있다.

버섯을 식용한지는 아주 오래된 것으로 파악된다. 서양의 경우 고대 그리스 시대부터 야생버섯을 채취했다는 기록이 있으며, 로마의 폭군 네로 황제는 어찌나 버섯을 좋아했는지 버섯을 따오는 사

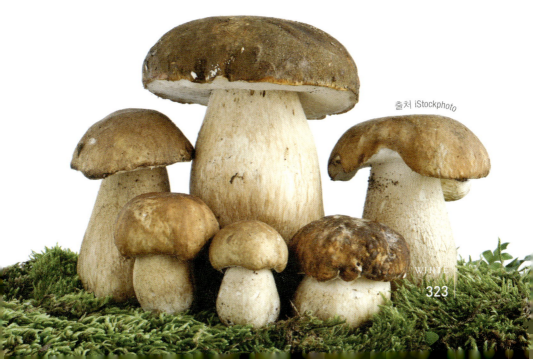

출처 iStockphoto

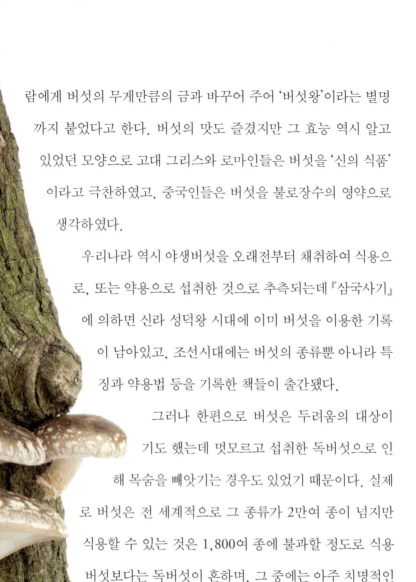

람에게 버섯의 무게만큼의 금과 바꾸어 주어 '버섯왕'이라는 별명까지 붙었다고 한다. 버섯의 맛도 즐겼지만 그 효능 역시 알고 있었던 모양으로 고대 그리스와 로마인들은 버섯을 '신의 식품'이라고 극찬하였고, 중국인들은 버섯을 불로장수의 영약으로 생각하였다.

우리나라 역시 야생버섯을 오래전부터 채취하여 식용으로, 또는 약용으로 섭취한 것으로 추측되는데 『삼국사기』에 의하면 신라 성덕왕 시대에 이미 버섯을 이용한 기록이 남아있고, 조선시대에는 버섯의 종류뿐 아니라 특징과 약용법 등을 기록한 책들이 출간됐다.

그러나 한편으로 버섯은 두려움의 대상이기도 했는데 멋모르고 섭취한 독버섯으로 인해 목숨을 빼앗기는 경우도 있었기 때문이다. 실제로 버섯은 전 세계적으로 그 종류가 2만여 종이 넘지만 식용할 수 있는 것은 1,800여 종에 불과할 정도로 식용 버섯보다는 독버섯이 흔하며, 그 중에는 아주 치명적인 독을 품고 있는 버섯들도 있다. 독버섯의 존재가 잘 알려진 현재에도 해마다 독버섯의 섭취로 고통을 받거나 생명을 잃는 사람들이 존재하므로 전문가가 아닌 일반인들은 산야에서 섣불리 버

섯을 채취해 섭취하는 것을 자제해야 한다. 특히 일
반적으로 화려한 색깔을 가지는 등 모양새가 예쁜
버섯이 독버섯이라고 알고 있는데, 단지 빛깔이 고운
것 외에도 아주 평범하게 생긴 버섯 중에서도 독버섯은
존재하고, 식용 버섯과 구별이 어려울 정도로 닮은 독버
섯도 있다는 것을 잊지 말아야 한다.

맛과 향, 영양의 삼박자

우리나라에 분포되어 있는 식용버섯의 수는 무려
250종류가 넘지만 이 가운데 식재료로 주로 사용
되고 있는 버섯은 송이버섯, 표고버섯, 양송이버
섯, 느타리버섯, 팽이버섯 등이다. 상황버섯, 영지버섯,
동충하초 등은 식용보다는 약재로 많이 쓰인다. 식용
버섯들이 주로 재배되고 있으며 그 중에서도 느타리버
섯의 재배가 가장 많다. 식용 버섯은 대체로 속살이 흰 경우가
많아 화이트 푸드로 선정했지만 흰색 뿐 아니라, 옅
은 살색, 진한 갈색 등을 띠기도 한다. 공통점은
현란하지 않은 색이고, 손으로 찢었을 때 잘 찢어지며, 좋은
향이 난다는 것인데 그렇다고 모든 식용버섯에 해당하는 것은 아

WHITE

니고 향이 없는 식용 버섯도 있다.

이러한 버섯들은 그 식감과 향, 맛이 다른 식품들과는 확실히 구분되어 전 세계 미식가들조차 사로잡는다. 특히 독특한 향과 맛은 버섯의 특징인데, 버섯의 향과 맛은 모두 버섯에 함유된 성분에서 기인한 것으로 향은 렌티오닌lenthionine, 계피산메틸methyl cinnamate 등의 성분 때문이며, 맛은 구수한 맛과 감칠맛을 내는 글루타민, 글루탐산, 알라닌 등의 아미노산 때문이다. 그렇다고 버섯이 맛과 향만 뛰어난 식품인 것은 아니다. 영양적으로도 매우 우수한 식품인데, 종류에 따라 약간의 성분차이는 있지만 일반적으로 버섯은 수분이 90% 이상이고 칼로리가 거의 없는 저칼로리 식품이면서도 식이섬유, 비타민, 철분과 아연 등의 무기질 성분이 풍부한 건강식품이다. 특히 버섯에는 식이섬유가 무척이나 많이 함유되어 있어 다이어트를 할 때 포만감을 느끼게 하여 비만 예방에 좋으며, 장내의 유해물질 및 노폐물과 발암물질까지 배출시키므로 혈액이 맑아지고 대장암 등의 항암효과가 있다. 또한 필수아미노산인 라이신과 트립토판, 철분과 칼륨, 구리 같은 무기질도 어지간한 채소나 과일보다 많이 함유하고 있으며 엽산도 들어 있어 다양한 영양소를 버섯으로 섭취할 수 있다.

무엇보다 버섯에 함유된 비타민 B_1, 비타민 B_2, 비타민 B_6 등의 비타민 B군들과 다당류의 일종인 베타글루칸, 에르고스테롤에 주목할 필요가 있다. 비타민 B는 비타민 C와 달리 여러 종류로 구분되는 복합체인데 다른 명칭으로 말하면 티아민, 리보플래빈, 니아신, 판토텐산, 파라독신, 코발라민, 엽산, 비오틴이 모두 비타민 B군에 속한다. 이 비타민 B 성분들은 수용성으로 각각 인체 내에서 하는 역할을 가지고 있어 어느 하나라도 부족하게 되면 여러 문제들을 발생시키는데 비타민 B_1인 티아민은 탄수화물과 에너지 대사에 꼭 필요한 영양소이고, 비타민 B_2인 리보플래빈은 에너지를 만드는 데 필요한 영양소로 부족하게 되면 쉽게 피로감을 느끼게 된다. 파라독신이라고도 불리는 비타민 B_6는 우리 몸이 단백질과 아미노산을 이용할 때 필요한 영양소면서 혈액내 호모시스테인의 수준을 일정하게 유지시켜주는데, 부족하게 되면 우울증과 피부염 등을 유발할 수 있다. 따라서 만성피로, 우울증, 구내염, 식욕부진, 위장장애 등을 겪고 있는 사람이라면 비타민 B군의 섭취에 신경을 써야 하는데, 버섯에는 이 비타민 B군이 골고루 함유되어 있어 도움이 된다.

다음으로 베타글루칸은 효모의 세포벽이나 버섯류, 곡류에 함유되어 있는 다당류의 일종이다. 암세포를 직접 공격하지는 않지만 면역기능을 활성화시켜 암세포의 증식과 재발을 막는 것으로 알려져 있다. 또 우리 몸을 감염 등으로부터 보호해 주는 여러 가지 사이토카인Cytokine의 분비를 촉진시킴으로써 면역세포인 T세포와 B세포의 면역기능을 활성화시켜 준다.

이 외에도 베타글루칸은 혈당을 강하시키고 혈중 콜레스테롤을 낮추는 효과가 우수하며, 체내 지질 대사를 개선함으로써 체지방의 형성과 축적을 억제하여 비만을 방지하는 효과가 있는 것으로 보고되고 있다. 참고로 버섯을 물에 담가 두면 이 베타글루칸이 흘러나오게 되므로 버섯을 담가 놓은 물은 그냥 버리지 말고 국물 요리 등에 물 대신 사용하면 맛과 영양을 업그레이드 할 수 있다.

버섯에 함유된 에르고스테롤은 더욱 특별하다. 에르고스테롤이 특별한 이유는 햇빛에 노출되면 비타민 D로 변하기 때문이다. 그래서 프로비타민 D라고도 불리는데 비타민 D는 인체가 합성하지 못하는 유일한 비타민으로 부족하게 되면 뼈에 있는 칼슘이 빠져나와 제대로 된 성장이 어렵게 되고 골다공증에 걸리며, 근육세포도 약해진다. 또 두통에 시달리는 등 여러 가지 통증을 유발하며 기억력이 저하되고, 지방이 축적되기 쉬워지며 우울증과 피로감에 시달리게 된다. 비타민 D가 유방암과 폐암, 대장암, 전립선암의 60%를 예방한다는 연구결과도 있고, 세균을 죽이는 대식세포를 활성화 시켜 면역력을 강화하는 것도 비타민 D의 효능이므로 비타민 D의 부족은 각종 암의 발병률을 높이고 면역력을 약화시키는 결과를 초래하기도 한다.

문제는 의외로 비타민 B와 D가 부족한 경우가 많다는 것이다. 비타민 D 같은 경우 우리 국민의 무려 90% 이상이 부족하다고 하는

데 이는 현대인들이 햇빛에 노출되는 경우가 너무나 적기 때문인 것으로 파악하고 있다. 성장이 다른 아이들에 비해 더디거나 현저하게 안 된 경우 역시 검사해 보면 비타민 D 부족인 경우가 많다. 이러한 문제들을 해결하려면 하루에 적어도 30분 이상 햇빛 속을 걷고, 더불어 버섯을 먹는 것이 좋은데 버섯을 햇빛에 건조하면 에르고스테롤이 비타민 D로 바뀌므로 건조한 버섯을 먹으면 훨씬 도움을 받을 수 있다.

건강하고 싶다면, 버섯을 먹고 햇빛 속을 걸어라. 자외선 차단제는 잠시 잊어버리고. 길게도 필요 없다. 하루 30분이면 족하다. 피부를 30분만 햇빛에 양보하고 자외선 차단제는 그 후에 발라라.

천연조미료를 만들어 먹자

종류가 다양한 버섯은 버섯마다 구입요령이 다르지만 대체로 신선하고, 단단하며, 상처가 없는 것이 좋다. 어떤 사람들은 버섯은 물에 씻을 필요가 없다고 생각해서 그대로 사용하는데, 농약이 아니더라도 재배나, 채취, 유통 과정 등에서 먼지 등의 이물질이 묻을 수 있고 공기 중에 떠다니는 미생물 등이 붙어 있을 수도 있으므로 깨끗이 씻어 요리에 사용하도록 하는 것이 좋겠다. 보관할 때에는 물기로 인해 더 쉽게 변질될 수도 있으므로 마른 행주 등으로 표면을

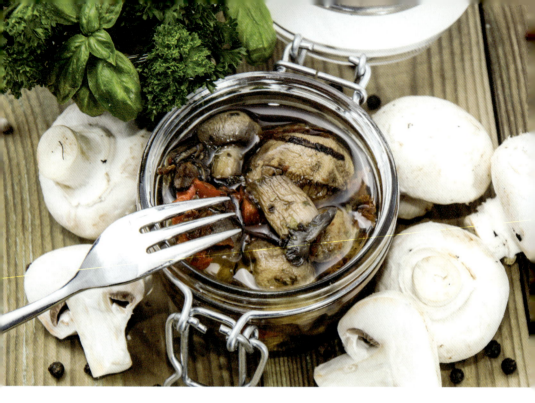

버섯 장아찌

간단하게 만들어 밑반찬으로 두고두고 먹을 수 있는 음식이다.
출처 iStockphoto

닦아준 후 기둥을 위로 해서 랩으로 감싸준 후 냉장 보관하면 좋다.

　버섯을 이용한 요리는 다양하다. 주재료와 부재료 가리지 않고 이용하는데 국이나 찌개, 전골 등 국물 요리에도 사용되고, 고기나 생선 등의 찜 요리에 들어가기도 하며, 죽이나 스프 등에도 활용된다. 잡채, 볶음 요리, 전에도 버섯은 자주 사용되는 식재료이다. 버섯으로 장아찌를 만들 수도 있는데 느타리버섯이나 새송이버섯 등 자신이 좋아하는 버섯을 깨끗이 씻어, 간장에 적당량의 물을 섞어 매실액과 말린 홍고추를 넣은 후 은근한 불에 5~10분 끓인 조림장에 넣어 국물이 자작해질 때까지 졸이면 버섯의 쫄깃한 식감을 그대로 즐길 수 있는 저칼로리 버섯장아찌가 완성된다. 또 돼지고기나 닭고기 등 고기 대신 표고버섯을 먹기 좋은 크기로 잘라 찹쌀가루에 묻혀 튀김옷을 입힌 후 기름에 튀기고 피망, 양파 등을 썰어 넣고 만든 탕수육 소스에 넣어주면 아이들도 좋아하면서 일반적인 탕수육보다 칼로리는 낮춘 버섯탕수육을 만들어 먹을 수 있다. MSG 등 인공적인 조미료가 문제가 되고 있는 지금 표고버섯을 깨끗이 씻어 건조시킨 후 믹서 등에 갈아서 천연조미료로 만들어 사용하는 것도 가족의 건강을 위해 선택할 수 있는 지혜로운 방법이다.

우리에게 익숙한 건강 버섯들

버섯의 종류가 워낙 많다보니 일일이 열거하여 각각의 이야기를 풀어내기가 쉽지 않았다. 그래도 서운한 감이 있어 우리에게 익숙하고 자주 섭취하는 버섯들 몇 가지를 추려 언급해 보고자 한다. 아무래도 우리나라에서 가장 많이 섭취하는 식용버섯은 양송이버섯, 새송이 버섯, 표고버섯, 팽이버섯, 느타리버섯이 그 주인공들이다.

양송이버섯은 버섯 중에서 단백질이 가장 많이 함유되어 있다. 식이섬유도 풍부하고 프로비타민 D라고 불리는 에르고스테롤도 풍부하여 혈중 콜레스테롤을 저하시키는 효능을 가지고 있으며 소화효소가 다양하게 들어 있어 소화를 용이하게 한다. 갓이 너무 피지 않고 갓과 자루를 연결해주는 피막이 터지지 않은 상태의 양송이버섯이 좋은 것으로, 신문지 등으로 습기를 제거한 후 냉장 보관한다. 서양요리에서는 스프나 소스 등에 많이 사용되고 우리나라에서는 볶음으로 요리하거나 된장찌개에 넣어먹거나 고기 등과 같이 구워 먹는다. 양송이버섯과 비슷한 버섯으로는 새송이버섯이 있는데 새송이버섯은 값비싼 송이버섯의 대용으로 재배되어 나온 버섯으로 송이버섯에 비해 기둥은 두꺼운 반면 갓은 작다. 향과 맛이 송이버섯에 비해 덜하지만 식감은 비슷하며 찌개, 구이, 전, 볶음 등에 다양하게 사용된다. 육질이 부드럽고 단단하며, 탄력이 있고, 고유의 향이 짙은 것을 고르고, 습기를 제거해 냉장 보관한다. 비타민 C가 풍부하고 다른 버섯들과 마찬가지로 식이섬유가 많으며 칼로리가 낮아 다이어트 식품으로 매우 좋다.

거북이 등껍질처럼 생긴 갈색의 갓이 특징인 표고버섯은 송이버섯과 함께 버섯 중에서도 최고로 치는 식품이다. 이용기가 집필하고 1924년에 선보인『조선무쌍신식요리제법』에서는 버섯 중 첫째가 표고, 둘째가 송이, 셋째가 능이, 넷째가 느타리, 다섯째가 목이라 하였으며, 중국에서는 예로부터 불로장수의 묘약으로 여겨져 소중한 대접을 받았다. 비교적 재배가 쉽고 독특한 향과 식감을 가지고 있어 현재 대중적으로 사용되고 있는데 갓 안쪽의 색이 희고, 갓이 너무 피지 않고, 색이 선명하며, 주름지지 않고, 두툼하여 무겁고, 표면이 보송보송하며 향이 좋은 것이 신선한 표고버섯이다. 갓 안쪽이 손상되지 않게 흐르는 물에 씻어 요리에 사용하며, 보관 시에는 깨끗이 손질하고 수분이 유지되도록 밀봉하여 냉장 보관한다. 특이하게도 생 표고버섯보다는 잘 말린 표고버섯이 더 높은 가치를 지니고 있는데, 건조된 표고버섯의 향과 맛이 더욱 좋기 때문이다. 원래 표고버섯은 다른 버섯들에 비해 더 빨리 상하는 편인데 말리면 저장성이 매우 좋아져 오래두고 먹을 수 있다. 말린 표고버섯은 찬물에 적절히 불려 사용하면 되는데 물에 불린 표고버섯은 식감이 고기와 비슷할 정도로 쫄깃하여 다이어트 요리에서 고기 대신 사용하기도 한다. 또 말린 버섯을 불린 물은 물대로 맛과 영양, 향이 좋아 국이나 찌개를 끓일 때 국물로 사용하면 좋다. 말린 표고버섯을 물에 불리지 않고 갈아 천연조미료로 많이 사용한다. 참고로 더운 물에 불리면 색이 검어지고 향이 나빠지며, 너무

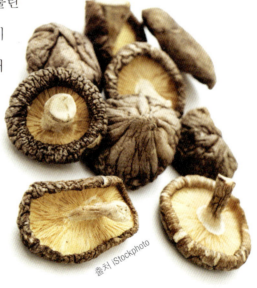
출처 iStockphoto

오래 불리면 맛이 줄어든다.

표고버섯은 혈중 콜레스테롤의 수치와 혈압을 낮춰 고혈압과 동맥경화 등을 예방하는데 도움을 주며, 혈전 생성을 억제하여 뇌경색 예방에도 좋은 것으로 알려져 있다. 또 비타민 D로 변하는 에르고스테롤, 비타민 B_1과 B_2가 풍부하고 과거에는 식물체에는 없다고 알려졌던 비타민 B_{12}까지 들어있을 뿐 아니라 암세포의 증식을 억제하는 성분도 함유하고 있다.

팽이버섯은 맛이 순하고 상큼하다. 요즘 마트에 가면 1,000원에 두세 봉지를 팔아 가장 싸게 구할 수 있는 버섯이 아닌가 싶은데 찌개나 전골에 많이 넣어 먹고 부침에도 사용되며, 샐러드에 생으로 넣어 먹는 경우도 있다. 기온이 낮은 겨울에 재배가 잘되는 버섯으로 '겨울버섯'이라는 별명을 가지고 있는데 색은 크림빛이 도는 하얀색으로 갓이 적고 가지런한 모양인 것이 좋으며, 뿌리부분이 다갈색으로 변하거나 줄기가 너무 가느다란 것은 신선하지 않은 것이다. 누런 밑둥을 잘라내고 뜯어가며 씻어 사용하고, 보관 시에는 포장봉지를 뜯지 않은 채로 냉장보관하거나 포장을 뜯었다면 습기를 제거한 후 신문지에 싸서 냉장보관하면 좋다. 섬유소와 수분이 풍부하게 들어 있어 포만감을 유발하므로 다이어트 식품으로 좋은데 라면 등을 먹을 때 면을 반 정도만 넣고 대신 팽이 버섯을 넣어 먹으면 칼로리를 낮출 수 있을 뿐 아니라 라면에 과다하게 들어있는 나트륨

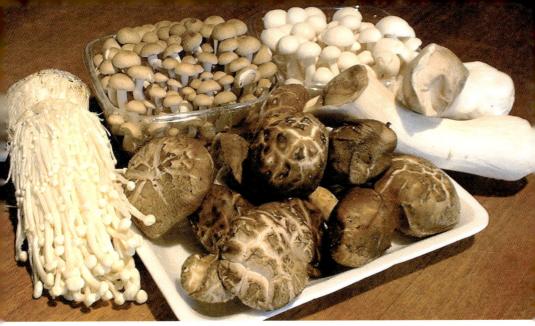

출처 Wikipedia

이 체내에 축적되는 것을 낮춰줄 수 있어 건강에 도움이 된다. 팽이버섯의 구아닐산 성분은 동맥경화나 고지혈증, 심장병 등에 좋은 성분이며 이 외에도 팽이버섯은 고혈압, 당뇨 등의 성인병 예방과 치매예방, 항균 작용, 심장기능강화, 항 종양 효능 등을 가지고 있다.

마지막으로 느타리버섯 역시 가격이 저렴하고 흔해서 많이 먹는 버섯 중 하나다. 갓의 표면이 회색이고, 갓 뒷면의 빗살무늬가 선명하고 흰색을 띠는 것, 줄기가 굵으며, 단단하고 탄력이 있는 것이 좋은 것으로, 살이 연하고 부드러워 쉽게 바스러지는 경향이 있으므로 씻을 때는 물에 흔들어 가볍게 씻어 사용한다. 상하기 쉬운 버섯이므로 오래 보관하지 않는 것이 좋고, 보관을 해야 한다면 물기를 제거한 후 랩에 싸서 냉장 보관하도록 한다. 수분이 많은 버섯이므로 나물 등을 할 때에는 소금을 약간 넣은 물에 살짝 데친 후 물기를 좀 짜고 나서 요리에 이용하면 좋다. 다른 버섯들과 마찬가지로 다이어트에 좋은 식품이며, 지방의 흡수를 낮춰주는 등의 효과로 비만 예방과 콜레스테롤 수치 저하에 효과적이다.

참고로 이외에도 목이버섯, 영지버섯, 동충하초, 석이버섯, 능이버섯, 싸리버섯 등 다양한 버섯들이 우리나라에서 식용되거나 약재로 쓰이는데 모두 약간의 차이는 있지만 비슷한 성분들을 함유하고 있는 건강식품이므로 꼭 비싼 버섯을 먹는다던가, 어떤 버섯을 먹어야 한다기 보다는 다양한 버섯을 입맛과 취향, 상황 등을 고려하여 꾸준하게 섭취하면 좋겠다.

버섯의 왕 송이버섯 이야기

'어젯밤 식지가 동하더니 오늘 아침
기이한 것을 맛 보도다.
본디 배루에서 나는 것과 질이 다르니 복령의 향기가 있도다.'

'고운 몸은 아직도 송화 향기 띠고 있네
희고 짜게 볶아내니 빛과 맛도 아름다워
먹자마자 이빨이 시원한 것 깨닫겠네
말려서 다래끼에 담갔다
가을되면 노구솥에 푹푹 쪄서 맛보리다.'

오색섭생

이 두 편의 시가 무엇에 대한 시인 것 같은가? 바로 송이버섯에 대해 전자는 고려시대 이인로가『파한집』에 남긴 시요, 후자는 조선 초기의 문인이자 학자인 매월당梅月堂 김시습이 지은 시이다. 두 사람 뿐만이 아니다. 고려 말엽의 문인이며 학자인 이규보 역시『동국이 상국집』에 '신선이 되는 가장 빠른 길은 멀리서 찾을 것이 아니라 송이버섯을 먹는 것'이라며 송이버섯을 극찬하는 시를 남겼고, 고려 말의 학자인 목은 이색도 송이버섯을 '처음에는 땅의 힘으로 생겨나지만 자라기는 바람소리와 맑은 이슬만 먹고 자라는 고고한 식물'이라며 송이버섯을 먹으면 그 향기로움에 온몸의 기운까지 평온해 진다고 하였다. 목은 이색의 경우『목은집牧隱集』•에 추석을 앞두고 송이버섯을 보내는 친구에게 고맙다는 편지를 남겼다는 기록도 있는데 그 내용이 다음과 같다.

'송산松山 부는 바람 내린 이슬아 정녕 중추中秋 가까운가 보구나
붉은 옥玉의 진액 좋은 모양 이루어 흘러갈 듯 매끄럽구려
늙어 병든 몸 입맛을 잃지 않아 나 스님을 찾아 고상高尙히
지내고저.'

• 『**목은집(牧隱集)**』: 고려말과 조선초의 학자이자 정치가였던 이색의 시문집. 이색의 호가 목은이었다. 이색의 사후 아들 종선에 의해 1404년 태종 4년에 간행되었다. 문학작품으로서의 가치와 함께 고려말 지식인 사회와 정치사회를 파악하는 귀중한 사료다.

대체 송이버섯이 무엇이기에 당대의 내로라하던 문인 겸 학자들이 하나같이 시까지 지어 찬탄을 금치 못했을까?

소나무 아래서 자라는 송이버섯은 버섯 중에서도 그 향과 맛이 뛰어나고 독특하여 예로부터 많은 사랑을 받으며 귀이 대접받았다. '일 송이, 이 능이, 삼 표고, 사 석이'라는 말이 있을 정도로 버섯중의 버섯으로 꼽혔는데, 허준의『동의보감』에서도 '향기롭고 산중 고송의 송기를 빌려서 난 것이라, 나무에서 나는 버섯 가운데 으뜸이다'라고 했으며, 조선시대 편찬된『증보산림경제』에도 송이버섯을 산나물과 채소 중 으뜸으로 신선만이 먹을 정도로 품격과 맛이 뛰어나다는 뜻으로 '채중선품菜中仙品'이라고 소개하고 있다.

비단 우리나라뿐 아니다. 중국과 일본에서도 송이버섯은 매우 귀한 대접을 받았는데 일본의 오가와 박사는『송이의 생물학』이란 책에서 송이버섯을 '하인의 입에는 맞지 않다'고 했으니 음식재료 중에 왕이나 귀족처럼 대접받는 음식이 있다면 바로 송이버섯일 것이다.

송이버섯이 이러한 대접을 받는 데에는 여러 가지 이유가 있는 것 같다. 맛과 향이 너무 뛰어난 것도 이유의 하나지만 소나무 아래에서 주로 서식한다는 특징과 채취가 그리 많이 되지 않는다는 희소성 등이 송이버섯을 더욱 가치 있게 만들어 주었을 것이다. 중국의 경우 소나무를 모든 나무의 으뜸으로 치고, 우리나라의 경우엔 소

오색섭생

나무를 절개의 상징으로 여기며, 또 장수를 상징하는 십장생의 하나로 꼽았다. 일본 역시 소나무에 신들이 머문다고 여겼으니 옛 사람들 생각에 소나무 아래서 소나무의 정기와 영기를 먹고 자라는 송이버섯 역시 그 기운과 상징성과 무관하게 여겨지지 않은 듯하다. 또 송이버섯은 쉽게 접할 수 있는 버섯은 아니어서 가난한 사람은 먹기 힘들었으니 귀한 사람만이 먹을 수 있는 귀한 음식으로 자연스럽게 인식되진 않았을까?

안타깝게도 송이버섯은 현재에도 인공재배가 어려워 값이 비싼 식재료다. 오직 자연의 손에 맡길 수밖에 없어 해마다 채취할 수 있는 시기나 수량도 달라 사람들의 애간장을 태운다. 보통 추석을 전후하여 20~30일이 자연산 송이버섯을 채취할 수 있는 기간이니 채취기간도 그리 길지 않은 편이다. 그러니 자주 섭취할 기회가 없는 송이버섯을 산다면 더욱 제대로 골라서 먹어야 후회가 없을 것이다. 보통 송이버섯은 가을 송이를 더 쳐주는데 길이는 8cm 이상으로 갓이 펴지지 않아 갓의 둘레가 자루보다 약간 굵으며, 갓의 두께가 도톰하고 단단한 것, 색은 은백이 선명한 것, 자루는 길이가 짧으면서도 굵기는 균일하게 굵은 것, 들어보았을 때 무겁고 단단한 것을 상품으로 친다. 갓이 우산처럼 펼쳐진 것은 향기가 적어 좋지 않고, 살이 푸석하고, 벌레 먹어서 구멍이 난 것도 좋지 않으니 피해서 구입해야 한다.

WHITE

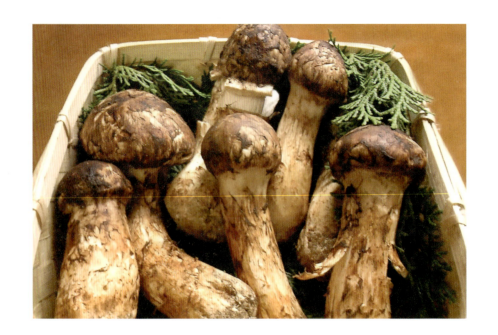

송이버섯

'버섯의 왕' 송이버섯. 주로 소나무 밑에서 자라며, 맛과 향이 일품이다.
출처 Wikipedia

    손질도 조심스럽게 해야 하는데 먼저 흙이 묻어있는 기둥 부분을 칼로 도려낸 후 향기가 날아가지 않도록 물에는 씻지 말고 깨끗한 행주 등을 물에 적신 후 꼭 짜서 갓 부분부터 조심스럽게 닦아 준 후 사용하도록 한다. 물에 씻어 사용하려면 오래 물에 담가두어서는 안 되고 빠르게 씻어 건져낸다. 씻은 후에는 굳이 누런색의 껍질을 벗겨 사용할 필요 없이 그대로 머리 쪽에 칼집을 내어 쭉쭉 갈라서 요리에 쓰면 된다. 공기 중에 놔두어도, 껍질을 벗겨 놓아도 향기가 날아가 버리므로 손질을 한 후에는 바로 조리하는 것이 좋다. 보관 시에는 신문지에 싸서 냉장보관하며 습기를 없애주도록 한다. 햇볕에 말리면 좀 더 오래 두고 먹을 수 있다.

송이를 먹는 방법은 다양하다. 생으로 먹어도 좋고, 살짝 구워 먹거나 국, 전, 산적, 전골, 찜 등의 각종 요리에 이용하기도 하며, 송이를 넣은 버섯 밥을 지어 먹어도 일품이며, 차나 술 등을 담가 먹기도 한다. 단, 송이요리를 해 먹을 때에는 가열 시간을 되도록 짧게 하고 파, 마늘, 고추 등의 양념을 너무 많이 넣으면 송이의 맛과 향, 식감 등을 제대로 즐길 수 없으므로 조금만 사용하도록 한다.

맛과 향이 워낙 뛰어나 그것만으로도 주목을 받는 식품이므로 혹시 영양이 덜 할지 모른다고 생각할지 모르지만 송이버섯은 영양 면에서도 매우 훌륭한 식품이다. 고단백질 식품으로 16여 가지 유리 아미노산이 다량 함유되어 있고, 불포화지방산, 비타민 B_2, 비타민 C, 프로비타민 D, 칼슘, 인, 철, 나트륨, 칼륨, 망간 등의 미네랄도 일반 버섯류에 비하여 많이 포함하고 있다. 특히 칼륨은 느타리버섯의 약 10배, 양송이버섯의 약 40배, 목이버섯의 약 3배 정도나 된다. 물론 식이섬유도 다른 버섯들에 못지 않은 양이 들어 있다. 대표적인 효능으로는 혈중 콜레스테롤을 저하시켜주고 고혈압, 동맥경화, 심장병 등 성인병 예방 효과 및 항암작용, 항 종양작용, 위와

장 기능 강화, 혈액순환 촉진, 손발 저림 증상 완화, 기력 회복, 식욕증진, 피로회복 등이 있다.

오감을 즐기는 천하일미에 영양까지 풍부한 송이버섯, 갑자기 '송이 밭은 시집 간 딸에게도 안 가르쳐준다'는 옛 속담이 떠오른다.

맵고도 달콤한 로컬 푸드, 양파

'식사법이 잘못되었다면 약이 소용없고,
식사법이 옳다면 약이 필요 없다.'

- 고대 아유르베다 속담

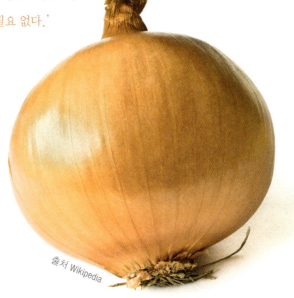

출처 Wikipedia

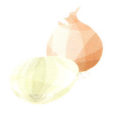

푸드 마일리지 food mileage 를 아십니까?

평균 수명 100세 시대를 눈앞에 둔 현재와 달리 과거 인간의 수명은 훨씬 짧았다. 40~50살에 죽는 일이 허다해 60~70살까지만 살아도 장수하는 것으로 보았다. 의과

WHITE
343

학이 발달하지 않아 질병에 걸리면 속수무책인 경우가 많았고, 제대로 먹지 못하는 사람이 많아 기본적으로 영양부족 등을 안고 있어 건강상 취약했을 터이니 당연하다면 당연한 일이다. 그러나 질병 및 사고에 대한 치료와 전염병 등에 대한 치료약 부재, 식량 부족, 힘든 노동 등이 문제였지 먹거리 자체의 질적인 면에서는 과거의 먹거리가 훨씬 훌륭한 측면을 가지고 있다. 일단 농약, 화학비료 등을 치지 않았으니 대부분의 먹거리가 유기농이었고, 저장기술이 발달하지 않아 주로 제철 과일, 제철 채소를 먹었으며, 화학조미료로 간을 하지 않았고, 교역이 활발하게 이루어지지 않아 수입농산물이 별로 유통되지 못했으니, 생각해 보면 현대인들이 건강을 위해 돈을 더 주고라도 구입하는 웰빙 식품, 건강식품들이 과거 사람들의 먹거리였다. 그러고 보면 문명이 발달했다고 꼭 좋은 것만은 아닌 것 같다. 과거에는 자연스럽게 이루어졌던 일들이 이제는 식재료를 구입할 때마다 유기농인지 수입 농산물인지 일일이 확인하고 그에 따른 대가를 주는 수고를 해야만 얻을 수 있고, 건강을 지킬 수 있게 됐으니 말이다.

그래도 건강을 위해서라면 필요한 수고는 해야 하는 법이다. 그런 의미에서 푸드 마일리지에 관심을 가져 볼 필요가 있다. 푸드 마일리지란 식품이 생산, 운송, 유통 단계를 거쳐 소비자의 식탁에 오르기까지 소요된 거리를 말하는 것으로, 이동거리(km)에 식품수송

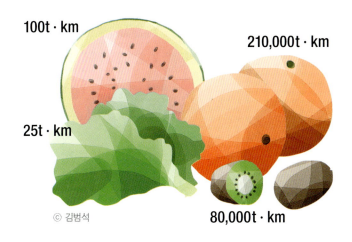

ⓒ 김범석

량(t)을 곱해 푸드 마일리지의 값을 산출한다. 예를 들어 2t의 식품을 50km 떨어진 위치로 수송했다면 푸드 마일리지는 2t × 50km를 계산하여 따라서 100t · km가 된다. 푸드 마일리지가 클수록 식품의 신선도가 떨어지는 것은 물론 그 과정에서 식품의 손상이나 상함을 방지하기 위해 화학물질 등이 첨가됐을 가능성이 높아져 가급적 푸드 마일리지가 짧은 식품을 구입하는 것이 건강을 위한 지혜다. 수입 농산물은 해외에서 들여오는 것이므로 당연히 푸드 마일리지 값이 크고 국내에서 생산된 농산물은 푸드 마일리지 값이 해외 농산물에 비해 작다. 비단 건강뿐 아니라 푸드 마일리지는 환경적으로도 중요한 의미를 가진다. 푸드 마일리지 값이 큰 농산물들은 먼 거리를 이동해 오는데 주로 선박이나 비행기 등 탄소배출량이 많은 이동수단을 사용할 수 밖에 없어 지구온난화를 가속시킨다. 지

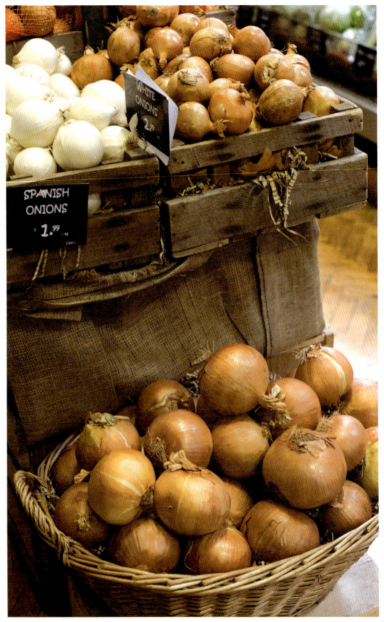

출처 flickr.com/stone-soup

오색섭생

구가 뜨거워지건 말건 무슨 상관이랴 싶겠지만 건강하지 못한 지구에 사는 생명체가 건강해질 리 없다. 이미 점점 오염되어 가는 공기나 환경호르몬 등은 생태계를 교란시키고 인간의 내분비를 교란시켜 질병 등에 취약하게 만들며, 생식 기능 저하, 기형, 성장 장애, 암 등 여러 질병과 질환 등을 유발하는 원인이 되고 있다. 상추, 깻잎 등 농산물에서 검출되는 살균, 살충제같은 농약의 상당수도 환경호르몬에 속한다.

이래저래 결국 푸드 마일리지가 적은 음식을 섭취해야 건강을 지킬 수 있다는 결론이 나는데, 그래서 시작된 것이 바로 로컬 푸드 구매운동이다. 로컬 푸드란 장거리 운송을 거치지 않은 지역 농산물, 즉 소비지로부터 가까운 곳에서 생산되는 농작물을 말하는데, 소비자는 신선한 식품을 먹을 수 있어 좋고, 생산자는 유통비를 줄일 수 있어 누이 좋고 매부 좋은 운동이다.

나는 이 로컬 푸드를 섭취해야 한다고 적극 주장하는 바이다. 같은 상추를 먹더라도 서울에 거주하는 사람이라면 기왕이면 서울 근교에서 재배되어 빠른 시간 내에 수송되는 상추를 먹고, 비싼 수입산 과일을 먹을 바엔 우리나라 땅에서 재배된 싸고 맛있는 제철 과일을 먹는 것이 건강을 위해선 바람직하다. 그래서 이 책을 구성 할 때에도 되도록 우리나라에서 재배되고 쉽게 구할 수 있는 식품 위주로 컬러 푸드를 선정했다. 그러나 현실적으로 로컬 푸드 섭취를 완

WHITE

347

벽하게 할 수는 없다. 시장에 나온 식품이 거주지 근처에서 재배된 것인지 여부를 확인하기 쉽지 않고, 기왕이면 다홍치마라고 거주지 근교 재배지에 직접 가서 구매하여 섭취할 수 있는 시간적 여유를 가진 사람도 많지 않다. 그렇다면 너무 부담 갖지 말고 현실적으로 가능한 실천이라도 하는 것이 좋지 않을까 한다. 적어도 다른 나라에서 비행기를 타고 오는 식품보다는 국산 농산물을 이용하는 것 정도는 할 수 있지 않을까? 이 실천만으로도 입으로 들어갈지 모르는 환경 호르몬을 꽤 줄일 수 있을 것이다. 우리 땅에서 나는 농산물도 농약 등에서 완전히 자유롭지는 않겠지만 적어도 바다건너 물건너 오는 오렌지에 뿌려지는 환경호르몬 보다는 우리 땅에서 나는 제철 과일 귤이 더 안전할 것이다. 더구나 우리 땅의 과일과 채소 등은 세계 어디에 내놔도 그 맛이 뒤떨어지지 않는다. 또 여건이 된다면 상추나 깻잎 등을 직접 가꾸어 먹어 푸드 마일리지를 제로에 가깝게 한다면 그야말로 완벽한 로컬 푸드의 섭취가 될 것이다.

양파 이야기를 해야지 왜 푸드 마일리지, 로컬 푸드 이야기를 하는지 의아한 분들이 계실 것이다. 푸드 마일리지, 로컬 푸드가 음식으로 건강을 도모하고자 하는 분들이 꼭 알아야 할 이야기이기도 했거니와 양파가 푸드 마일리지, 로컬 푸드에 딱 알맞은 음식이기도 하기 때문이다. 마늘이며 김치 등 오래 전부터 우리 곁을 지키며 우리 국민들의 건강을 지켜왔던 한국을 대표하는 식품들조차 수입산이 넘쳐나는 지금, 양파는 수입을 거의 찾아보기 힘든 우리 땅에서 나고 대부분 우리 땅에서 소비되는, 요즘에는 보기 드문 경우의 식품이기에 겸사겸사 푸드 마일리지와 로컬 푸드 이야기로 양파 이야기를 시작하였다. 자, 그럼 우리 땅에서 나기에 더욱 안심하고 먹을 수 있는 양파이야기를 본격적으로 시작해 보자.

양파의 역사와 이름에 얽힌 이야기들

워낙 우리 식탁에 양파가 자주 오르다보니 양파가 아주 오래 전부터 우리 땅에서 재배된 농작물로 여겨질 수 있지만 사실 양파가 우리나라에서 재배되기 시작한 것은 그리 오래되지 않았다. 정확하지는 않지만 조선 말기쯤에 미국이나 중국 또는 일본에서 들어온 것으로 보이니 우리 땅에서 오랜 역사를 함께한 마늘 등에 비하면 신참이라고 불러도 될 만큼 재배역사가 짧은 작물이다. 그럼에도 이제는 마치 터줏대감처럼 찌개, 찜, 탕, 볶음, 전, 나물, 장아찌, 김치 등의 거의 모든 한식요리에 다양하게 들어가니 우리나라 음식과의 어울림과 궁합이 참 좋은 식재료라 할 수 있다.

우리나라에서의 역사가 짧다고 인류의 양파 재배 역사까지 짧은 것은 아니다. 양파는 고대 이집트시대부터 섭취된 뿌리 깊은 농작물이다. 고대 이집트 피라미드의 벽화에는 마늘과 함께 양파 역시 피

WHITE

349

라미드를 쌓는 노동자들에게 먹였다는 기록이 남아있으며, 그리스에서는 기원전 7~8세기부터 양파를 재배해서 사용했으니 인간의 식생활에서 아주 오랫동안 널리 사용된 가장 친숙한 식재료 중 하나라고 하겠다. 고대 페르시아에서는 양파의 매운 맛 때문인지 부적으로도 사용됐다고 한다. 유럽에서는 중세시대에 유럽전역에서 재배되었다. 재미있는 것은 이렇게 오랜 시간 인간과 함께 한 양파이건만 아직 원산지가 밝혀지지 않았다는 것이다. 아직도 양파의 야생종이 발견되지 않아 정확한 원산지는 모르고 그저 중앙아시아 또는 지중해 연안이 원산지일 것이라고 추측하고 있을 뿐이다. 아마도 재배가 너무 오래전에 이루어지다보니 야생종이 다 사라지진 않았나 상상의 나래를 펼쳐본다.

양파의 이름에 얽힌 이야기도 재미있다. 양파의 영어명인 'onion'은 커다란 진주라는 의미를 담고 있는데 백색종의 양파가 진주를 연상시킨다는 데서 그러한 이름이 붙여졌다고 한다. 우리나라의 경우 일부지방에서 양파를 '옥파'라고 부르기도 하는데 '둥근 파'라는 의미로 파와 유사한 성질을 가지고 있어 과거에 그리 부르던 것이 일부 지방에 그대로 남아있는 모양이다. 북한에서도 양파를 옥파라고 부른다고 한다. 지금의 양파라는 이름은 서양에서 온 파라는 의미로 양파라고 부르게 된 것이다.

오색섭생

이중적인 맛을 가진 양파의 건강 비밀

우리가 먹는 양파는 뿌리채소일까? 뿌리채소가 아닐까?

언뜻 생각하기에는 양파가 땅속에서 자라나므로 뿌리채소 같지만 사실 양파는 짧은 줄기 둘레에 많은 영양분을 저장하고 있어 비대해진 잎이 빽빽하게 자라서 된 땅속줄기로 비늘줄기채소에 속한다. 즉, 우리가 섭취하는 부분은 양파의 뿌리가 아닌 잎이 영양과잉으로 커지며 서로 들러붙듯이 겹겹이 포개져 된 비늘줄기 부분으로 사람들이 양파를 두고 까도, 까도 계속 나온다고 말하는 양파의 속살 부분은 다른 식물로 치면 잎이나 줄기인 셈이다. 양파의 뿌리는 바로 우리가 섭취하는 비늘줄기 부분 아래 수염처럼 달려있는 잔뿌

출처 Wikipedia

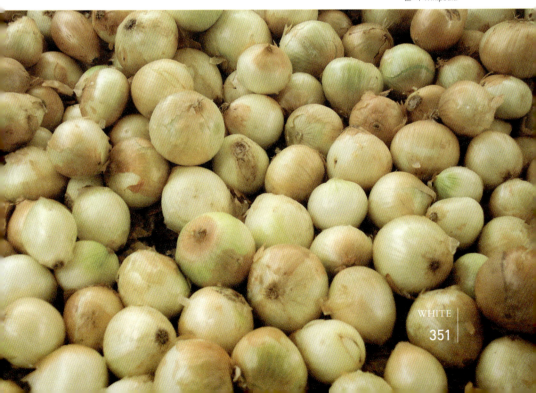

리 부분이다.

비록 뿌리채소는 아니지만 양파는 땅의 기운과 영양분을 뿌리채소만큼 가득 가지고 있다. 파종하고 7~10개월 비교적 오랜 시간 무르익도록 땅 속에 두어야 수확되는 농산물이기 때문이다. 상추처럼 쑥쑥 자라나서 집에서 키우거나, 언제든지 심고 수확할 수 없으니 농부들의 노고가 큰 작물이기도 하다. 보통 3월에 파종한 양파는 9월에 수확되고, 가을에 파종한 양파는 이듬해 여름에 수확이 가능하니, 해마다 3~4월이면 양파의 물량이 적어 양파 값이 치솟는 것도 바로 양파의 재배기간이 길기 때문에 벌어지는 일이기도 하다.

어떤가, 이런 이야기를 알고 나니 시장이나 마트에서 흔하게 보는 양파가 좀 소중해 보이지 않는가? 건강식품으로서의 양파 이야기까지 듣고 나면 더욱 양파가 다르게 보일 것이다.

알다시피 양파의 모양새는 둥글며 막처럼 아주 얇은 자주색이나 갈색빛이 도는 껍질을 가지고 있다. 이 껍질을 벗겨내면 속살이 드러나는데 품종에 따라 흰색, 노란색, 자줏빛의 붉은색으로 색이 다르고, 맛으로는 단양파와 매운 양파로 나뉘며, 모양으로는 둥근 것과 납작하게 둥근 것이 있다. 우리나라에서는 홍색 양파보다는 매운맛이 적당한 흰색이나 단맛이 강한 황색 양파가 많이 쓰이는데 생으로도 먹고 장아찌 등을 담가 먹기도 하며, 찌개요리, 볶음요리, 부침요리, 찜요리, 무침요리 할 것 없이 다양한 요리에 사용하고 있다. 중국과 인도 요리에서도 양파는 빠질 수 없는 식재료로 인도의 경우 양파는 요리의 기본재료로 카레는 물론이고, 페이스트 형태로 만들어 많은 요리에 사용하고 있다. 서양의 경우에는 양파를 향신료로 많이 쓰는데, 그 외에도 수프를 만들거나 피클을 만들어 먹고, 생선이나 고기 요리에 곁들여 먹는다. 색깔이 고운 홍색 양파는 매운 맛이 강한데 얇게 썰어 다른 채소들과 함께 샐러드 등에 많이 사용해 먹는다.

차이는 있지만 모든 양파 종류는 톡 쏘는 자극적인 냄새와 매운 맛을 가지고 있다. 그런데 신기하게도 양파를 까거나 썰 때는 눈물이 날 정도의 강한 냄새가 나지만 삶거나 볶는 등 열을 가해 익히게 되면 언제 눈물을 쏟게 만들었냐는 듯 양파의 강한 냄새는 사라지고 달달한 단맛이 난다. 마치 지킬 박사와 하이드처럼 정반대의 향과 맛을 보여주는 양파의 이 변신은 바로 양파가 가지고 있는 이황화프로필알릴과 황화알릴 등의 화합물 때문이다. 이 성분들은 열을 가하면 대부분 기화되기 때문에 강한 향은 사라지게 되고, 기화되지 않고 남은 성분은 분해되어 설탕의 몇 십 배의 단맛을 내는 메틸머캡탄methyl mercaptan이나 프로필멜캅탄propyl mercaptan으로 변화되기 때문에 요리과정에서 열에 노출된 양파는 단맛을 내게 된다. 이런 특성 때문에 양파는 설탕 대용으로 사용되기도 하는데, 중요한 것은 양파의 이러한 맛의 변화가 아니라 맛의 변화를 일으키는 성분들이

WHITE

353

가지고 있는 건강의 비밀이다.

양파가 건강음식으로 각광을 받는 중요한 이유는 자극적이고 강한 매운 냄새와 맛을 내는 이황화프로필알릴과 황화알릴 등의 화합물이 소화액의 분비를 촉진하여 소화를 돕고 이뇨작용이 있어 부종 등에 효과가 있기 때문이다. 살균과 항균 작용이 뛰어나 디프테리아, 결핵균, 이질균, 포도상구균 등에 대해 항균 작용을 함으로써 질병을 예방하고 혈액순환 개선에 효과적이어서 고혈압, 동맥경화, 협심증, 심근경색, 뇌졸중, 당뇨병 등 성인병의 예방에 좋다. 항암 효과도 매우 뛰어난 것으로 알려져 있는데 유방암과 피부암 등 여러 암에 대해 예방효과 뿐 아니라 암세포의 자살을 유도하는 것으로 연구되었다. 또한 비타민 B_1의 체내 흡수율을 높이는 작용도 해서 신진대사를 촉진하며, 체내 콜레스테롤의 축적을 억제하고, 피로를 회복시키며 신경을 안정시키는 효과까지 가져온다. 참고로 열을 가하면 이황화프로알릴과 황화알릴 성분 등이 기화되므로 몸에 좋은 이 성분들을 많이 섭취하기 위해서는 양파를 생으로 섭취하는 것이 좋다.

이외에도 양파에는 비타민 A, 비타민 B_1, 비타민 B_2, 비타민 C 등의 각종 비타민과, 탄수화물, 단백질, 인, 칼슘, 칼륨, 엽산, 철분, 지질, 회분, 니아신, 나트륨 등이 함유되어 있어 자양강장, 위장 기능 강화, 항산화, 혈전예방, 혈액개선, 혈중 유해물질과 독성의 제거, 다이어트, 성인병예방, 항암 등에 효과가 있다.

양파의 다양한 쓰임새

좋은 양파는 모양이 둥글거나 둥글면서 약간 넓적하고 굵기는 굵으며 단단한 것, 들어봤을 때 무게감이 있는 것이다. 껍질은 윤기가 있고 붉은 기가 있으면서 잘 마른 것이 좋고 껍질을 깔 때 잘 벗겨져야 한다. 싹이나 뿌리가 난 것은 맛이 떨어지므로 피하고, 꼭지가 두껍고 딱딱한 심이 있는 것은 고르지 않는다. 특히 눌러봤을 때 물컹한 것은 심이나 비늘줄기 부분이 썩은 것이므로 절대 선택하지 않는다. 양파 고유의 매운맛과 향기가 너무 약한 것도 좋지 않다.

수분이 많은 양파는 저장성이 그리 좋은 식품이 아니므로 되도록 적당한 양을 자주 구입해서 바로바로 쓰는 것이 좋지만 부득이하게 저장을 해야 할 때에는 망사자루나 종이봉투에 넣어 서늘하고 그늘지며 바람이 잘 드는 곳에서 보관하도록 한다. 이때 온도가 0°C 정도이면 더 오래 보관할 수 있다. 참고로 햇양파는 완숙한 양파보다 더욱 저장성이 나쁘므로 가능한 빨리 사용하도록 한다.

이러한 양파는 잘 사용하면 보다 맛있는 음식을 먹을 수 있고 건강까지 지킬 수 있다. 감자의 경우 껍질을 벗겨두면 감자에 들어있는 일부 성분에 의해 금방 갈변이 일어나 보기 안 좋아지는데 이때

WHITE

적당히 자른 양파를 감자와 함께 넣어두면 갈변이 잘 일어나지 않는다. 또 육류나 생선 요리에 양파를 사용하면 양파 특유의 향과 매운 맛이 냄새를 잡아줌은 물론 육질을 부드럽게 해서 맛까지 향상시키므로 고기를 재어 둘 때나 생선 찜 등을 할 때 양파를 사용하면 좋다. 또 양파의 단 성분은 과다한 설탕의 섭취를 낮출 수 있는 아주 좋은 대안으로 요리 시 설탕을 줄이고 양파를 넣으면 충분히 설탕의 단맛을 대신할 수 있어 건강에 유익하다. 만약 썬 양파가 너무 많이 들어가는 것이 보기에 어울리지 않는다면 양파를 갈아 즙을 내어 사용하면 되는데 고기를 잴 때나 닭볶음탕 등을 할 때 양파 즙을 내어 양념장에 섞어주거나, 김치 등을 담글 때도 양파를 갈아 넣으면 맛도 좋아지고 영양도 좋아지니 권하는 바이다.

사람을 닮고,
사람을 살리는 인삼

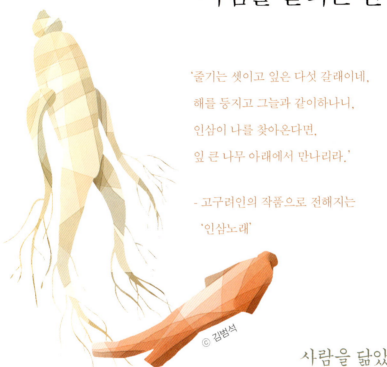

'줄기는 셋이고 잎은 다섯 갈래이네,
해를 등지고 그늘과 같이하나니,
인삼이 나를 찾아온다면,
잎 큰 나무 아래에서 만나리라.'

- 고구려인의 작품으로 전해지는
  '인삼노래'

ⓒ 김범석

사람을 닮았다

무협소설을 읽거나 무협영화를 보다보면 인간이 가진 상상력의 기발함에 놀라기도 하지만 때로는 그 황당무계함에 웃음이 나오기도 한다. 축지법을 쓰고, 장풍을 날리고, 천지를 뒤흔드는 사자후 정도는 기본이요, 칼질 한번 주먹질 한번으로 산을 무너뜨리고 마치 하늘을 나는 것처럼 천애절벽을 날아오르고, 물 위를 발끝하나

WHITE

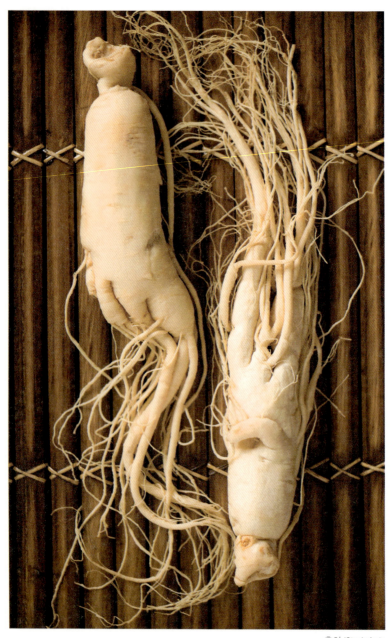

출처 iStockphoto

오색섭생

안 적시고 미끄러지듯 건너가며, 나이를 아무리 먹어도 20대의 아름다운 모습과 건강한 신체를 유지하는 무림 고수들이 넘쳐나는 이야기는 과장이라는 측면에서는 그 어떤 할리우드 액션 영화나 히어로물도 따라오기 힘들 정도다.

도저히 현실적으로 실현 불가능하고 허무맹랑한 이야기들이 꾸준히 집필되고 읽혀지는 이유에 대해 생각해 봤다. 오락성이 짙어 재미있고, 가볍게 킬링 타임용으로 읽기에 부담이 없다는 누구나 다 아는 장점 외에 무엇이 더 있을까 싶었지만 의외로 숨겨진 코드를 발견할 수 있었다. 바로 인간의 근본적인 열망과 소망에 대한 코드다. 무협의 주인공 및 등장인물들은 신처럼 강해지고 싶은 열망과 불노불사하고 싶은 인간의 근원적인 소망이 마치 실현 불가능한 것이 아닌 것처럼 느껴지게 만드는 묘한 힘을 가지고 있어 대리만족의 힘이 큰 것이 아닌가 하는 개인적인 소견이다.

불노불사하면 빠질 수 없는 것이 바로 영약이다. 진시황제가 불노불사의 명약을 찾기 위해 사방천지로 수하들을 내몬 것은 유명한 이야기다. 비단 진시황제의 이야기뿐 아니라 동서양의 수많은 신화와 전설에는 신들만을 위한 불노불사의 음식들이 등장하곤 한다. 그래서인지 무협에도 신기한 영약들이 참 많이 등장한다. 천년 묵은 하수오라든지, 한 방울만 입에 묻혀도 건강해지고 한 모금을 마시면 모든 혈관이 젊어지는 공청석유라든지. 이러한 영약들은 죽어가

WHITE

는 사람도 살리고 노인을 다시 어린아이로 되돌리기까지 하는 것으로 묘사되곤 하는데 이러한 영약 중에서도 가장 대표적인 것이 바로 인형설삼이란 것이 있다. 무협소설 용어사전에 의하면 산삼이 천년쯤 자라면 영험한 기를 갖게 되어 사람의 형상을 하게 된다고 해서 붙여진 이름인데 소설 속에서 보면 눈 내린 깊은 산속, 사람의 손이 오랫동안 닿지 않은 곳에서 어린아이가 뛰어노는 모습에 놀라 쫓아가 보니 인형설삼이 발견되는 식으로 많이 등장한다.

상식적으로 산삼이 아무리 오래 되어도 사람 모습을 한 채 뛰어다닐 수는 없는 노릇이지만 무협에 등장하는 수많은 영약들 중에서도 이 이야기는 묘하게 설득력이 있어 보이는 것이 아무래도 산삼이 실제로 존재하는 약재이며, 사람의 모습을 닮은 생김새를 가지고 있고, 약효 또한 만병통치약으로 불릴 만큼 효험이 있으며, 예로부터 하늘이 정한 사람만이 산삼을 발견할 수 있다고 말할 만큼 오래된 산삼의 발견이 어렵기 때문이 아닐까 싶다. 어디 발견뿐인가? 오래된 산삼의 가격은 부르는 사람 맘이라 할 정도로 때로는 몇 천만 원에서 1억 원을 호가하는 것들도 있는데, 값도 값이지만 공급물량 자체가 적어 돈의 액수와는 상관없이 사고 싶어도 살 수 없는 경우도 많아 산삼의 주인은 따로 있다는 말이 있을 정도다. 그야말로 하늘이 내리고 하늘이 키우고 하늘이 숨겨뒀다가 적당한 때에 적당한 사람의 손을 거쳐 적당한 주인에게 먹이는 음식이 산삼이 아닐까

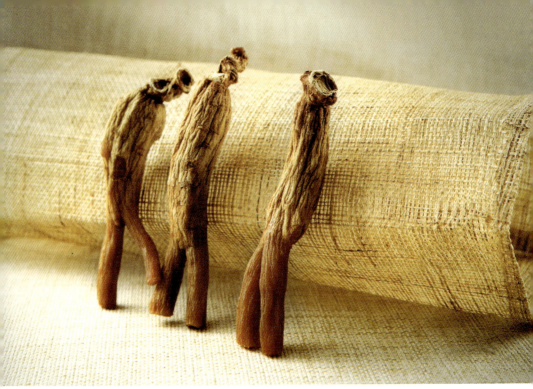

출처 iStockphoto

라는 생각이 드니 무협의 인형설삼은 이러한 산삼의 특별함을 약간의 과장과 함께 반영한 모양이다.

그렇다면 일평생 산삼 구경하기도 힘든 일반인들은 몸에 좋은 산삼을 그림의 떡처럼 여기며 그저 부러워만 해야 할까?

하늘이 그렇게 박정하지만은 않다. 무협소설에서야 인형설삼을 얻는 이가 정해져 있지만 현실세계에서는 산삼을 대체할 수 있는 아주 훌륭한 식품인 인삼이 있다. 몇천만 원을 호가하는 산삼을 상대적으로 엄청나게 저렴하다고 할 수 있는 인삼이 어떻게 대체할 수 있느냐고 생각한다면 모르시는 말씀이다. 사실 산삼도 크게 보면 인

WHITE

삼의 한 종류에 속하기 때문이다. 말이 나온 김에 인삼의 종류를 살펴보면 재배된 것이냐 야생에서 자란 것이냐에 따라 우선적인 구분이 가능한데 재배된 것을 보통 인삼이라 부르고 야생에서 자연적으로 자란 야생인삼을 산삼이라고 부른다. 장뇌삼도 있는데 장뇌삼은 산삼의 종자를 채취하여 인위적으로 깊은 산속에 씨를 뿌린 후 야생상태로 자라도록 재배하는 산삼으로 워낙 귀하여 구하기 힘든 자연산 산삼을 좀 더 손쉽게 얻을 수 있도록 개발된 방법이라 하겠다.

재배된 인삼은 다시 가공방법 등에 따라 여러 가지로 구분된다. 밭에서 수확한 그대로의 인삼은 수삼이라 하며, 수삼의 표피를 칼로 제거하여 건조시킨 것을 백삼이라 하며, 수삼의 잔뿌리는 미삼, 수삼을 찐 것은 홍삼, 수삼 또는 백삼을 설탕 액이나 꿀에 잰 것을 당삼이라고 한다.

또한 인삼은 재배산지에 따라서 그 명칭을 달리하기도 하는데 우리나라에서 생산된 것은 고려인삼이라 하고, 미국 및 캐나다에서 재배된 것은 미국인삼, 중국의 것은 전칠인삼, 일본의 것은 죽절인삼 등으로 구분하여 부른다. 이중 세계적으로 최고로 치는 인삼은 우리나라의 고려인삼으로 해외에서도 다른 인삼과 구분하여 부르는데 일본에서는 조선인삼이라고 부르고, 서양에서는 'Korean ginseng'이라고 부르는 등 인삼 앞에 고려, 조선, Korea를 붙여 우리나라 산임을 확실히 하고 있다. 그러니 천운이 닿아야 손에 넣을 수 있는 산삼에 목메거나 부러워하지 말고 세계에서도 인정받는 인삼을 즐기면 충분히 건강을 지킬 힘을 얻을 수 있겠다. 참고로 전해지는 이야기에 의하면 오랜 옛날 두 형제가 산 속으로 사냥을 갔다가 폭설로 인해 겨울 내내 동굴에 갇혀 지냈는데 우연히 동굴 주변에 사람 모양과 비슷한 인삼을 발견하여 이를 먹으니, 단맛이 나고 피곤하지 않으며 기운이 생겨 겨울을 무사히 보내고 집으로 돌아올 수 있었다고 한다. 눈이 녹아 마을로 돌아 온 형제는 마을 사람들에게 이 약초의 생김새를 전했는데 마치 사람의 몸과 비슷하게 생겼다고 하여 인삼^{人蔘}이라는 이름으로 불렀다 한다. 이외에도 인삼은 귀신같은 효험이 있다고 하여 신초^{神草}로 불리기도 하며, 사람이 받든다는 의미로 인함^{人銜}이라고도 하니 이름만으로도 그 귀함과 효능을 예상할 수 있겠다. 자, 그럼 인간을 닮은 인삼이 얼마나 인간에게 좋은 음식인지 알아보는 재미를 가져보자.

인삼의 사포닌은 특별하다

인삼은 오갈피나무과에 속하는 여러해살이풀로 학명은 *Panax ginseng NEES* 또는 *Panax schinseng NEES*이 쓰인다. 여기서 인삼 속^{人蔘屬}을 나타내는 *Panax*의 어원은 '모든'을 뜻하는 Pan와 '치료하다'는 의미의 acos가 합쳐진 것으로 '만병통치'라는 뜻을 가지고 있

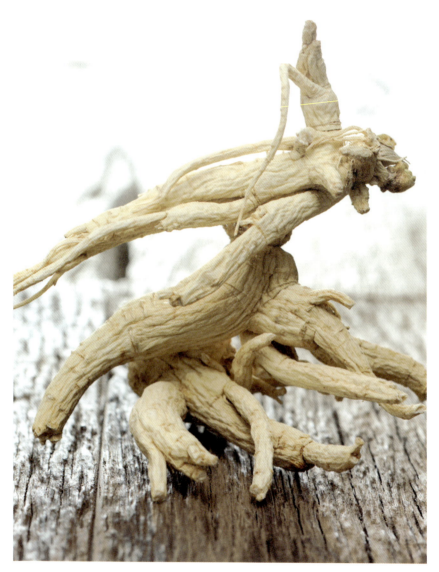

출처 flickr.com/53766310@N02

오색섭생

다. 학명만 봐도 인삼의 효능이 뛰어남을 알 수 있는데, 그중에서도 우리나라의 고려인삼은 다른 인삼들과 비교하여 사포닌의 함유량이 높고 약효가 뛰어나 최고의 인삼으로 인정받고 있다.

인삼의 약리적 효능은 주로 사포닌saponin이라는 특수한 성분에서 비롯된다는 것은 이미 널리 알려진 사실이다. 정확하게 말하면 사포닌은 화학적 배당체配糖體: glycoside라고 부르는 화합물의 일종인데 다른 식물들도 가지고 있긴 하지만 인삼의 사포닌은 다른 식물에서 발견되는 사포닌과는 다른 특이한 화학구조를 가지고 있으며 약리효과도 여타의 사포닌과는 비교할 수 없이 뛰어나 인삼의 배당체란 의미로 인삼Ginseng과 배당체Glycoside를 합쳐 '진세노사이드Ginsenoside'라고 부른다. 우리나라의 고려인삼에는 인삼의 사포닌인 진세노사이드가 20여 가지 이상 함유된 것으로 밝혀졌다. 이에 반해 미국, 중국 등 다른 나라의 인삼에는 진세노사이드가 고려인삼의 절반 정도인 14~15종 밖에 없다.

인삼과 사포닌에 대한 연구는 매우 활발하게 이루어지고 있다. 지금까지 밝혀진 인삼과 사포닌의 효능을 살펴보면 대뇌피질흥분억제, 면역력 증강, 혈당 강하, 자양강장, 항암, 항노화, 해독, 단백질합성촉진, 콜레스테롤 분해, 간세포 보호, 발모 촉진, 심장기능 강화 등에 효과가 있다. 특히 인삼의 피로회복과 면역력 강화, 항암 효과는 주목해야 할 효능이다. 서양에서는 인삼의 기능성을

WHITE

'ergogenic'이라는 말로 표현하기도 하는데 이는 그리스어로 일^{Ergo}과 생산^{Gen}을 합성한 말로 인삼의 피로회복 효과가 높아 일상생활에서 업무를 수행할 때 잠재력을 향상시킨다는 의미를 담고 있다. 좀 더 구체적으로는 운동능력을 좋게 하고, 인지능력을 올려주며, 스트레스와 심리 안정 등에 인삼이 기능적인 역할을 하는 것으로 분석되고 있다.

또한 인삼의 사포닌 등은 인체를 활성화시키는 생리활성물질로 면역력을 증강시켜 각종 질병에 대한 저항성을 높이고 인체를 정상화 시키는 효능을 가지고 있는데 이러한 효능은 암에 대해서도 항암작용을 일으켜 암의 재발을 막을 뿐만 아니라 암 세포의 증식을 억제하는 것으로 알려져 있다. 때문에 현대 의학에서도 암 환자의 치료 시에도 환자가 원할 경우 특별한 경우가 아니면 인삼의 복용을 금지하지 않고 있는데, 인삼을 복용한 환자의 경우 방사선 치료와 항암제의 투여로 인한 부작용을 줄일 수 있다는 견해도 있다.

이처럼 약리 효과가 뛰어난 인삼이지만 짚고 넘어가야 할 부분도 있다. 만약 인삼을 먹고 열이 더 발생해 온몸이 더워지고, 가슴이 답답하거나 심장이 두근거리고, 혈압이 상승하며, 눈이 충혈되거나 피부발진이나 가려움 등이 발생하면 섭취를 중단하도록 한다. 복용만 중단하면 증상은 사라지니 너무 걱정할 필요는 없다. 또한 지병 등으로 항혈액응고제나 항우울제, 호르몬제, 심장약 등을 복용하고 있는 경우에는 인삼의 효능과 상호작용이 일어나 약효를 너무 높일 수 있으므로 이 경우엔 의사와 상의하여 복용하도록 한다. 그리고 인삼을 복용할 때는 커피, 녹차 등의 카페인 음료와 함께 먹는 것을 피하는 것이 좋다.

바이러스와 인삼

인삼과 사포닌에 대한 과학적 연구는 사실 오래 된 것이 아니다. 동양에서는 오래 전부터 인삼의 효능을 믿고 있었지만 과학적으로 그 효과가 본격적으로 연구되고 증명되기 시작한 것은 1950년대로 겨우 60여년 정도 밖에 되지 않았다. 물론 그 전이라고 연구가 전혀 없었던 것은 아니다. 1854년 미국의 게리크스 박사가 인삼으로부터 사포닌 성분을 분리, 파나퀼론Panaquilon이라고 이름 붙임으로써 인삼의 성분 연구는 시작되었고, 그 후 1957년에는 러시아의 브레크만 박사가 『인삼Zhen-Shen』이라는 그의 저서에서 사포닌이 인삼의 유효 성분이라고 말하였으며 1960년대에 이르러서는 일본의 시바타 박사와 다나카 박사가 인삼의 사포닌에 관한 연구를 시작하며 고려인삼의 다양한 사포닌을 분리하고 화학 구조를 밝히는 등 인삼과 사포닌에 대한 연구는 지속적으로 발전하기 시작했다. 현재는 과거보다 활발하게 인삼과 사포닌에 대한 연구가 이루어지고 있는데 아무

WHITE

367

래도 오래전부터 인삼을 복용하고 효능을 믿어왔던 우리나라를 비롯한 중국과 일본 등의 국가에서 활발한 연구가 이루어지는 편이고 상대적으로 미국이나 유럽에서는 적은 편이다.

인삼의 종주국으로 우리나라의 인삼 연구가 보다 체계적이고 과학적으로 이루어져야 하는 이유가 여기에 있다. 아직 다 밝혀지지 않은, 인삼이라는 보기 드문 건강식품의 연구에서 앞서나간다면 우리나라는 인삼에서 얻어낼 수 있는 미래의 질병 치료제를 세계에서 가장 먼저 발견할 수도 있다. 꼭 질병 치료제가 아니더라도 인삼의 연구로 얻을 수 있는 국가적 이익을 생각한다면 우리나라의 과학자들이 좀 더 힘을 내어 분발하길 바래본다.

인삼이 미래의 치료제 또는 질병 예방 식품으로 각광받을 수 있을 것이라는 기대를 보여주는 연구결과가 있어 소개해 보도록 하겠다. 그전에 2002년 겨울 중국에서 시작되어 전 세계를 죽음의 공포로 몰아넣었던 중증 급성 호흡기 증후군인 사스SARS 이야기를 안 할 수가 없다. 벌써 10년이 넘게 지난 일이지만 사스의 공포는 아직도 뇌리에 남아있는 분들이 많을 것이다. 중국은 물론 아시아와 유럽, 북아메리카까지 급속도로 퍼지면서 다음해인 2003년 여름까지 유행한 이 감염성 질병은 당시 무려 8,096명의 감염자를 발생시키고 774명을 죽음으로 몰아넣었다. 원인은 바로 코로나 바이러스의 변종으로 밝혀졌는데 21세기에 발생한 전염병이 속수무책으로 전 세계로 퍼져나간 것도 충격이었고, 발병자 수와 사망자 수가 많은 것도 무척 충격적이었는데 이 사스의 발생 이후로 많은 학자들은 앞으로 인류를 공포로 몰아넣는 질병들의 대부분은 사스처럼 변종 바이러스에 의한 것일 확률이 높다고 경고하기도 했다. 실제로 돌연변이를 일으킨 바이러스의 발견은 계속되고, 돌연변이를 일으킨 바이러스가 일으키는 질병은 보다 치명적이면서 기존의 항체나 치료약이 소용이 없어 변종 바이러스가 발견될 때마다 의학계는 긴장하며 연구를 계속하고 있다.

신기한 것은 사스 발생으로 전 세계가 마스크를 착용하고 다니고 해외입국자들에 대한 공항의 검색이 강화되던 그 당시 사스의 발생지였던 중국과 인접했던 우리나라의 경우 이상하게도 감염자와 사망자가 전 세계 감염자와 사망자의 수에 비하면 극소수에 불과했다는 것이다. 그 원인을 우리나라의 음식문화에서 찾은 사람들이 있었는데 특히 우리나라의 김치와 인삼이 사스를 예방해준다는 의견이 많았다. 그러나 이때만 해도 김치와 인삼의 사스 예방효과는 그저 추측이었을 뿐 과학적 연구가 진행된 것은 아니었다.

이후 8년의 시간이 지난 2010년 국제 인삼 심포지엄에서는 다음과 같은 연구결과가 발표되었다. 미국 에모리 대학의 강상무 박사의 연구발표였는데 인삼이 신종 인플루엔자 바이러스의 치명적 감염에 대한 보호효능을 가지고 있다는 것이다. 또 인삼 다당류 혹은

WHITE

인삼엑기스를 매일 투여한 쥐는 그렇지 않은 쥐에 비해 다른 아류형 인플루엔자 바이러스에 대한 교차 보호효능 개선효과가 있었다는 연구결과를 발표하였다.

아마도 인삼의 뛰어난 면역 효과가 결과적으로 바이러스에 대한 저항성을 가져온 모양인데 이 연구결과가 시사하는 바는 매우 큰 것 같다. 앞으로도 지속적인 연구가 진행되어야 하겠지만 인삼이 단순하게 건강식품에 그치지 않는 약용식품임을 과학적으로 증명하는 또 하나의 발걸음이 될 수 있기 때문이다. 그런 의미에서 인삼을 연구하는 모든 의과학자들에게 '파이팅!'을 외쳐본다.

좋은 인삼 고르는 법

인삼은 재배가 쉽지 않고 터를 타는 식품이다. 입맛이 까다로운 아이처럼, 제 집이 아닌 곳에서는 잠을 못 이루는 예민한 소녀처럼 재배지의 기후나 토질 등 자연환경이 적합하지 않으면 잘 자라나지 않을 뿐 아니라, 자연환경의 적합성에 따라 모양이며, 품질, 약효 등에서 커다란 차이를 보이는 식물학적 특성을 가지고 있다. 우리나라의 고려인삼이 세계 최고의 인삼으로 인정받는 것 역시 이런 자연환경에 기인한 것으로 우리나라의 경우 역사적으로도 인삼의 재배가 오래되고, 인삼이 재배되기에 가장 적합한 토질과 환경을 가지고 있으며, 인삼의 품질과 약효 면에서도 고려 인삼이 가장 뛰어나 우리나라를 인삼의 종주국이라고 부른다.

    또 하나 알아두어야 할 것은 우리나라의 고려인삼과 미국삼, 중국삼, 일본삼 등은 같은 오갈피나무과 인삼속^{Panax}에 속하기는 하지만 더 세분해 들어가면 원식물이 다르다는 것이다. 속된 말로 종자가 다르다고 할 수 있는데 그 증거로 우리나라의 약리성분이 뛰어난 고려인삼이 *Panax ginseng C. A. MEYER*라는 학명으로 불리는데 반해 미국인삼은 *Panax quinquefolium LINNE*, 일본의 죽절인삼은 *Panax japonicum C. A. MEYER*, 중국의 전칠인삼은 *Panax notoginseng(BURK) F. H. CHEN*이라고 불리고 있다. 종자가 다르니 가지고 있는 약효에도 차이가 날 수 밖에 없다. 거기다 인삼의 특성상 약효가 뛰어난 고려인삼을 가져다가 외국 땅에서 재배하기도 어렵고 어떻게 재배한다 치더라도 그 품질이 우리나라 땅

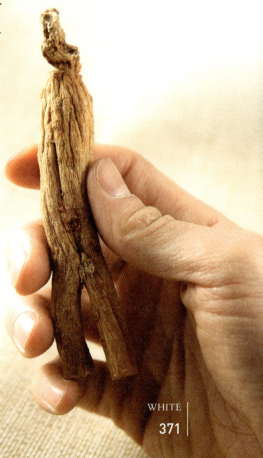

출처 iStockphoto

에서 자란 것과 다르니 인삼을 먹을 양이면 우리나라에서 재배된 고려인삼을 먹는 것이 바람직하다.

이러한 외국의 삼들과 우리나라의 고려인삼의 차이로 인해 인삼의 한자도 구별되고 있다. 고려인삼의 삼은 '인삼 삼蔘' 자를 쓰지만 외국의 삼들은 '참여할 참'이란 뜻과 '석 삼'의 의미를 가진 '參삼' 자를 쓴다. 보통 인삼을 영어로 ginseng이라 쓰고 진생이라고 발음하는데 특별히 우리나라 인삼에 Korea를 붙여 'Korean ginseng'이라고 표기하는 것도 마찬가지 이유다. 오직 우리나라에서 재배된 인삼만을 고려인삼이라 하고 'Korean ginseng'이라고 표기할 수 있다. 참고로 요즘에는 시베리아 인삼이라는 것도 시중에 판매되고 있는 모양인데 이 시베리아 인삼은 오갈피나무과이긴 하지만 인삼속^{Panax}이 아닌 오갈피나무의 일종인 목본식물이 원식물이므로 실제로는 인삼에 속한다고 보기 어렵다.

길게 이야기 했지만 결국 좋은 인삼을 고르는 첫 번째 기준은 한국 땅에서 재배된 고려인삼이 된다는 얘기다. 그러므로 고려인삼을 구입한다는 전제 하에 좋은 인삼을 구입하는 방법을 이야기하도록 하겠다.

먼저 인삼은 이름 그대로 사람의 형태를 닮은 것을 최고로 친다. 사람처럼 머리가 있고, 몸통과 팔 다리가 있어야 하며, 아름다운 사람일수록 전체적인 균형미가 있듯이 인삼 역시 머리와 몸통, 팔 다리가 균형 잡힌 인삼일수록 맛도 좋고 약효도 뛰어나다. 특히 인삼의 머리 부분은 뇌두라고 하는데 이 부분을 잘 살펴봐야 좋은 인삼을 고를 수 있으며 국내산인지 수입산인지 구별이 가능하다. 좋은 인삼은 반드시 뇌두가 제대로 붙어 있어야 하며, 잘리거나 상처가 있어서는 안 된다. 뇌두가 약하거나 잘린 것, 상처가 많은 것은 파삼이라고 하여 좋은 인삼으로 치지 않는다. 그리고 국내산 고려인삼의 경우엔 뇌두가 짧고 굵게 발달한 특징이 있는 반면 중국산 인삼의 뇌두는 크기가 작거나 잘라져 있는 경우가 많으므로 참고하도록 한다.

뇌두 뿐만이 아니다. 인삼은 몸통이나 잔뿌리 할 것 없이 육안으로 보았을 때 끊어지거나 상처 없이 온전하게 캐낸 인삼이 좋은 것이며, 뿌리가 많고 잘 발달되어 있고 눌러 보았을 때 단단해야지 물컹한 느낌이 든다면 좋은 인삼이 아니다. 캐낸 상태 그대로 파는 인삼일 경우엔 인삼 자체가 너무 깨끗하지 않고 흙이 적당히 묻어 있는 것이 좋다. 인삼에 흙이 묻어있지 않거나 인삼에 물을 뿌려서 물때의 흔적이 있는 것은 오래된 인삼일 가능성이 있으므로 주의해 구입하도록 한다. 인삼의 흙을 제거해 씻어보았을 때는 겉껍질이 매끄럽고, 주름이 많이 없으며, 탱탱하고, 깨끗한 흰색을 가지고 있는 것이 좋은 인삼이다.

마지막으로 인삼하면 역시 특유의 짙고 머리가 맑아지는 듯한

WHITE

향을 빼 놓을 수 없다. 인삼을 구입하기 전에는 반드시 이 향을 맡아보아야 하는데 향이 강하고 상큼한 것일수록 좋은 인삼이다. 약간 구린내 비슷한 냄새를 풍기는 인삼은 오래 보관하기 힘든 인삼이므로 피한다.

이렇게 주의를 기울여 구입한 인삼은 손질할 때에도 세심한 손길이 필요하다. 심마니가 산삼을 캐낼 때 잔뿌리 하나라도 다치지 않도록 조심하듯 손으로 박박 문질러 닦지 말고 칫솔을 이용해 살살 문질러 흙을 털어주며 씻어주도록 한다. 인삼의 사포닌 성분은 인삼의 껍질에 보다 많이 함유되어 있으므로 너무 세게 문질러 인삼의 껍질을 너무 많이 벗겨내는 것은 좋지 않다.

인삼을 보관할 때에는 손질이나 가공을 하지 않은 수삼인 경우 수분이 75% 이상으로 상온에 노출되면 곰팡이가 피므로 냉장 보관을 하는데 냉장 보관을 한다 해도 오래두면 곰팡이가 생기므로 가급적 빨리 섭취하는 것이 좋다. 서너 뿌리씩 나눠 신문지 절반 정도에 물을 뿌려준 후 신문지에 돌돌 말아 비닐 팩 등에 넣어 김치냉장고 등의 냉장실에 보관하면 2주 정도 보관 가능한데, 냉장 보관하던 수삼이라 할지라도 한번 상온에 노출되면 수 일 내에 곰팡이가 피므로 냉장 보관하다가 꺼낸 수삼은 다시 냉장 보관하지 말고 바로 사용하도록 한다. 백삼인 경우에는 역시 서너 뿌리씩 신문지에 싸서 통풍이 잘 되는 건조한 곳에 보관하는데 습기의 제거가 백삼의 보존기간을 좌우하여 습기가 없는 곳에서는 1개월에서 1년까지 비교적 장기간 보관이 가능하며, 진공포장을 하여 보관한 경우에는 더 보관이 용이하다. 이미 쪄서 말린 홍삼의 경우에는 수삼과 백삼에 비해 보관성이 좋아 실온에서 보관해도 되는데 건조하고 그늘진 곳에 신문지나 창호지 등에 싸서 보관하면 몇 년 동안 보관해도 약효에 차이가 없다. 참고로 수삼과 백삼을 오래 보관하고 싶다면 썰어서 꿀에 담가 놓으면 꿀이 밀봉의 역할을 대신해 보관기간이 길어진다.

인삼의 변화는 무죄-홍삼

만약 우리나라를 대표할 국가대표급 건강식품, 건강음식을 꼽으라면 당신은 어떤 식품이나 음식을 추천할 것인가? 개인적인 생각엔 완성된 요리로서의 건강음식이라면 아무래도 김치나 청국장이 국가대표로 적합할 것 같고, 요리를 거치지 않은 식재료 자체만으로 평가한다면 인삼이 단연 국가대표감이 아닌가 싶다. 김치나 청국장, 인삼 외에도 몸에 좋은 음식이나 식재료는 많지만 종주국이 대한민국인 김치와 청국장, 그리고 인삼은 오랜 세월 우리 민족의 역사와 함께 한 역사성과 대중성, 거기에 세계 어떤 음식이나 식재료에 뒤지지 않는 건강성까지 확보하고 있으니 말이다.

그런데 여기서 한 단계 더 나아가 누군가 내게 수삼, 백삼, 홍삼,

WHITE

당삼 등 인삼의 가공 상태와 가공법에 따라 가장 추천할 만한 인삼을 묻는다면 나는 한순간도 고민하지 않고 홍삼을 말할 것이다. 개인적으로 암투병 당시 지인의 권유로 홍삼을 섭취하기 시작해 항암제 투여 등으로 지쳐있던 몸에 원기를 보충함으로써 남아있던 암 치료를 견딜 수 있는 힘을 얻을 수 있었고, 그 후에도 지속적으로 홍삼을 섭취함으로써 바쁜 일상으로 인한 피로를 어느 정도 해소하고 있다고 믿고 있기 때문이기도 하지만 무엇보다도 인삼 중에서도 홍삼이 가장 효능이 좋고 부작용도 거의 없어 대부분의 사람이 섭취할 수 있기 때문이다.

수삼, 백삼, 당삼, 홍삼 모두 인삼이 원재료라는 것은 마찬가지인데 왜 효능과 적합성 면에서 차이가 나는 걸까?

인삼은 대개 4년까지는 품질이나 크기 등에서 비슷하게 자라는 편이지만 4년이 지난 후부터는 토양이나 자연환경, 재배자의 기술에 따라 전체적인 품질에 현격한 차이가 나타나기 시작하는데, 토양과 자연환경, 재배기술이 적합하지 않으면 4년 이후부터 썩기 시작하거나 6년 이후부터는 나무처럼 단단해지는 목질화 현상이 진행되곤 한다. 그런데 홍삼의 경우 기본적으로 적어도 4년, 보통은 6년 이상 재배가 적합한 곳에서 자란 인삼을 주재료로 껍질을 벗기지 않은 상태로 장기간 쪄서 건조시킨 것으로 담황갈색이나 담적갈색을 띠는데 원재료인 인삼의 품질 자체가 좋고, 쪄서 말리는 과정

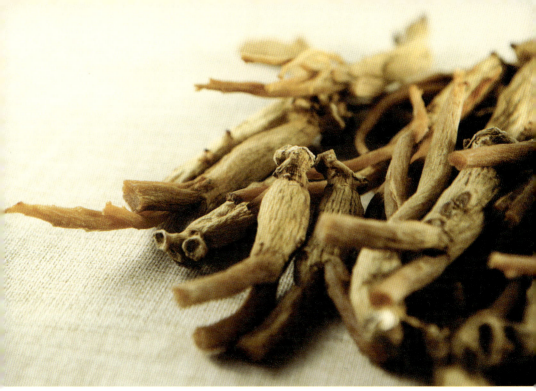

출처 iStockphoto

을 통해 기존의 사포닌 등 몸에 좋은 유효성분뿐 아니라 다른 인삼에는 없는 새로운 생리활성물질까지 다양하게 생겨나 건강에 훨씬 유익한 제품으로 변신을 하게 된다. 한 예로 인삼의 주요성분인 사포닌의 경우 중국인삼과 미국인삼에는 14~15종류, 백삼에는 23종류 정도가 포함되어 있지만 홍삼에는 26종의 사포닌 종류가 다양하게 포진해 있다.

또한 홍삼은 장시간 증기로 찌는 과정에서 생삼의 독소들이 제거되어 인삼의 부작용들이 대부분 사라지며, 맛도 생삼에 비해 강하지 않고 소화 흡수도 훨씬 용이해져 남녀노소 대부분 복용해도 무리가 없으며, 쪄서 말리는 과정을 거침으로써 수삼이나 백삼 등 다른 인삼들에 비해 장기간 보관이 가능하면서도 인체에 유익한 성분 및 약효는 그대로 보존되는 장점을 가지고 있다. 더군다나 홍삼은 홍삼액, 홍삼정, 홍삼환, 홍삼농축액, 홍삼정과, 홍삼분말 등 다양한 상품으로 개발되어 편이와 입맛에 따라 골라먹을 수 있으며 외출 시에도 챙겨 다니면서 섭취할 수 있어 요즘에는 건강식품, 기능성 식품으로 가장 사랑받고 있다.

좋은 홍삼의 몸통은 달고 약간의 쓴 맛이 나며 씹을수록 구수하다. 잔뿌리는 몸통에 비해서 쓴맛이 나는데 홍삼의 몸통과 뿌리에 들어있는 사포닌의 성분 등이 각기 다르므로 홍삼을 제대로 먹으려면 몸통과 잔뿌리를 가리지 말고 골고루 섭취해 한 뿌리를 전부 제대로 섭취하는 것이 좋다. 참고로 홍삼액 등은 잔뿌리가 많이 들어갈수록 쓴맛이 강할 수 있다.

외형적으로 보았을 때에는 수삼이나 백삼과 마찬가지로 국산 홍삼은 머리가 짧고 굵으며 몸통에 윤기가 나고 색이 밝지만 요즘 불법적으로 국산으로 탈바꿈시켜 유통되는 중국산 등은 머리 부분이 작거나 길고, 머리 부분이 잘려나가 있거나 몸통의 윤기가 없고 색이 어둡다. 또 머리 부분을 손가락으로 튕겨보았을 때 국내산 홍삼은 제대로 붙어있지만 중국산은 머리 부분이 약해 떨어져 나가는 경우가 많으며, 국산 홍삼은 뿌리가 2~3개 제대로 붙어있지만 중국산은 뿌리가 1~2개뿐이거나 아예 없는 경우가 많다. 냄새 역시 다른데 국산 홍삼은 구수한 인삼향이 나지만 중국산은 풀이나 흙냄새가 강하고 쉰 냄새가 나기도 한다. 중국삼 홍삼이 문제가 되는 이유는 약효의 차이도 차이지만 오래전부터 금지된 농약 등의 사용으로 발암물질이 그대로 묻어있어 오히려 건강을 해칠 수 있기 때문이므로 반드시 주의해서 구입하도록 한다.

마지막으로 좋은 홍삼일수록 몸통이나 뿌리 부분을 절단해 보았을 때 흰색 테나 구멍, 단단한 심이 없으며, 불에 비춰보았을 때 투명하고 붉은빛을 띠며, 자른 단면이 홍삼 특유의 붉은색으로 꽉 차 있다.

홍삼의 효능이야 굳이 말할 필요가 없을 것 같다. 인삼 자체의 효능에 가공과정에서 새로이 생겨나는 항산화작용 성분인 말톨과 다양한 아미노산, 유기지방산 등과 역시 찌고 말리는 가공과정에서 원래의 인삼에 들어있던 항암성분, 항염증성분, 항산화성분, 해독성분, 항염증성분, 항노화성분, 간기능강화성분, 해독성분, 살균성분 등의 함유량이 늘어나니 인삼의 효능이 한층 업그레이드된다고 생각하면 맞을 것이다.

음식의 기본은 정성이라고 한다. 홍삼은 수삼을 무려 9번이나 찌고 건조시키는 과정을 반복하여 완성되는, 하늘이 내리신 천하의 제일가는 자양강장 식품에 사람의 정성과 시간이 들어가는 식품이니 하나를 먹더라도 감사히 먹는다면 질병을 고치지 못할지는 몰라도 적어도 건강한 삶을 유지하는데 도움이 될 것이라고 감히 생각해 본다.

PURPLE
&
BLACK

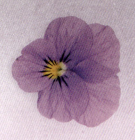

보라 이야기

색, 마음과 입을 움직이다

괴테가 1810년 색채론을 발표한지 200년의 세월이 훌쩍 지났고, 또한 2002년 뉴욕주립대의 로버트 크리스 교수팀이 물리학자 200명을 대상으로 한 설문 결과를 종합해 선정한 '역사상 가장 아름다운 물리실험' 가운데 4위를 차지했던 '프리즘 실험'을 토대로 한 아이작 뉴턴의 1672년 연구서 『빛과 색의 신이론新理論』이 발표된 지는 무려 340년이 지났다. 10년이면 강산도 변한다고 몇백 년의 시간을 지나는 동안 색에 대한 연구는 계속 진화하여 현대에는 색이 마음과 정신에 미치는 영향까지 연구되고 있으며, 그 결과 일상생활 속에서 색은 보다 적극적으로, 그리고 상업적으로 활용되고 있는 추세다.

사실 색이 마음과 정신에 미치는 영향이나 변화의 움직임 등이 연구되기 시작한 것은 그리 오래되지는 않았다. 아이들이 그린 그림의 색채와 아이들의 심리와 행동의 관련성 등을 연구한 미국의 두 명의 여성연구가 알슈라와 하트위크의 발표가 1947년 '페인팅&퍼스낼리티'를 통해 이루어졌으며, 같은 해 로잔에서 열렸던 국제심리학학회에서 「컬러테스트 심리학」 발표가 M. 룩사 박사에 의해 있었던 것이 마음과 정신, 잠재의식 등을 색으로 읽어내기 위한 연구의 거의 첫 시도였다고 할 수 있으니 이제 겨우 70여 년 정도 됐을 뿐이다. 그럼에도 현재 색이 활용되고 있는 분야들을 보면 놀라울 뿐인데 색을 활용한 심신 치료요법인 컬러테라피는 심리치료뿐 아니라 의상과 인테리어 등으로 활용되고 있으며, 심리학적으로는 색채심리학이라고 불리는 분야가 연구되고 있고, 상업적으로는 상품의 고급화 전략이나 구매욕구 향상 등에 색이 큰 역할을 담당하고 있다.

이제 앞으로의 색의 연구는 음식으로 향하고 있는 듯하다. 몇 년 전부터 컬러 푸드 열풍이 불더니 좀처럼 그 열기가 사그러들지 않고 있다. 이러한 가운데 얼마 전 흥미로운 연구결과가 한국에서 발표되었다. 바로 2013년 5월 22일에 발표된 내용인데 김윤숙 한국식품연구원 박사팀과 석현정 한국과학기술원연구팀의 연구 결과에 의하면 식품의 색에 대한 인지적 대응을 연구한 결과 식품의 색이 맛과 이미지에도 영향을 미친다고 한다. 또한 이들 연구팀은 59가지

식품의 색에 대한 인지적 감성반응을 분석해 데이터베이스화하여 'Color flavor scale'이라는 이름으로 개발했다. 'Color flavor scale'이 란 식품의 색이 주는 정보, 즉 식품의 색에 따른 맛이 어떤지 수식화 한 것으로 이를 통해 앞으로 식품의 색에 의한 맛의 수치화 및 이미 지 창출에 의하여 식품 관련 디자인 및 제품 개발에 활용 가능성을 높였다. 연구팀은 그동안의 실험결과를 특허출원하는 한편, 계속해 서 색이 가진 인지효과에 대한 연구를 지속하겠다고 하는데 세상의 식품이 한두 가지가 아닌 만큼 그들의 행보가 무척 바쁠 것 같다.

생각해보면 식품회사들에게는 눈이 번쩍 뜨일 연구결과가 아닌 가? 소비자가 맛있다고 느낄 식품의 색, 어쩐지 건강해질 것 같다 는 이미지를 갖게 되는 식품의 색을 알게 된다면 당연히 소비가 증 가될 테니 말이다. 물론 색이라는 것이 그렇게 간단하게 풀이되지 만은 않는다. 심리학적으로도 색이 가진 보편적이고 고정적인 이미 지나 의미 등이 있긴 하지만 그것만으로는 색이 가진 다양성과 풍 부함, 깊이를 전부 논할 수 없다. 색이라는 것이 세분화하자면 끝 이 없기도 하거니와 개인적인 체험과 기억, 잠재의식 등에 따라 같 은 색에 대해서도 너무도 다르게 받아들여질 수도 있기 때문이다. 또 세상의 모든 것들과 마찬가지로 색 역시 만고불변할 수 없고 역 사적, 사회적, 개인적으로 언제든지 유동적일 수 있다는 것도 간과 해서는 안 될 것이다.

PURPLE & BLACK

그래도 'Color flavor scale'을 통해 우리는 기업들이 내놓는 전혀 예상치 못했던 색의 음식들을 앞으로 만나게 될지도 모른다. 보라색 감자칩이나 보라색 라면, 핑크색 초콜렛 등을 말이다. 과연 어떤 식품의 색이 소비자들의 지갑과 입을 열게 할 것인지 생각만으로도 재미있고 흥미로워진다.

신비의 색 보라

가시광선 중에서 파장이 가장 짧은 색인 보라색은 파란색과 빨간색을 섞으면 나오는 색으로 영어로는 Purple 또는 Violet 두 가지 단어가 모두 보라색을 의미한다. Violet의 경우 처음에는 제비꽃 등이 가진 청보라색을 이르는 말이었지만 지금은 보라색을 지칭하는 일반적인 색 이름으로 쓰인다.

보라는 색의 조합부터 예사롭지 않다. 심리적, 상징적, 감성적으로 서로 완전히 다른 따뜻하고 정열적인 느낌의 빨

출처 flickr.com/thomselomsen, Wikipedia

간색과 차갑고 어찌 보면 우울하기까지 한 파란색, 양극단의 색의 조합이 만들어내는 보라색은 파란색과 빨간색의 비율에 따라 푸른빛이 강한 청보라색부터 붉은 색이 강한 자줏빛의 보라색까지 색채가 다양할 뿐 아니라 그 느낌이 천차만별, 각양각색이라 굉장히 화려하고 신비한 느낌을 주는 색이다. 보라색이 주는 상징성이나 이미지 역시 극과 극으로 오래전부터 고귀함과 장중함, 우아함, 신비감, 경이로움, 품위, 직관력, 화려함, 지혜, 자존심, 상상력, 창의력, 통찰력, 관용, 신성함, 영적인 면 등을 나타내는 색으로 왕실의 색으로 사용되기도 했지만 한편으로는 외로움, 고독, 슬픔, 죽은 피, 질병, 죽음, 지나친 화려함 등을 연상시키는 색으로 인식되어 대중적으로 많은 사랑을 받는 색은 아니다.

보라색은 비싼 색이며, 종교적 색채가 강하고, 권력을 의미하는 색이기도 하다. 구약성서에서는 보라색을 지상에서 가장 고가의 색상이라고 했는데, 다른 색들에 비해 보라색은 자연에서도 그리 흔치 않은 색으로 제비꽃 등 일부 꽃과 가지 등의 일부 열매를 제외하고는 보라색을 띠는 자연을 접하기 쉽지 않다. 자연에서 얻기 힘든 색이어서 그런지 고대 로마시대에는 보라색 염료가 비싸서 보라색 비단은 오직 황실 전용품으로 사용되었으며, 동로마시대의 황제 등 최고 권력자 등은 보라색 옷을 입었고, 중국의 경우에도 보라색은 최고위 계급을 나타내는 의복이었다. 보라색 중에는 임페리얼 퍼플

PURPLE & BLACK

이라고 부르는 색이 있는데 이는 황제의 보라색이라고 불리며 동로마제국 황제의 의복 색깔에서 유래한 것이기도 하다. 중국에서는 보라색에 황제와 신선이 깃들어 있다고 믿기도 했다.

종교적으로는 카톨릭에서 특히 보라색을 선호하여 고위직에 속하는 추기경 등이 보라색 수사복을 많이 착용하는데, 중세 이전의 그림에서는 그리스도의 복장이나 걸친 망토 등에도 보라색을 많이 사용했다. 힌두교의 경우엔 사람의 신체 중 정신적인 힘의 중심점 가운데 하나라고 여기고 있는 차크라chakra 가운데서도 가장 윗부분에 위치하며 오랜 수련을 통해 마지막에 열리면 영적인 완성과 해탈에 이른다는 정수리 위의 사하스라라 차크라sa-hasrāra-chakra를 보라색으로 표시한다. 사하스라라 차크라는 달리 'The Crown Chakra'로 부르기도 한다.

이러한 보라색은 스트레스를 완화하고 두려움을 해소해주며 불안한 마음을 안정시키는 컬러 테라피 효과를 가지고 있으며 예술적 영감을 자극하고 상상력과 창의력을 향상시킨다고 하니 예술가나 스트레스가 심한 직종에 종사하는 사람의 작업공간이나 휴식공간으로 인테리어에 활용하면 좋겠다. 또 배고픔을 덜 느끼게 하는 색조이니 다이어트 하는 사람이라면 보라색을 적절히 이용하면 도움을 받을 수 있다. 여성스러움과 개성을 표현하고 싶을 때도 보라색은 효과적인데 라벤더색 등 옅은 보라색은 우아해 보이는 이미지를

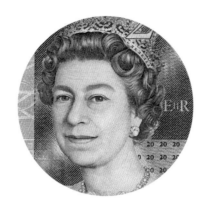

20파운드 지폐 속 영국 여왕

출처 Wikipedia

만들어 준다. 다만 인테리어나 의상 등 보라색을 사용할 때에는 주의할 것이 있는데 보라색 자체가 워낙 개성이 강한 색이기 때문에 함께 사용할 색상의 선택을 잘못하거나 보라색을 너무 과하게 사용하면 천박하게 보이거나 지나치게 화려하게 보여 거부감을 줄 수 있으므로 색의 조화를 고려하여 선택하도록 한다.

감사의 선물 등을 할 때 포장 등에 보라색을 활용하는 것도 좋은 방법이다. 보라색이 가진 고귀한 느낌 등이 선물의 품격을 높여줄 수 있다. 한 예로 보라색의 이미지와 상징성을 상업적으로 이용한 경우가 있는데 어느 카드사에서는 일반인이 아닌 고소득자를 대상으로 한 보라색 카드를 발급함으로써 일반 카드와 차별성을 두기도 했다. 아마도 보라색 카드 자체가 보기 힘들고 색이 주는 고급스러

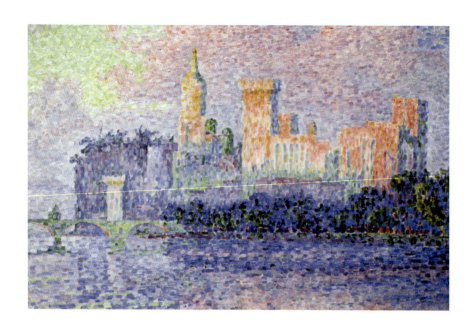

| 폴 시냐크作, 아비뇽 교황청

석양이 지고 어둠이 서서히 물드는 풍경을 청색과 보라색으로 표현했다. 석양이 비친 붉은 건물 뒤로 나타난 보라색 구름과 하늘을 그대로 비추고 있는 강물이 자아낸 풍경을 보고 있으면 신비로운 느낌마저 든다.

Paul Signac, Le château des Papes à Avignon, 1900, 출처 Wikipedia

움 때문에 그 카드를 소지한 사람들은 카드를 사용할 때마다 자부심을 느끼지 않았을까 싶다. 카드를 남에게 보여주기 위해 더 많이 사용하게 되어 카드사의 매출에도 도움이 됐을지 모른다.

보라색 제비꽃 이야기

보라색 하면 당신은 무엇이 가장 먼저 떠오르는가? 개인적으로 나는 우주가 떠오른다. 우주에 가본 적은 없지만 광활한 우주 공간은 이미지만으로는 신비로운 보라색으로 꽉 차 있을 것만 같다. 실제로는 검은색의 암흑이 우주의 색에 더 가까울지라도 말이다. 그 외에 보라색하면 보석으로는 자수정이 생각나고, 꽃으로는 제비꽃이나 라일락, 라벤더, 식품으로는 가지와 자색고구마, 자두, 포도 등이, 사람으로는 예술가들이 가장 먼저 떠오른다. 아마 대부분의 사람들도 비슷할 것이다.

알려지기로도 보라색은 자의식이 강하고, 창의적인 직업을 가진 사람들이 좋아하는 색이다. 보라색을 좋아하는 사람들은 감수성이 풍부하고 미적 센스가 뛰어나며 정열적인 사람이 많지만 동시에 정서불안이나 질투, 우울함 등의 복잡 미묘한 심리 상태를 가지고 있다고 하니 예술가들의 특징과 얼핏 맞아떨어진다. 더구나 보라색은 예술적 영감을 자극하는 색이니 예술가와는 천생연분이 아닌가. 그래서 예술적 광기의 색이라고까지 이야기되는 보라색과 관련된 명사들의 재미있는 이야기나 예술 속에서 표현된 보라색에 대해 좀 알아보았다. 그중에서 보라색 꽃의 대명사인 제비꽃과 관련된 흥미로운 이야기들이 있어 몇 가지 소개해 볼까 한다.

PURPLE & BLACK

먼저 제비꽃에 대해 간단한 설명을 하자면 파란빛이 도는 보라색의 제비꽃에는 특별한 이름이 있었다. 다름 아닌 'Violet'이 그 별칭인데 이것이 지금은 일반적으로 보라색을 칭하는 명칭으로 바뀌었으니 보라색을 Purple 외에 Violet으로도 부르게 만든 원인제공자가 제비꽃이나 다름없는 셈이다. 그만큼 제비꽃의 보라색이 예쁘고 보라색을 대표할만하다는 의미인데 사실 알고 보면 제비꽃은 보라색만 있는 것이 아니라 흰색제비꽃, 노란제비꽃 등 매우 다양한 제비꽃이 존재하며, 우리나라에서는 오래전부터 장수꽃, 병아리꽃, 오랑캐꽃, 씨름꽃, 앉은뱅이꽃이라는 다양한 이름으로 불려왔다.

제비꽃을 좋아한 세계적 명사는 많다. '별의 눈물'이라는 예쁜 별명을 가진 제비꽃을 나폴레옹은 무척이나 좋아하여 나폴레옹과 그 추종자들은 제비꽃과 그 색깔을 정치적 표상으로 삼았다고 한다. 나폴레옹은 젊은 시절 '제비꽃 소대장'이라고 불렸으며 러시아 원정 실패 후 파리를 점령당하고 엘바섬으로 유배됐을 당시에는 '제비꽃이 필 무렵이면 다시 돌아가리라'는 말을 남겼는데 자신의 말처럼 엘바섬에서 나와 다시 파리로 돌아가 황제가 되는 기염을 토하기도 했다. 나폴레옹의 첫 번째 아내였던 조세핀 역시 제비꽃을 무척 좋아했다고 하는데 나폴레옹으로부터 생일 때마다 제비꽃을 한 아름씩 선물 받았으며 자신의 옷에도 제비꽃 자수를 수놓아 입고 다녔다고 한다. 이 외에도 영국의 빅토리아 여왕과 영국이 낳은 불세출의

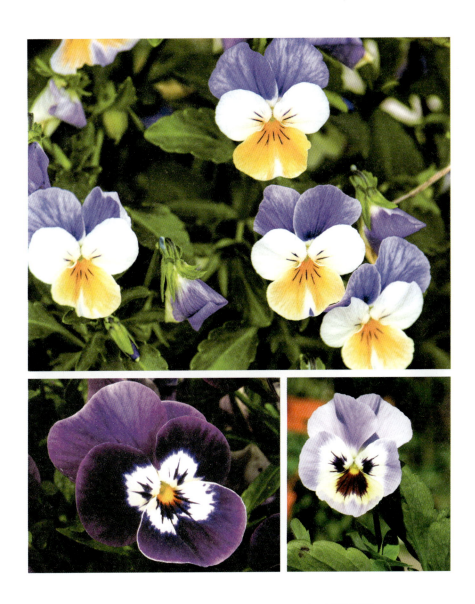

삼색제비꽃

출처 iStockphoto, Wikipedia

PURPLE & BLACK

수상이었던 윈스턴 처칠, 독일 태생의 대문호 괴테, 고대 그리스의 작가로 유럽 문학 최대 최고의 서사시로 평가받는 『일리아드』와 『오디세이아』를 집필한 호메로스, 역시 독일 태생의 대시인 하이네 등 많은 명사들에게 제비꽃은 사랑받았다.

시대를 초월하는 문학가들에게 사랑을 받아서인지 많은 문학작품 속에서도 제비꽃을 찾아볼 수 있다. 셰익스피어의 명작 『한여름 밤의 꿈』을 보면 요정의 왕이 시종에게 찾아오라고 명한 사랑의 묘약이 있는데 바로 삼색제비꽃 Viola tricolor으로 불리는 식물이다. 삼색제비꽃은 시어머니꽃이라고도 불리는데 신기하게도 세 가지 색을 가지고 있고, 꽃마다 그 색이 다르다. 인공적으로 만들어진 것이 아닌 자연적으로 세 가지 색을 가진 것이기에 더욱 신비로운 삼색제비꽃은 그리스로마 신화에서도 제우스와 이오의 이야기에 등장하고 있다. 셰익스피어는 그 유명한 '햄릿'에서도 제비꽃을 등장시키고 있는데 오필리아의 주검을 앞에 둔 오필리아의 오빠 레어티즈의 대사에는 이런 말이 나온다.

'누이를 땅에 묻어주오. 그러면 더럽히지 않는 고운 육신에서
제비꽃 송이들이 피어나리.'

영국출신의 낭만파 시인으로 〈초원의 빛〉 등으로 세계는 물론 우리나라 사람들에게도 사랑받는 시인 중 한 사람인 윌리엄 워즈워

스^{William Wordsworth}는 '인적 없는 외진 곳에 그 소녀는 살았다'라는 제목
의 시로 제비꽃을 문학사적으로 대단한 위치에 올려놓기도 했다. 아
름다운 시이기에 여기에 소개하지만 번역시이므로 번역자에 따라
약간씩 해석이 다를 수 있음을 미리 언급하는 바이다.

인적 없는 외진 곳에 그 소녀는 살았다

- 윌리엄 워즈워스

다브의 샘가
인적 없는 외진 곳에 그 소녀는 살았네.
칭찬하는 사람 아무도 없고
사랑하는 사람 또한 전혀 없던 그 소녀.

이끼 낀 바위틈에 반쯤 가리워
다소곳이 피어 있는 한 송이 제비꽃.
─하늘에 홀로 반짝이는 샛별처럼 아름답던 그 소녀.

아는 이 없는 삶을 살다가
아는 이 별로 없이 삶을 거둔 가엾은 루시
이제는 무덤 속에 고이 잠들었으니.
오! 나에겐 천지가 달라졌다네.

PURPLE & BLACK

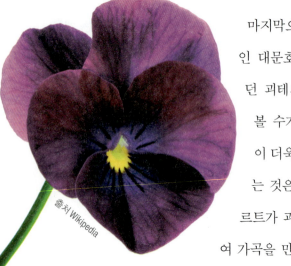

마지막으로 독일이 낳은 세계적인 대문호이자 과학자이기도 했던 괴테의 제비꽃을 안 들여다 볼 수가 없다. 괴테의 제비꽃이 더욱 가치가 있을 수밖에 없는 것은 천재적인 작곡가 모차르트가 괴테의 제비꽃에 곡을 붙여 가곡을 만들었기 때문이다. 이곡은 모차르트와 괴테가 만난 유일한 작품으로도 유명하며, 특이하게도 당시의 가곡 작곡의 관례에서 벗어나 괴테의 시에 모차르트가 자의로 마지막 두 행을 더해 곡을 만든 것으로 알려져 있다.

제비꽃

- 괴테

제비꽃 한 송이 초원에 피었으나
함초롬히 머리 숙여 눈에 띄지 않아,
어여쁜 제비꽃 한 송이.
저기 양치기 아가씨
발걸음도 사뿐히 기분도 발랄하게
저기에서, 저기에서

저기 초원에서 오더니 노래를 부르더라.

아아! 제비꽃은 생각하네, 자연에서 나 홀로

아아, 잠시 잠깐 동안이라도,

제일 아름다운 꽃이 되기라도 한다면,

나를 저 사랑스러운 이가 꺾으려니

가슴에 묻혀 시들기라도 하련만!

아아 그저, 아아 그저

15분 동안만이라도!

아아! 그러나 아아! 아가씨는 오더니

제비꽃에 눈길 한 번 주지 않고 무심코

가련한 제비꽃 밟아버리더라.

제비꽃 주저앉네 죽어가네, 그래도 기뻐하네,

그래 나 죽는구나, 그러나 이렇게 죽는구나,

그이 때문에, 그이 때문에,

그래도 그이 발에 밟혀서.

모차르트의 가곡에는 이 괴테의 시에 아래의 두 행이 마지막에 더해진다.

가련한 제비꽃이어라!

어여쁜 제비꽃이었거늘!

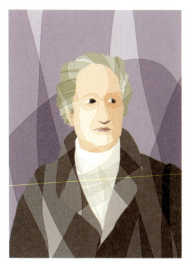
ⓒ 김범석

그러고 보면 괴테는 이 제비꽃이란 시 외에도—「색채론」에서 각종 색에 대한 언급을 한 것은 제외하더라도—보라색과 나름 깊은 연관이 있기도 하다. 『파우스트』 등 문학사에 길이 남을 수많은 명작들을 남긴 괴테지만 그의 작품 중 가장 대중적인 인기를 끈 베스트셀러를 꼽는다면 20대 중반의 젊은 나이에 발표한 『젊은 베르테르의 슬픔』이란 작품이 아닐까 싶은데, 당시 『젊은 베르테르의 슬픔』은 인기가 어느 정도였냐 하면 소설 속 주인공인 베르테르에 심취한 젊은이들이 베르테르처럼 자살로 생을 맞이하는 것이 유행처럼 번질 정도였다. 베르테르에 대한 모방은 의상쪽에서도 있었는데 소설 속 베르테르의 노란색 조끼와 보라색 수트 역시 엄청나게 유행했다고 한다. 이런 극단적인 모방을 보고 괴테가 과연 무슨 생각을 했을지, 혹시 글을 쓴 것을 후회하지는 않았을지 궁금해진다.

보라색에 대해 괴테는 여러 가지 언급했는데 그 말들이 어쩐지 일맥상통해 보이지는 않는다. 그는 '보라색이 잠재적으로 다른 모든 색을 포함하고 있다'고도 했으며, '세상이 멸망할 것 같다는 가공할만한 생각을 불러일으키는 색이 보라색'이라고도 했고, 또 '보라를 거부하는 사람들은 무엇인가를 향해 나아가는 척할 뿐이다. 사실은 전진하는 게 아니고 오직 휴식을 취할 수 있는 기회만 갖는다'는 말도 남겼다. 아무래도 보라색은 위대한 문학가에게조차 이런저런 상념과 생각을 안겨준 다양한 얼굴을 가진 다채로운 색이었던 모양이다.

우리 문학에도 제비꽃을 주제로 한 시들이 찾아보면 꽤 있다. 이은상의 〈앉은뱅이꽃〉, 이용악의 〈오랑캐꽃〉, 안도현의 〈제비꽃 편지〉 등 지면상 다 소개하지 못하는 안타까움 대신 여러분이 직접 찾아보는 즐거움을 드리고자 한다. 나도 오늘 밤에는 조동진의 명곡 〈제비꽃〉을 들으며 한 번 더 찾아 읽어 볼 생각이다.

카리스마의 색, 검정

흰색과 가장 대비되는 색이지만 또한편으로는 흰색과 더불어 무채색에 속하는 검정은 흰색과 마찬가지로 색이 없는 색인 동시에 모든 색을 포함하는 색이다. 세상의 모든 빛을 섞으면 흰색이 되지만 세상의 모든 색을 섞으면 검정이 되는 것도 매우 흥미로운데 마치 흰색과 검정이 겉으로 보기에는 확연히 다르지만 서로 통하는 면, 보이지 않는 연결고리를 가지고 있는 것만 같다. 세상 빛이 모두 사라진 블랙의 암흑이 무서운 만큼, 온통 하얀색으로 칠해진 공간 역시 공포와 불안을 일으키는 것도, 완벽한 흰색과 완벽한 검은색 모두 무無와 공허의 느낌을 지니고 있다는 것도, 나라별로 다르긴 하지만 검은색과 흰색이 모두 상복으로 사용되는 것도 두 색이 가진 희한한 공통점이다.

그렇다고 두 색이 완전히 같을 수는 없다. 검은색은 분명 흰색과 다른 감정을 사람들에게 불러일으키며, 이미지와 상징성에서도 반대인 경우가 많다. 단적인 예로 흰색의 나풀거리는 원피스를 입은 소녀와 검은색 드레스를 입은 소녀를 보며 같은 느낌을 받고, 같은 이미지를 연상하는 사람들은 그리 많지 않을 것이다. 흰색 드레스의 소녀는 순결하고, 청순발랄해 보이며, 어딘지 모르게 수줍어도 보이고, 목소리도 꾀꼬리 같을 것 같고, 앞날이 창창해 보이겠지만, 검은색 드레스를 입은 소녀는 뭔가 우울하고 고독해보이며, 말도 별로 없을 것 같고, 외톨이에 폐쇄적일 것 같은 느낌을 많은 사람들은 받을 것이다. 아주 오래전부터 검정색은 죽음, 공포, 악마, 절망, 고독, 침묵 등을 상징하는 부정적 의미를 많이 담고 있었기 때문이다.

보이지 않는다는 것만큼 사람들에게 공포와 절망을 불러일으키는 것은 없다. 검은색이 주는 공포는 근본적으로 아무것도 보이지 않는 어둠에 대한 본능적인 두려움과 닿아있다. 또 검은색은 인간이 가지고 있는 내면의 어두움과 죄의식 등을 대변하고 감춰주는 색으로 끝을 알 수 없는 심연을 들여다보기 싫듯이 사람들은 뭐가 들어있을지 알 수 없는 검은색의 내부를 외면하고 싶어 하는 심리를 가지고 있다. 검은색의 이러한 부정적인 이미지나 상징성 때문인지 세기말이 되거나 종말론 등이 번지기 시작하면 화가들의 그림에서 검은색이 많아진다는 얘기가 있다.

그러나 검은색이 무조건 부정적인 이미지나 상징성을 가지고 있고, 거부되는 것은 절대 아니다. 독일에서는 검은색이 진리의 색으로 여겨졌으며, 고대 그리스의 시민국가시대에는 어둠으로부터 하루가 탄생했다고 여겨 검은색이 생명을 상징하기도 했다. 또한 일반적인 상식과 달리 검은색은 웨딩드레스로도 사용되었는데 결혼의 엄숙함과 종교적인 의미로 중세 이전에는 검은색 웨딩드레스에 흰색 면사포를 썼던 것이 16세기에 들어서며 신부의 순결을 강조하며 신부의 순결을 증명하는 의미로 흰색드레스를 입는 풍습으로 이어졌다. 그래서 과거 그림을 찾아보면 검은 드레스를 입은 신부의 모습도 어렵지 않게 볼 수 있다.

또한 검은색은 무한한 힘이 느껴지고, 진중하고 절제되어 보이며 권력과 지배, 카리스마와 우아함, 기품을 나타내는 색이기도 해서 권력자들이나 부자들은 위엄과 세련됨 등을 과시하거나 나타내기 위해서 검은색을 선호하는 경향이 있다. 참고로 과거에는 검은색으로 염색하는 비용이 비싸 소위 특권층이라고 불리는 왕족이나

PURPLE & BLACK

귀족들만이 검은색 상복 등을 입을 수 있어 신분을 과시하는 의미로 검은색이 사용되었다고 하는데 그런 경향은 현대에도 이어진 것인지 이상하게도 요즘에도 고위공직자들의 차량 색깔은 대부분 검은색인 경우가 많다.

산업혁명을 거치고 섬유기술이 발달하면서 검은색 옷은 일반화되고 대중화되기 시작했다. 그러면서 점차 검은색의 긍정적인 이미지가 부정적인 이미지를 압도하기 시작했는데 검은색이 가진 세련미와 모던함, 우아함 등이 예술과 패션 등에서 주목받기 시작하면서 점차 사람들을 매혹시켜 지금까지 이어지고 있다. 집에 검은색 옷을 안 가진 사람은 아마 없을 것이다. 한두 벌이 아니라 여러 벌 가지고 있는 사람이 대부분일텐데 그만큼 너무도 일상화 되어버린 검은색에 대해 이제는 검은색을 싫다고 말하는 사람보다 좋다고 말하는 사람이 더욱 많지 않을까 추측해 본다.

생각해 보면 우리 민족은 검은색을 그리 싫어하지 않았던 것 같다. 조선시대 사대부들이 썼던 갓의 색도 검은색이었고, 선비들의 물감이었던 먹도 검은색이며, 우리 음식문화에서 빠질 수 없는 간장 역시 검은색인 것을 감안하면 오히려 생활 속에서도 친숙한 색이 검은색이었다. 음양오행사상에서도 검은색은 북쪽, 현무를 상징하는 색이니 매우 중요한 색으로 선조들에게 여겨졌을 것이다.

이러한 검은색을 좋아하는 사람은 예술적 재능이 있고, 자기 의

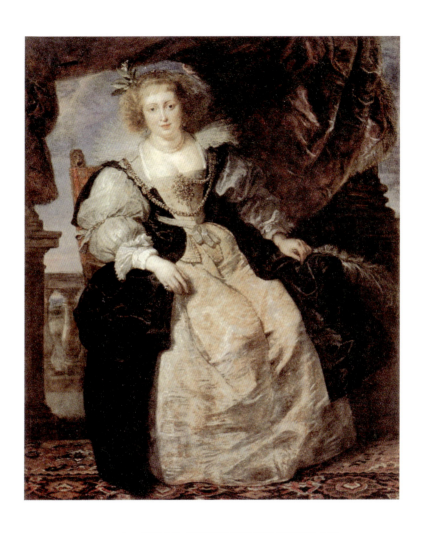

루벤스作, 혼례복을 입은 엘렌 푸르망의 초상

루벤스의 두번째 아내 엘렌 푸르망이 웨딩드레스를 입은 모습으로 당시 복식이 잘 드러나있다.

Peter Paul Rubens, Porträt der Hélène Fourment im Hochzeitsgewand, 1630~1631년경, 출처 Wikipedia

PURPLE & BLACK

사가 뚜렷하며, 타인의 간섭을 싫어하는 경향이 있다고 한다. 전통을 중시하고 예의바르지만 스스로가 신비하고 고귀하게 보이길 원하는 성향도 가지고 있다. 또한 검은색은 위엄 있는 색이므로 권위가 필요할 때 검은색 옷을 입으면 도움이 되고, 여성의 경우 격식 있는 자리에 검은색 드레스나 정장을 입고 참석하면 도시적이면서도 차분하고 정숙한 느낌을 줄 수 있어 가장 선호되는 드레스 코드이기도 하다. 모든 색과 어울리고 다른 색과 함께 사용하면 더욱 눈에 띄면서도 다른 색의 아름다움을 부각시키는 색이기 때문에 인테리어나 의상, 액세서리 등에서 포인트 색으로 활용해도 좋다. 차분해지고 싶을 때, 좀 여유를 갖고 움직이고 싶을 때도 검은색 옷을 입거나 검은색 물건을 가까이 두면 도움이 된다고 한다. 반면 검은색이 가진 어두운 분위기 등도 있기 때문에 기분이 우울하거나, 소극적일 때는 피하는 것이 좋다. 냉정한 성격의 사람일 경우 검은색은 더욱 차가워 보일 수 있으며, 소극적인 사람의 경우에는 더욱 소극적으로 보일 수 있다는 점도 참고하길 바란다.

스티브 잡스와 검은색 터틀넥

미국 애플사의 창업주이자 CEO였던 스티브 잡스는 새제품이 출시될 때마다 직접 프레젠테이션을 한 것으로 유명하다. 그의 프레젠테이션 실력은 매우 훌륭하여 매번 업계와 대중들의 이목을 집중시켰는데, 프레젠테이션 때마다 입고나온 그의 복장 스타일도 화제가 되어 '스티브 잡스 스타일'이란 말과 함께 회자되었다. 스티브 잡스 스타일은 청바지에 운동화, 그리고 검은 터틀넥 차림으로 매우 소탈하고 심플하다. 대기업 CEO 하면 양복을 유니폼처럼 착용하는 것이 당연하다고 여기는 등 사회생활이나 직장생활에서 복장의 격식을 매우 중요하게 여기는 우리나라 사람들에게는 다소 충격이었을 정도로 말이다.

세계적 기업의 오너가, 기업의 사활까지는 아니더라도 향후 매출에 지대한 영향을 끼칠 신제품의 프레젠테이션이라는 매우 중요한 자리에 입고나온 옷차림으로는 부적절하게 보일 수도 있다. 하지만 이 옷차림에는 알고 보면 스티브 잡스의 고도의 전략이 숨어있다. IT 산업은 그 어느 산업보다 빠르게 변하고 발전하며, 기술력과 아이디어가 함께 발전되어야만 외면받지 않는, 유행을 창조하며 선도해야만 하는, 젊고 민감하고 미래지향적이면서도 생각보다 감성적이고 감각적인 복잡 미묘한 산업이다. 특히 아이패드, 아이폰 등 애플사의 제품 특징상 이런 경향은 더 짙을 수밖에 없었는데 스티브 잡스는 소탈하면서도 심플한 옷차림으로 젊어 보이면서 격식에 얽매이지 않는 이미지 효과를 줄 수 있었다. 또한 그는 신제품보다 자신이 돋보이는 것을 원하지 않았기 때문에 심플한 옷차림을 함으

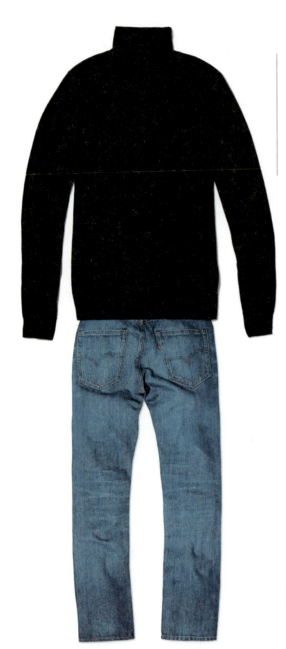

'스티브 잡스 스타일'

스티브 잡스는 신제품 프레젠테이션에서 자신보다 제품으로 시선을 유도하기 위해 심플한 스타일을 추구했다.

출처 mrporter.com, endclothing.com

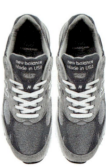

오색섭생

로써 신제품을 부각시켜 사람들이 신제품에 집중하게 만들도록 유도했다고도 한다.

스티브 잡스 뿐 아니라 페이스북의 창업자인 마크 주커버그 역시 공식행사에도 간편한 옷차림을 하는 것으로 유명하다. 마크 주커버그는 모자가 달린 후드 티셔츠를 좋아해 어떻게 보면 스티브 잡스보다도 더 파격적인 옷차림을 한다고 볼 수 있는데 그럼에도 불구하고 스티브 잡스의 옷차림이 더 인상적인 것은 간편하고 심플한 옷차림에도 불구하고 그만의 카리스마가 느껴지기 때문인 것 같다. 그 카리스마는 스티브 잡스 개인의 타고남 때문이기도 하지만 검은색 터틀넥을 선택함으로써 젊은 생각을 가지고 CEO로서의 책임감과 능력도 겸비하고 있다는 인상과 안정감, 신뢰를 대중들에게 심어줄 수 있었다. 자고로 옷이란 자신을 표현하는 가장 좋은 수단이라고 하지 않던가.

스티브 잡스가 검은색의 카리스마와 안정감 등을 의복으로 잘 활용하였다면 검은색의 세련됨과 우아함을 대표적으로 보여준 사람은 바로 코코 샤넬과 오드리 헵번이다. 1920년대 중반 코코 샤넬은 자신의 패션쇼에 검은색 원피스를 처음 등장시키며 패션계와 사회에 센세이션을 불러 일으켰다. 당시만 해도 주로 상복으로만 쓰였던 검은색을 여성의 일상복으로 끌어들인 샤넬의 시도는 가히 파격적이어서 찬사와 지탄을 동시에 받았는데 동시대의 한 디자이너는

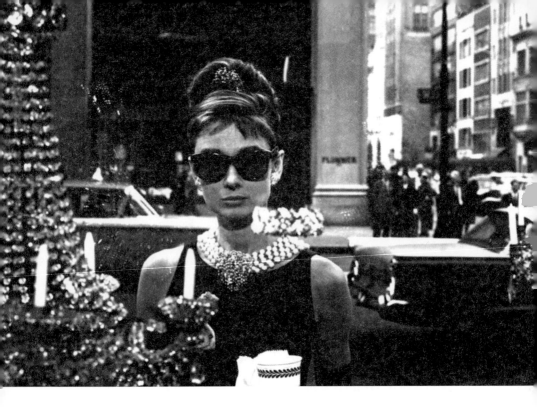

〈티파니에서 아침을〉의 오드리 헵번

출처 Wikipedia

샤넬의 검은 원피스를 입은 젊은 여성들이 마치 영양실조에 걸린 것처럼 보인다고 비꼬기도 했다. 그러나 샤넬은 이러한 비판이나 비난을 깔끔히 무시하고 이후에도 검은색을 샤넬라인의 주요한 색상으로 사용하였으며 그 결과 샤넬 슈트와 함께 샤넬의 검은색 원피스는 샤넬 특유의 분위기와 디자인으로 지금까지 샤넬 스타일로 불리며 꾸준히 사랑받는 아이템이 되었다.

검은색 드레스가 가장 잘 어울렸던 여배우는 역시 오드리 헵번을 떠올릴 수 있다. 영화 〈티파니에서 아침을〉에서 지방시의 검은색 드레스와 검은색 장갑과 더불어 얼굴의 반을 가리는 검은색 선글라스를 끼고 세계적으로 유명한 보석브랜드인 티파니Tiffany의 쇼윈도를 구경하고 있던 오드리 헵번의 모습은 지금도 잊을 수 없는 영화 속 명장면이다. 오드리 헵번은 이 외에도 검은색 옷차림을 자주 보여주었는데 〈티파니에서 아침을〉에서는 검은색의 챙이 넓은 모자에 무릎길이의 블랙 원피스를 입어 상큼하고 귀여운 매력을 뽐냈으며, 〈사브리나〉에서는 블랙의 드레스뿐 아니라 검은색 바지, 검은색 터틀넥 등을 다양하게 선보이며 당대는 물론 현재까지 이어지는 패션리더이자 패션아이콘의 면모를 십분 발휘했다. 아마도 오드리 헵번을 기억하고 아는 이들은 그녀를 통해 검은색이 얼마나 매력적인 색인지 충분히 실감할 수 있을 것이다. 많은 디자이너들은 검은색을 사랑한다. 심지어 검은색을 '최고의 단순함과 최고의 아름다

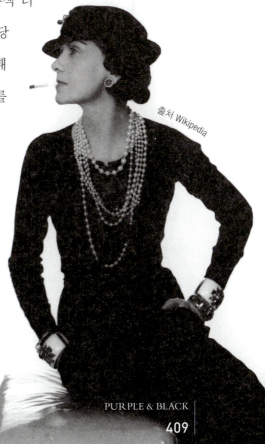
출처 Wikipedia

움의 결합'이라고 입을 모아 칭찬한다. 그들의 말을 현실화하여 눈
으로 보여주었던 여성이 바로 오드리 헵번이었다.

블랙의 새로운 유행, 블랙 푸드

보라색과 검은색은 녹색이나, 빨간색, 노란색, 흰색 등과 달리
자연계에서 쉽게 볼 수 있는 색은 아니다. 우리가 섭취할 수 있는 식
품에서도 마찬가지인데 일반적으로 보라색 식품과 검은색 식품을
함께 묶어 블랙 푸드라고 칭한다. 그런데 보라색과 검정색은 식욕
을 감퇴시키는 대표적인 색깔로 다이어트에는 도움이 되지만 음식
으로서 만들어 놓았을 때에는 전혀 먹음직스러워 보이지 않아 그동
안은 선호되지 않는 색이었다. 특히 검은색이 더욱 그러했는데 컬
러 푸드의 바람이 불고 흔하지 않은 보라색과 검은색 식품에 함유된
영양성분들이 특히 몸에 좋은 것으로 알려지기 시작하면서 블랙 푸
드의 열풍이 불기 시작해 이제는 일부러 찾아 먹는 음식의 대표주자
가 되었다. 갓 지어 상에 올린 하얀 김이 모락모락 피어오르던 고슬
고슬한 흰 쌀밥을 최고로 여겨 귀한 손님이 오거나 가족들의 생일에
는 반드시 새로 지은 흰쌀밥을 내 놓았던 기억이 아직도 새록새록
한데, 우리 집 식탁도 그렇고 다른 집 식탁도 그렇고 어느새 식탁의
주역이 흰 쌀밥에서 현미밥, 보리밥, 검은 쌀이 들어간 흑미밥, 검

은콩이 들어간 잡곡밥 등으로 바뀐 것만 봐도 컬러 푸드의 바람이 얼마나 거센지 실감이 나고 격세지감이 느껴진다.

블랙 푸드를 대표하는 음식들에는 검은콩, 검은깨, 검은쌀, 가지, 자두, 포도, 블루베리, 김, 미역, 다시마, 오징어 먹물, 캐비어, 초콜릿, 오디, 수박씨, 목이버섯, 검은 올리브 등이 있다. 이 식품들이 보라색과 검은색을 띠는 것은 안토시아닌이라는 수용성 색소를 함유하고 있기 때문인데 안토시아닌은 노화와 각종 질병을 일으키는 원인으로 주목되고 있는 인체의 활성 산소의 생성을 효과적으로 억제하고 중화시킬 뿐 아니라 콜레스테롤의 축적을 방해하는 등 항산화, 항암, 항궤양 등의 효과를 가지고 있어 심장질환 및 각종 성인병, 암 예방 등에 좋은 성분으로 알려져 있다. 자외선으로 인한 피부 노화와 피부암의 발병도 억제해 주고 시력을 보호하는 효과도 있다.

블랙 푸드의 열풍은 외식에서도 드러나는데 이탈리안 레스토랑을 가면 오징어 먹물을 이용한 파스타나 리조또가 어느새 일반화되었고, 칼국수 집에 가도 오징어 먹물이나 검은콩, 검은깨를 반죽에 섞은 검은 면이 자주 보인다. 검은콩과 깨를 넣은 아이스크림도 등장했으며 불과 십여 년 전에는 마트에서도 쉽게 보기 힘들었던 블루베리가 가정의 냉장고를 차지하고 있는 것이 전혀 어색하지 않게 될 정도로 익숙해져 버렸다. 그만큼 일반인들의 건강에 대한 인식이 높아졌고, 하나를 먹더라도 몸에 좋은 음식을 선호하는 소비자를 붙잡기 위해서는 음식점이나 식품업체들도 건강한 식재료에 신경을 쓸 수밖에 없다. 그러나 아무리 음식점이나 식품업체들이 건강한 블랙 푸드를 내놓아도 기왕이면 다홍치마라고 아무래도 직접 블랙 푸드를 구해 집에서 요리해 먹는 것만큼 좋을 리는 없을 것이다. 또 아무리 몸에 좋다고 하여도 현실적으로 세상의 모든 보라색, 검은색의 블랙 푸드를 찾아서 섭취할 수는 없는 법. 캐비어가 몸에 좋은 블랙 푸드라지만 그 구하기 힘들고 비싼 것을 매일 먹기란 어지간한 부자 아니고는 힘들지 않겠는가. 그러므로 쉽게 구할 수 있고, 가격이 그리 비싸지 않아 가정에서도 매일 섭취할 수 있으면서 그 효능은 어느 블랙 푸드에 못지않은 식품 위주로 선택하여 소개하도록 하겠다.

암을 잡는 가지

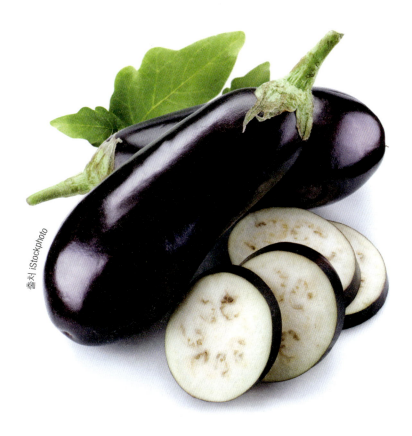

출처 iStockphoto

'사람은 먹기 위해 사는 게 아니라
 살기 위해 먹는 것이다.'

- 소크라테스

PURPLE & BLACK

과소평가된 채소, 가지

'가지는 아무런 영양가가 없으므로 먹어도 그만, 안 먹어도 그만이다'

옛날 어른들은 가지를 두고 이런 말을 많이 했다. 말의 힘 때문인지는 몰라도 가지는 시장 등에서 흔히 볼 수 있는 채소임에도 불구하고 다른 익숙한 채소들에 비해 우리 식탁에 그다지 많이 오르지 않는 채소이고, 싫어하는 사람도 꽤 많은 편이다. 옛말 그른 말 하나도 없다는데 정말 가지는 옛날 어른들의 말마따나 먹으나 마나한 채소여서 이렇게 외면 받는 것일까? 그렇다면 필자는 왜 가지를 보라색과 검은색 푸드의 대표주자 중에서도 첫 번째로 언급하는 것일까? 지금부터 가지에 대한 오해와 진실을 낱낱이 파헤쳐 보자.

가지는 칼로리가 매우 낮고 수분함량이 많은 대표적인 채소 가운데 하나로 100g당 칼로리는 겨우 16kcal에 불과하며 수분의 함유량은 무려 94~95%를 차지하고 있다. 수분함량이 많다보니 정작 가지를 사서 나물 등으로 무치기 위해 데쳐서 물기를 짜내고 나면 그 양이 얼마 되지 않는다. '살 때는 많아 보였는데 정작 반찬으로 만들어 놓으니 양이 정말 적네'라는 어머니들의 푸념이 딱 들어맞는 채소인 셈이다. 거기다가 가지는 3대 영양소라 불리는 단백질, 탄수화물, 지방의 함유량도 그다지 많지 않다. 즉, 에너지원으로 사용되는 열량을 내기에는 턱없이 부족한 식품인 셈이다. 이러다

오색섭생
414

보니 먹을 것이 부족했던 옛날 사람들에게 삶으면 양이 팍 줄어 배를 채워주지 않고 먹어도 힘을 내게 해주는 것 같지도 않은 가지가 그리 탐탁지 않은 음식으로 보였음직하다. 아마도 먹어도 그만 안 먹어도 그만이라는 가지에 대한 말은 그래서 생겨난 것이 아닐까 싶다.

그러나 그것은 정말 음식에 대한 제대로 된 정보가 부족했던 옛날이야기다. 먹을 것이 풍족해지고, 과도한 열량의 섭취가 각종 질병을 야기하는 문제가 되고 있는 지금에 와서는 가지는 오히려 열렬한 환영을 받아야 할 다이어트와 건강을 위한 안성맞춤의 음식이다. 더욱이 현대인에게 있어 단백질, 지방, 탄수화물은 다른 음식으로 얼마든지 섭취할 수 있지만 검은색에 가까운 보라색의 가지가 가지고 있는 안토시아닌 성분은 그렇지 않다. 게다가 가지 특유의 색을 내는 자주색 색소인 '나스신'과 적갈색 색소인 '히아신' 성분 등이 가진 강력한 질병에 대한 예방 효과와 항암효과 등은 타의 추종을 불허하기에 단순하게 영양분만을 가지고 가지를 평가할 수는 없다. 한마디로 영양은 좀 떨어질지 몰라도 우리 몸을 건강하게 해 줄 성분들은 충분히 가지고 있는 것이 가지니까 말이다.

그런 의미에서 이제는 가지에 대한 오해를 불러일으키고 과소평가 받게 만드는 옛 말을 조금 바꿔야하지 않을까 싶다. 이렇게 말이다.

PURPLE & BLACK

'가지는 열량이 낮아 먹어도 살이 안찌고, 몸이 건강해지는 음식 이므로 찾아서라도 먹어야 한다'

이규보의 시 속에 드러난 가지 이야기

인도가 원산지일 것으로 추정되는 가지는 그 모양이 달걀처럼 타원형인 것, 공처럼 둥근 것, 오이처럼 길게 생긴 것 등 다양한 품종이 있고, 껍질의 색도 검은색에 가까운 짙은 보라색, 녹색, 백색 등 여러 가지지만 우리나라에서는 주로 오이처럼 길게 생긴 중장형의 검은색에 가까운 보라색의 가지가 재배되고 있다. 세계적으로는 한국, 일본, 중국, 동남아, 인도, 아라비아, 북아프리카, 남유럽 등 열대지방에서 온대지방에 이르기까지 폭넓게 분포하고 재배되고 있는데 우리나라에는 중국을 거쳐 들어온 것으로 추측되고 있다.

중국보다 가지 재배가 좀 늦긴 했지만 우리나라도 삼국시대에는 이미 가지를 재배하고 있었던 것으로 보이며 그 품질도 좋아 중국에 역수출을 했던 모양이다. 중국 송나라의 『본초연의本草衍義』를 보면 신라의 가지에 대한 언급이 나오는데 신라에서 재배되는 가지는 모양이 달걀 비슷하고, 자색에 광택이 나며, 꼭지가 길쭉한데 맛이 달아서 중국에서도 수입, 재배하였다는 기록이 있다. 우리나라에도 가지에 대한 기록들이 남아있는데 허준의 동의보감에는 신라시대 가지재배와 생산에 대한 기록이 있으며, 고려시대 문인 이규보는 자신의 시문집인『동국이상국집東國李相國集』에 가포육영家圃六詠이라고 오이, 가지, 순무, 파, 아욱, 호박의 여섯 가지 채소재배에 대한 기록을 시로 남겼다.

'자색 바탕에 붉은 빛 지었으니
어찌 널 보고 늙었다 하리오
꽃을 즐기고 열매는 먹을 수 있으니
가지보다 나은 것 또 무엇이 있으리
밭 안이 푸르고 알알이 붉은데
날로 먹고 삶아 먹고 여러 모로 좋을시고'

- 이규보『동국이상국집』가포육영 중 가지에 관한 시

복잡다단했던 무인시대에 문신의 몸으로 입신양명을 하여 정치적인 평가는 극과 극을 달리지만 문인으로서는 논란의 여지없이 최고의 평가를 받는 이규보가 가지라는 채소를 시로 읊은 것도 놀랍고, 그 시의 아름다움도 기가 막힌다. 신기한 것은 이규보의 가지에 대한 시를 보고 있자니 마치 그가 가지의 특별한 색소 성분을 이미 파악하고 있으며, 그 성분이 가지고 있는 건강의 비밀까지 알고 있는 것처럼 느껴진다. 그렇지 않다면 어떻게 '자색 바탕에 붉은 빛 지었으니 어찌 널 보고 늙었다 하리오'란 문장이 나온단 말인가. 가지

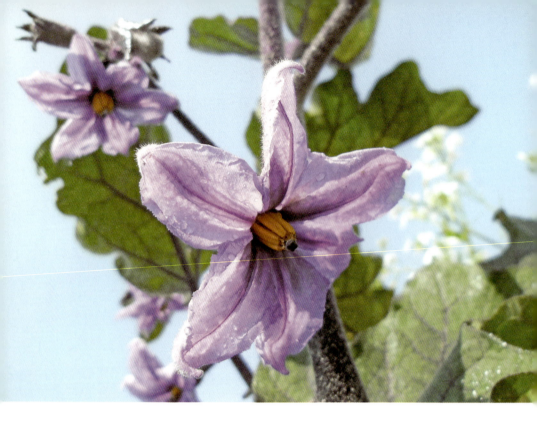

가지꽃

가지의 꽃이다. 가지 꽃의 색깔은 보라색 또는 백색이다.
이규보는 분명 가지의 꽃도 어여뻐 보며 즐겼으리라.

출처 Wikipedia

를 보면 알겠지만 눈으로 보기에는 검은색에 가까운 보라색만 보이지 붉은색은 느껴지기 쉽지 않다. 그럼에도 이규보는 눈으로 보이는 가지의 보라색 안에 숨은 붉은색을 본 모양이다. 설마 그 색소들이 노화와 질병을 예방해주는 건강성분이라는 것까지는 몰랐을지 모르지만 보라색 속에 숨어있는 붉은색을 건강하고 젊은 사람들의 얼굴에 핀 홍조와 연관 지어 늙지 않았다고 노래한 것이 후대인 내가 보기에는 예사롭지 않아 보인다.

아마도 이규보의 집에는 가지를 기르는 밭이 있었고, 해마다 그곳에서 자란 가지를 따서 즐겨 먹지는 않았을까?

가지의 보라색 속에 안토시아닌 성분이 들어 있다

검은색에 가까운 보라색을 띠는 가지의 색은 다른 채소에서는 찾아보기 힘든 색이다. 보라색 양배추나 자색고구마 등 보라색 채소가 없는 것은 아니지만 가지의 보라색은 그보다 훨씬 짙어 자색이라 하지 않고 흑자색이라고 표현하면 맞을 것 같다. 앞에서도 잠시 언급했지만 이러한 가지의 색은 안토시아닌계 색소 중에서도 자주색을 내는 '나스닌'과 적갈색을 내는 '히아신'이라는 색소성분 때문인데 이 색소성분들은 체내에서 몸에 해로운 혈중 중성지방의 수치는 낮춰주고 몸에 유익한 고밀도 지단백 콜레스테롤의 수치는 높여줄 뿐 아니라 혈관 속 노폐물을 제거하고 배설시키는 작용으로 콜레스테롤의 축적을 막고 혈액을 깨끗하게 해줌으로써 대사증후군, 심혈관질환, 뇌졸중, 고혈압, 동맥경화, 비만 등을 예방하거나 치료 등에 도움을 주는 효과를 가지고 있다.

또한 가지의 색소성분들은 강력한 항산화성분으로 체내 활성산소를 효과직으로 제거하여 노화를 억제해주며, 활성산소로 인한 세

PURPLE & BLACK

419

포의 노화와 손상 등을 방어해 항암작용을 하는데 특히 대표적인 발암물질인 벤조피렌, 아플라톡신, 탄 음식에서 발생하는 PHA 등을 제거, 억제하는 효과가 브로콜리와 시금치의 2배로 매우 뛰어나다. 나스닌과 히아신 등 안토시아닌 성분 이외에도 가지에는 레스베라트롤, 알칼로이드, 폴리페놀, 솔라닌, 카레바신, 트리고넬린, 스타치드린, 콜린 등 다양한 성분이 함유되어 있는데 이 성분들 모두 잘 알려진 항산화, 항노화, 항암, 항콜레스테롤 성분들이다.

이러한 성분들로 인해 가지는 탁월한 제암식품으로 손꼽히는데, 암 중에서도 소화기계통의 암인 대장암, 위암, 후두암 등의 암 발생률을 20~30% 낮추는 효과가 있으며, 다른 부위로의 침범과 전이를 막아 재발의 위험성도 낮춰준다. 일본 농림성 자료에 의하면 가지가 발암물질로 밝혀져 사용이 금지된 식품첨가제인 AF-2와 벤조피렌 같은 강력한 발암물질에 대해 억제효과가 있는데 그 효과는 브로콜리나 시금치보다 뛰어나다고 했으며, 일본 나고야대학 연구팀에 의하면 가지추출액이 8가지 암 종류의 증식을 억제한다고 발표했다.

참고로 가지의 항암효과는 가지를 삶거나 볶는 등 가열해도 80% 이상 그대로 남아 있고, 날것일 때에는 조직이 거칠고 떫은맛이 강하지만 가열하면 조직이 매우 부드러워지고 떫은맛도 사라져 소화 흡수가 매우 용이해지므로 암환자가 먹기에도 부담이 없어 더욱 좋

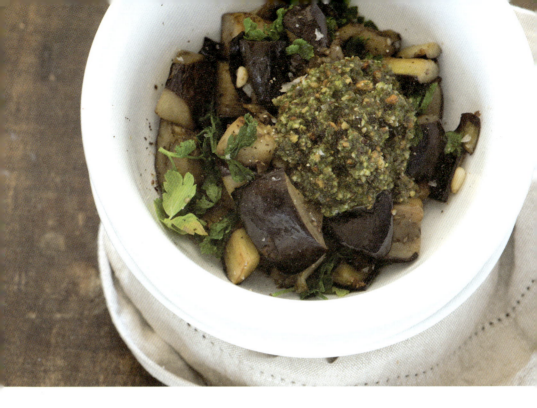

가지볶음요리

출처 thestonesoup.com

은 음식이다. 찌거나 삶아서 참기름이나 들기름, 간장 등을 넣고 버무린 가지나물은 그 부드러움이 죽과 같아 목 넘김이 불편한 암환자들에게 좋은 음식이다.

항암작용 외의 가지의 효능들

가지에 보라색 색소성분들만 들어있는 것은 아니며, 효능도 항암작용에 국한된 것은 아니다. 이를 알아보면, 먼저 수분이 90% 이상을 차지하고 있는 가지에는 단백질과 지방의 함량이 그리 높은 편이 아니지만 당질은 5~6%를 가지고 있으며 비타민과 무기질 식이섬유 등도 비교적 다양하게 함유되어 있다. 특히 칼륨의 함유량이 높은 편인데 칼륨은 체액의 주요성분으로 과다한 나트륨의 배설을 촉진해 정상혈압을 유지할 수 있도록 혈압을 낮춰주고, 몸속 노폐물의 배출을 도우며, 에너지 대사 및 뇌기능을 활성화하는 역할을 수행하는 중요한 성분이다. 칼륨이 부족하게 되면 우리 몸은 무력감을 느끼고 식욕부진 및 메스꺼움, 불안감, 불면증 등의 증상을 얻어 만성피로 등으로 인해 실생활에 불편을 느끼게 된다.

가지에는 베타카로틴도 들어 있다. 체내에 흡수되어 비타민 A로 변하는 베타카로틴은 시력보호기능이 있으며 피부노화를 막아줄 뿐 아니라 항산화 작용 등으로 암과 동맥경화, 관절염, 백내장 등의 노화 등으로 인한 성인병 예방효과를 가지고 있다. 또한 가지의 식이섬유는 장운동을 활성화 시켜 대장을 건강하게 하며 변비를 예방해주고, 다이어트에 도움을 주며, 비타민 E와 비타민 C, 비타민 P, 비타민 B 등과 칼슘, 인, 엽산, 철분, 아연, 회분 등의 무기질은 피로회복과 스트레스 해소, 세포손상 방지, 혈관 강화 등 다양한 효능을 가지고 있다.

이외에도 가지는 이뇨작용이 있어 몸의 부기를 빼주며 간과 췌장의 기능을 강화시키고, 항염증작용으로 위궤양과 피부염증, 종기 등을 개선시키고, 통증을 완화시키며, 해열작용 등의 효능이 있다.

가지는 이렇게 좋은 효능들을 갖고 있지만 섭취에 주의를 기울여야 할 사람도 있다. 가지는 몸의 열을 낮추는 찬 성질을 가진 식품이므로 몸이 찬 사람이나 냉증이 있는 사람, 임산부, 설사가 잦은 사람 등은 지나치게 많이 섭취하지 않도록 한다. 기침을 하는 사람은 기침이 심해질 수 있고, 목을 쓰는 직업을 가진 사람의 경우 목소리가 거칠어 질 수도 있다. 하지만 이런 경우는 가지를 지나치게 많이 섭취한 경우에 발생하는 것으로, 밥반찬으로 두어 개 집어 먹었다고 일어나는 일은 아니므로 지나친 경각심을 가질 필요는 없다.

여름에 먹으면 더욱 좋은 가지

몇 년 전 국내 유수의 신문사 기자와 가지에 대해 인터뷰를 한 적이 있다. 그때 세계적으로 유명한 일본의 장수마을 오키나와 사람들과 우리나라 사람들의 식습관을 비교하며 일본인들에 비해 가지를 적게 먹는 우리나라 사람들을 안타까워 했던 기억이 난다. 당시 우리나라는 가지 수출국이면서도 1년에 1인당 2kg의 가지를 섭취하는 일본인들에 비해 100g 내외로 가지를 섭취하고 있었는데 그후 가지의 항암효과 등이 알려지고 가지가 컬러 푸드로 각광을 받으

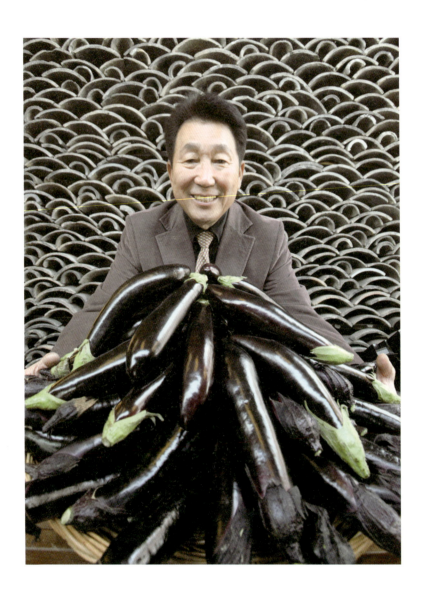

2012년 중앙일보 주최로 일본 오키나와에서 진행한 '5060 힐링 투어' 강연회에서 필자가 컬러푸드 중 1순위로 추천한 음식이 바로 가지였다.
ⓒ 중앙일보

오색섭생

424

면서 이제는 섭취량이 꽤 늘어 상당히 기쁜 마음이다. 그래도 다른 채소들에 비하면 여전히 섭취량이 적은 가지이기에 좀 더 적극적인 가지 섭취가 필요하다고 생각하며, 가지 섭취에 도움을 드리고자 좋은 가지 고르는 법 등을 소개하도록 하겠다.

먼저 가지는 모양이 구부러지지 않고 곧으며 표면에 흠집이 없고, 광택이 나며, 색이 선명한 짙은 보라색으로 살이 단단하고 무거운 것, 꼭지 부분에는 까슬까슬한 가시가 달려있는 것이 신선한 것이다. 저온에 약해 냉장보관하면 쉽게 상하거나 딱딱해질 수 있으므로 조금씩 구입하여 빨리 요리해 먹는 것이 좋다. 계절적으로는 여름이 가지의 제철이다. 이때 먹는 가지는 맛도 좋고 가지의 90% 이상을 차지하는 수분이 여름철 부족하기 쉬운 수분을 보충해주고, 가지의 해열작용은 더위로 인한 열을 낮춰줘 여름을 위한 제철채소, 여름 보양식이라고 불린다.

가지는 날로 먹기는 힘들고 보통 조리하여 먹는데 우리나라에서는 주로 전, 나물, 찜, 볶음, 조림 등에 사용하고 있는데 반해 일본에서는 생채나 샐러드, 절임, 튀김 등으로 좀 더 다양하게 사용하며, 이탈리아 등 서양국가에서는 샌드위치나 파니니 같은 요리에도 가지를 사용하며, 스테이크나 파스타, 라자냐, 피자 등에도 가지를 곁들여 먹는 등 부재료로도 많이 사용하고 있다.

요즘에는 캠핑문화가 발달하면서 캠핑장 등에서 채소를 생으로

구운가지에 토마토소스와 바질페스토를 곁들인 요리

토마토와 가지는 찰떡궁합이다. 토마토 카프레제를 응용해 가지와 모차렐라 치즈, 생토마토, 올리브오일과 바질페스토를 곁들여 먹어도 좋다.

출처 thestonesoup.com

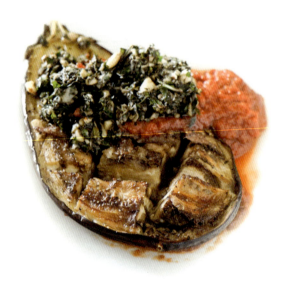

파프리카 가지말이

출처 iStockphoto

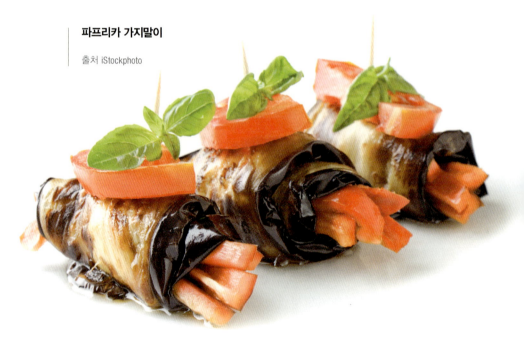

구워 먹는 경우가 늘어나고 있는데 가지를 구워 먹을 때에는 적당한 두께로 잘라 적당량의 오일을 팬에 두른 후 뜨겁게 달궈 고온에서 재빨리 익혀 먹는 것이 가장 맛있다. 참고로 가지와 기름류는 꽤 궁합이 잘 맞는 음식이다. 가지의 하얀 속 조직은 스펀지처럼 기름을 빨아들이는데 가지에 함유된 필수지방산인 리놀렌산과 세포손상을 막아주는 비타민 E는 지용성 물질로 기름류와 같이 먹을 경우 인체에 흡수가 더욱 용이해진다. 특히 들기름과 궁합이 좋다고 하니 나물 등을 무칠 때에는 들기름과 참기름 등을 첨가하고 볶음이나 구이, 튀김요리 등을 할 때에는 올리브유나 포도씨유 등을 사용하면 좋을 것이다.

우리나라에서는 가지를 말려 먹기도 한다. 가지가 흔할 때 햇볕에 말려두었다가 나물이 귀한 겨울에 물에 불려서 기름에 볶아 나물을 만든다. 말린 가지로 만든 나물은 약간 질기면서 쌉쌀한 맛이 나서 말리지 않은 가지로 무친 나물과는 그 맛이 전혀 색다르다. 말린 가지 나물은 정월 대보름에 먹는 아홉 가지 나물 중 하나에 속한다.

마지막으로 우리 식탁을 좀 더 풍성하게 해줄 몇 가지 가지 요리를 소개해 본다. 흔하게 먹는 가지 반찬 말고 좀 색다른 가지 요리로 입맛을 돋우고 싶다면 전통요리인 가지선을, 더운 여름 여름채소인 가지를 시원하게 먹고 싶다면 가지냉국을, 아이들과 함께 가지를 즐기고 싶다면 치즈가지전을, 아삭한 식감을 즐기고 싶다면 파프리카

가지말이를 해 먹으면 좋을 것 같다. 가지선은 『시의전서』에도 소개되어 있는 전통 요리로 가지를 오이소박이를 담글 때의 오이처럼 칼집을 내고 그 사이에 다진 쇠고기와 채 썬 표고버섯 양념한 것을 채워 넣고 장국을 부어 끓인 일종의 찜 요리며, 가지냉국은 2~3등분한 가지를 쪄서 식힌 후 손으로 적당한 크기로 찢어준 후 나물을 무치듯 참기름, 마늘, 간장, 파, 참깨 등을 넣고 무쳐준 후 맛물을 넣고 적당한 간을 한 후 얼음까지 넣어 즐기는 여름 국이다.

치즈가지전은 만들기도 간단하고 남녀노소 즐길만한 음식이다. 3~5mm로 얇게 썬 가지를 소금물에 담갔다가 건진 후 가지 두 장 사이에 치즈를 넣고 통밀가루에 묻혀준 후 통밀가루 반죽옷을 묻혀 기름을 두른 프라이팬에 전을 부쳐주면 된다. 파프리카 가지말이는 생가지를 이용한 음식으로 생가지를 얇게 슬라이스 하여 식초, 간장, 소금을 섞어 초절임양념에 약 15분간 절인 후 건져 물기를 살살 눌러 빼준 후, 각양각색의 길게 채 썬 파프리카를 가지에 올려 돌돌 말아주고 양념장과 함께 먹도록 내놓으면 파프리카의 아삭함과 초절임한 가지의 조화가 매력적인 요리가 완성된다.

오색섭생

428

눈 건강을 지켜주는 블루베리

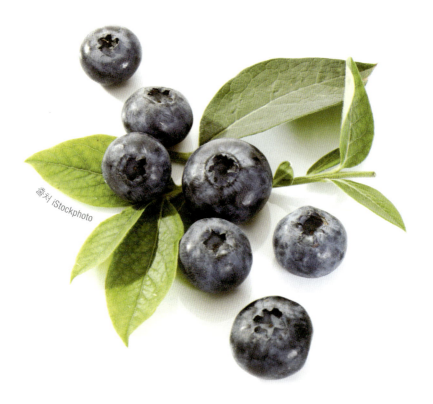

출처 iStockphoto

'위대한 영혼이 부족민의 배고픔을 달래주었다'

- 블루베리에 대하여
  어느 아메리카 원주민에게 전해지는 말

PURPLE & BLACK

북미 원주민과 블루베리

블루베리는 원산지가 북아메리카로 북미 대륙의 원주민들은 오래전부터 블루베리를 채집하여 생으로도 먹고, 저장하여 먹는 등 식품으로 식용하였으며, 열매뿐 아니라 잎 등을 괴혈병, 당뇨병 등 여러 질병의 치료에 이용하였다고 한다. 원주민들에게 블루베리는 아주 중요한 식품이자 영양 공급원이었던 모양이다. 일부 북미 원주민들은 블루베리를 숭배하기까지 했다고 하는데 블루베리를 두고 '위대한 영혼이 부족민의 배고픔을 달래주었다'는 말이 전해지며, 블루베리가 등장하는 신화도 꽤 있다고 한다.

17세기 영국에서 북아메리카로 건너온 청교도들 역시 블루베리의 덕을 봤다고 하는데, 새로운 땅에서 새로운 인생을 시작해야 했던 청교도들은 정착초기에 낯선 토지와 기후 등으로 인해 생각처럼 경작이 이루어지지 않자 배고픔과 풍토병 등에 시달릴 수밖에 없었다고 한다. 특히 추운 겨울에는 과일과 채소를 먹지 못해 괴혈병에 걸리는 아이들이 많았으며 이로 인해 많은 이들이 생명을 잃어갔는데 이를 목격한 원주민들이 말린 블루베리 등을 나눠주어 기력을 회복하고 원주민들에게 그 땅에 맞는 경작법도 배워 신대륙을 개척하고 정착할 수 있었다는 이야기가 있다.

이 이야기가 사실이라면 후에 북아메리카의 원래 주인이었던 원주민들을 야만인으로 취급하며 자신들의 땅에서 내몰고 학살한 백인들의 행위는 정말 배은망덕한 만행이라고 부를 만하다. 그러나 이 책은 역사서가 아니므로 역사적 진위여부와 정당성 등의 논쟁은 넘어가기로 하고, 다시 블루베리 이야기로 돌아가면 원주민들의 호의로 살아남은 백인들은 블루베리를 '생명의 은인'이라고 불렀고, 이러한 배경으로 인해 20세기 초 미국은 국가적으로 블루베리의 품종을 개량하고 연구하며, 산업화, 가공화 하는데 박차를 가했다고 한다. 그 결과 수많은 블루베리 관련 가공 상품과 건강식품이 개발되어 있는 미국에는 이런 말이 있다.

'오래 살려면 첫째, 건강한 성생활을 하고 둘째, 블루베리를 많이 먹어라.'

눈 건강을 지키는 보라색 첨병, 블루베리의 안토시아닌

블루베리가 우리나라 시장에서 대중화 되지는 불과 얼마 되지 않았다. 그러나 그 확산 속도는 매우 빨라 현재 블루베리 음료, 블루베리 식초, 블루베리 비타민 C 등 다양한 블루베리 이용 상품들이 쏟아져 나오고 건강식품 분야에서 이제 블루베리는 빼 놓을 수 없는 주재료가 되었다. 방송과 언론에서도 건강식품으로 자주 다루고 찾는 사람이 많다보니 각종 음식에 블루베리를 넣어 웰빙 음식으로 내

놓는 음식점들도 늘어나고 있다. 그전까지만 해도 블루베리를 이용한 음식은 한정적이어서 기껏해야 블루베리 주스나 블루베리 케이크, 블루베리 샐러드나 드레싱 정도가 판매됐던 것에 반해 이제는 한식에도 블루베리를 사용하여 블루베리를 넣어 반죽을 한 수제비나 칼국수, 만두 등을 파는 곳도 있고 블루베리 전복 갈비찜이라든지, 블루베리 삼계탕, 블루베리 닭볶음탕, 블루베리 추어탕 등 예전이라면 생각지도 못했던 탕이나 찜 요리에도 블루베리를 넣은 요리들을 팔고 있는 음식점들을 볼 수 있다. 아예 블루베리 전문 음식점이라는 타이틀을 건 곳도 꽤 있는데 이 정도면 가히 블루베리 열풍이라고 해도 과언이 아닐 정도다.

우리나라의 이러한 블루베리 열풍의 시작은 아무래도 〈뉴욕 타임즈〉가 선정한 세계 10대 건강식품에 블루베리가 선정된 후부터인 듯하다. 당시 타임지는 세계 10대 건강식품에 블루베리를 선정하며 그 이유를 이렇게 밝혔다.

'블루베리가 슈퍼 푸드에 선정된 이유는 바로 안토시아닌이라는 주요성분 때문이다. 보라색 색소 성분이자 항산화 성분 중 가장 강력한 폴라로이드계의 항산화 물질인 안토시아닌은 암과 노화의 주범인 활성산소를 제거한다. 뇌세포의 노화를 방지해 주며, 빛의 자극을 눈에 전달하는 '로돕신'의 재합성을 도와 시력개선에도 유효하다.'

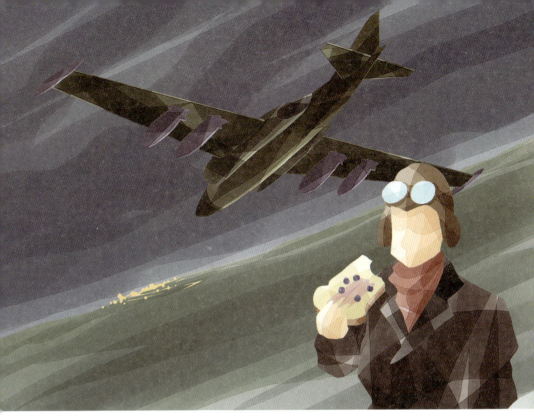
ⓒ 김범석

　사실 블루베리가 눈에 좋다는 이야기는 2차 세계대전 당시부터 알려졌던 것이다. 그에 관한 에피소드가 있는데, 2차 대전 당시 영국 공군 조종사들이 빵에 블루베리를 발라 먹는 등 블루베리를 먹고 출격을 하면 야간비행을 할 때 희미한 빛 속에서도 공격목표 물체가 명확하고 선명하게 잘 보인다고 잇따라 보고했다고 한다. 이를 계기로 영국 공군 연구소와 유럽에서 본격적으로 블루베리에 대한 조사와 연구가 시작됐으며 그 결과 블루베리가 조종사들의 말처럼 시각기능의 향상, 야간시력의 향상, 시야확대 등 시력 개선과 눈

PURPLE & BLACK

433

건강에 효과가 있으며 이는 블루베리의 안토시아닌 성분의 효과임을 밝혀냈다.

　블루베리에 함유되어 있는 안토시아닌이 눈 건강에 효능이 있는 이유는 인간의 안구 내부 망막에서 존재하며, 시각에 관여하는 로돕신rhodopsin이라는 광색소와 관련이 있다. 로돕신은 단백질인 옵신과opsin과 비타민 A의 전구체인 레티날retinal로 구성된 복합단백질로 빛의 자극을 뇌로 전달하여 우리가 물체를 볼 수 있게 하는 역할을 수행하는데 이 과정에서 옵신과 레티놀로 분해된다. 블루베리의 안토시아닌은 이 분해된 로돕신이 재합성되도록 촉진하는 기능을 가지고 있어 시력개선 등 눈 건강을 좋게 하는 것이다.

출처 flickr.com/andreapacheco

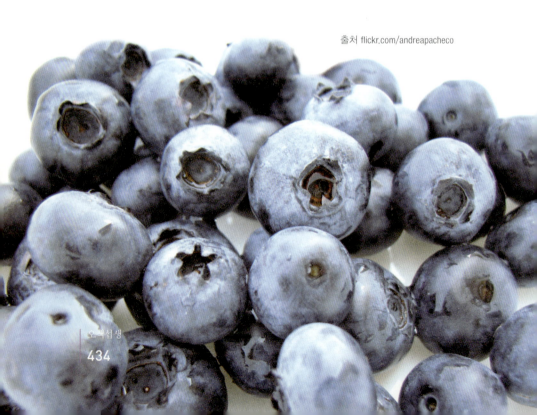

블루베리의 안토시아닌이 가진 시력개선 및 보호 효과는 눈의 단백질이 노화되어 수정체가 혼탁해지는 백내장 예방에도 유효한데 이는 블루베리의 안토시아닌 성분이 단백질의 노화를 억제시키기 때문으로 특히 당뇨병으로 인한 망막염과 백내장에 대한 예방효과가 좋다.

또한 블루베리에는 비타민 A의 전구체인 베타카로틴도 풍부하게 함유되어 있어 눈 건강에 더욱 효과적이다. 우리 눈이 계속 빛을 감지하기 위해서는 로돕신이 지속적으로 재합성되고 분해되는 과정을 거듭할 수밖에 없는데 그러려면 비타민 A가 지속적으로 혈액을 통해 공급되어야만 한다. 비타민 A가 부족하게 되면 로돕신의 구성성분인 레티날이 제대로 합성되지 않아 로돕신의 양이 줄게 되어 야맹증 등 시력저하가 발생하게 되는데 블루베리의 베타카로틴이 인체에 흡수되면 비타민 A로 변하여 이를 방지해 준다.

참고로 블루베리는 실제로 의약품으로 개발되어 사용되고 있다. 1976년 이탈리아의 한 제약회사가 개발한 블루베리 제품은 의과용 의약품으로 승인받아 안과 혈관장애 질환을 개선하는 데 유효하다는 평가를 얻었으며, 이 외에도 프랑스, 일본, 스페인 등에서도 의약품으로 개발되고 인가를 받아 생산되고 사용되고 있다.

예로부터 눈이 건강한 것을 신체의 오복 중 하나로 꼽았다. 그러나 급격하게 나빠지기 전에는 잘 느끼지 못하고 중요성을 인식하지

PURPLE & BLACK

못하는 것이 또 눈의 건강이다. 내 눈이 어느 날 갑자기 백내장같은 병에 걸리거나 안 보인다고 상상해 보라. 다른 질병도 그렇지만 그 것만큼 일상생활에 지장을 주고 앞 일이 깜깜한 일이 또 어디 있겠는가. 모든 병과 마찬가지로 눈의 건강 역시 소 잃고 외양간 고치는 것보단 미리미리 외양간을 수리해 놓는 것이 현명한 만큼 시력보호 능력이 탁월해 '눈의 영양소'라고도 불리는 안토시아닌 성분이 포도의 30배 이상이 함유되었다고 알려진 블루베리를 꾸준히 섭취해 눈을 보호하도록 하는 것이 좋겠다. 오랜 TV시청과 장시간의 컴퓨터 사용, 손에서 떼어 놓지 않는 스마트폰의 사용 등으로 과거보다 훨씬 눈 건강이 나빠지고 있는 현대인들에게 블루베리는 말 그대로 '신이 내린 선물'이나 마찬가지다.

신이 내린 선물, 블루베리

다양한 효능을 가져 '신이 내린 선물'이라는 칭송을 들을 정도로 건강에 좋은 식품으로 평가받고 있는 블루베리는 북아메리카가 원산지인 관목성 과수로 4~5월에 작은 종 모양의 앙증맞은 꽃을 피우고 여름에서 가을까지 열매를 맺어 익어간다. 열매의 색깔은 흑자색, 보라색, 적자색 등을 띠며 맛은 달면서도 약간의 신맛을 가지고 있어 생으로도 먹고, 잼, 통조림, 주스 등으로 만들어 먹을 수도 있

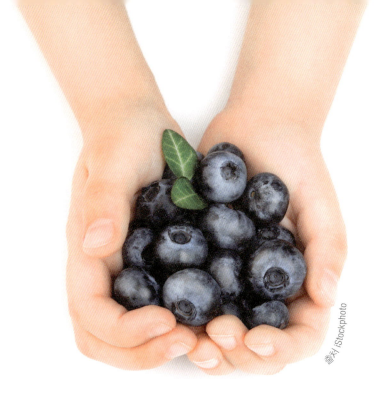

다. 품종은 크게 하이부시highbush계 블루베리, 로우부시lowbush계 블루베리, 래빗아이rabbiteye계 블루베리 품종으로 나누어지는데, 이중 로우부시 블루베리는 캐나다와 미국의 동북부 지역의 언덕 등에 자생하는 야생종으로 다른 블루베리 종들보다도 특히 안토시아닌을 많이 함유하고 있는 것으로 알려져 있다. 이런 이유로 블루베리를 이용한 건강식품을 제조해 판매하는 회사들 가운데는 야생블루베리를 함유했다는 점을 강조하는 판매 전략을 세우는 곳도 있다. 솔직히 말하자면 야생블루베리를 사용했든 재배된 블루베리를 사용했든 100% 블루베리가 아닌 이상 블루베리를 과일로 구입해 먹는 것이 훨씬 좋으므로 별 의미가 없는 구분이 아닐까 싶다.

블루베리는 이름만으로는 외국에서만 볼 수 있는 100% 수입에 의존하는 과일 같다. 실제로 수입된 냉동 블루베리가 시장에 많이 유통되는 것이 사실이지만 다행스럽게도 우리나라에서도 재배되고 있으며 그 양이 점점 늘어가고 있는 추세여서 조금만 신경 쓰면 인터넷 등을 통한 생산자와의 농산물직거래 등을 통해 국내산 블루베리를 구입할 수 있다. 만약 블루베리가 아직도 수입에만 의존하는 과일이었다면 눈물을 머금고 추천을 망설였을지도 모른다. 그런 의미에서 다시 한 번 농산물 수입개방과 인건비상승 등 어려운 환경 속에서도 우리 농산물을 지키고 값비싼 해외 농산물의 토착화에 애쓰며 질 좋은 농산물을 생산해 주시는 농민 여러분에게 이 자리를 빌어 감사의 말씀을 전한다.

다시 블루베리 이야기로 돌아와서 신이 내린 선물이라는 엄청난 칭찬을 받는 블루베리의 효능을 알아보면 안토시아닌은 물론 베타카로틴, 비타민 A, 비타민 B, 비타민 C, 비타민 E, 니아신 등의 각종 비타민과, 칼륨, 칼슘, 철, 인, 아연, 엽산 등의 다양한 무기질, 팩틴 등의 식이섬유, 당질과 단백질 등이 골고루 함유된 블루베리는 이러한 성분들의 고유한 효능에 유기적인 관계로 인한 효능의 상승이 이루어지는데 대표적으로 노화를 예방하며, 눈 건강을 지키고, 활성산소를 제거하며, 다이어트 및 비만 예방에 도움을 주고, 피부를 깨끗하게 유지시켜 주며, 면역력을 강화시키고, 기억력을 향상시키며, 콜레스테롤의 축적을 억제하고, 혈관을 건강하게 하며, 성인병을 예방하고, 항암작용과 항궤양작용을 하며, 변비해소에도 좋고, 해독과 항균 작용 등 여러 효능을 가지고 있다.

이러한 블루베리의 다양한 효능들에 대한 연구결과를 잠시 살펴보면, 미국 일리노이대학과 '러트거스 블루베리 스킨베리 리서치 센터'가 공동으로 진행한 연구에서는 블루베리가 만성적인 건강문제뿐 아니라 심장질환이나 암을 유발하는 원인 중 하나인 산화적 스트레스와 염증의 발생을 강력하게 저지하는 것으로 보인다고 밝혔다. 또한 터프트 대학의 짐 조세프는 블루베리가 산화방지와 항염증작용 노화방지에 효능이 있으며, 블루베리를 먹인 쥐는 방사선에 노출된 후에도 방사선의 노출로 인한 질병의 징후가 보이지 않았음을 연구하여 발표해 블루베리가 방사선 및 중금속, 다이옥신 등의 유해물질의 해독능력이 뛰어남을 입증했다.

몇 년 전에는 블루베리가 뼈를 튼튼하게 만들어 준다는 연구결과도 발표되었는데 미국의 아칸소대학 연구팀이 〈Bone and Mineral Research〉라는 이름의 저널에 발표한 바에 의하면 쥐를 대상으로 실험 연구한 결과 냉동 건조한 블루베리 가루를 먹은 쥐들이 블루베리를 먹지 않은 쥐들에 비해 뼈의 질량이 현저히 높았으며, 혈액 내 뼈를 생성하는 세포를 배양한 결과 역시 블루베리를 섭취한 쥐들의 뼈

생성세포의 발달이 증가하는 것으로 나타났다고 한다. 이 같은 연구결과가 인체에서도 입증될 경우 블루베리가 골다공증을 예방하는 등의 치료에 사용될 것으로 기대가 된다고 연구팀은 이야기했다.

다 소개하지 못했지만 블루베리에 대한 연구는 지속적으로 이어지고 있다. 과거에도 그랬지만 암은 물론 앞으로의 질병에 대한 치료약 역시 많은 부분 자연에서 얻어질 것이라는 수많은 의과학자의 생각이 바뀌지 않는 한 블루베리에 대한 연구 또한 계속될 것이다.

여름에 먹으면 더욱 좋다

블루베리는 완숙하여 검은색을 띠는 보라색으로 익은 열매를 수확하는 계절이 여름이므로 여름에 먹으면 더욱 좋은 제철 과일이다. 수확철이 여름이므로 냉동되지 않은 블루베리를 구입하여 신선하게 먹을 수 있고 맛도 영양도 6월 말에서 8월까지 여름에 수확한 블루베리가 가장 좋다. 물론 지역이나 품종, 재배조건 등에 따라 수확시기가 약간씩 달라질 수도 있는데 블루베리는 완숙이 덜 된 상태로 따 놓으면 서서히 익어가는 토마토 등과 달리 일단 따고 나면 더 이상 후숙되지 않는 과일이므로 반드시 검보라색으로 변한 완숙된 과일을 수확하는 것이 원칙이고 구입할 때도 색깔을 보고 완숙된 것을 사야한다. 덜 익은 블루베리는 신맛이 강한 반면 완숙한 블루베

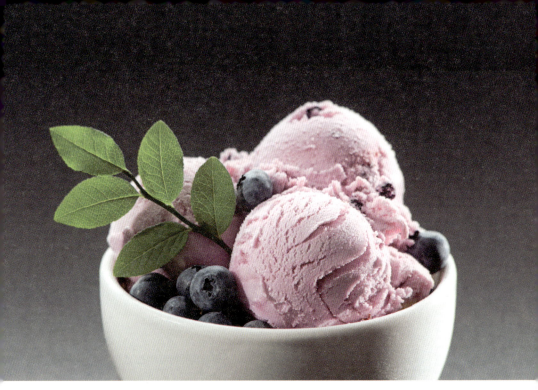

출처 iStockphoto

리는 적당한 신맛과 단맛이 강해 맛있게 먹을 수 있으므로 먹어보고 고르는 것도 잘 익은 좋은 블루베리를 구하는 방법이다. 또한 잎이 달렸던 부분이 싱싱하고, 짓무르지 않고 단단하며 표면에 흰 가루가 골고루 묻어있는 블루베리가 좋다. 간혹 블루베리가 가진 점성이나 흰 가루를 오래된 블루베리로 생각하시는 분들이 있는데 블루베리가 가진 성분으로 생겨나는 특성이니 걱정할 필요가 없다.

    신선한 생과일 블루베리를 구입했다면 온도에 민감한 과일이므로 구입즉시 씻지 말고 물기가 없는 마른 상태로 밀폐용기에 담아 냉장 보관하도록 한다. 냉장보관하면 약 20일 정도 보관이 가능하

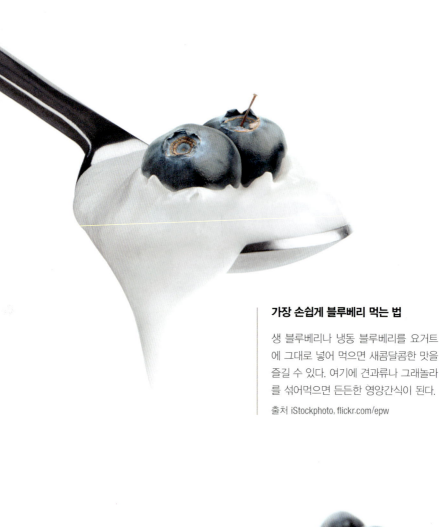

가장 손쉽게 블루베리 먹는 법

생 블루베리나 냉동 블루베리를 요거트에 그대로 넣어 먹으면 새콤달콤한 맛을 즐길 수 있다. 여기에 견과류나 그래놀라를 섞어먹으면 든든한 영양간식이 된다.

출처 iStockphoto, flickr.com/epw

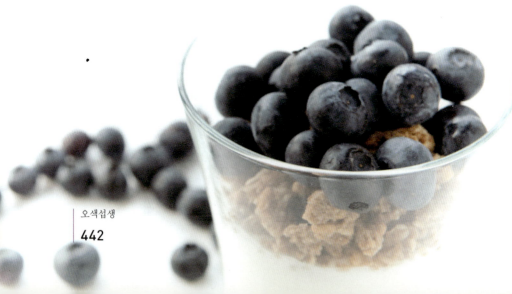

므로 그 이상 장기간 보관해야 한다면 씻지 말고 물기가 없는 마른 상태로 공기가 통하지 않도록 밀봉하여 냉동 보관해야 한다. 이때 밀봉하지 않으면 블루베리가 건조해지고 바람 든 무처럼 변해 먹기 힘들어진다. 씻지 않았는데도 물기가 있다면 페이퍼 타올 등으로 물기를 제거한 후 냉장 및 냉동 보관한다. 제대로 냉동 보관한 블루베리는 1년 내내 두고두고 먹을 수 있다는 장점을 가지고 있다. 냉장보관 냉동보관에 상관없이 블루베리는 먹을 만큼만 꺼내 먹기 전에 씻어 먹는데 물에 오래 담가 씻지 말고 찬물에 살짝 겉만 씻어 먹으면 되는데 냉동 블루베리를 꺼내면 해동되어 과즙이 약간 빠질 수 있다는 것을 알아두기 바란다.

아무래도 블루베리는 생으로 먹거나 주스 등을 만들어 먹는 것이 제대로 된 맛을 느낄 수 있는 등 가장 좋은데 요구르트 등의 유제품과 섞어 믹서로 갈아 먹는다든지, 아이스크림이나 플레인 요거트 등에 토핑처럼 얹어 먹는 것이 가장 손쉽게 블루베리를 먹는 방법이다. 와플이나 스콘, 쿠키 등을 만들 때도 블루베리를 넣어 먹어도 새콤달콤한 맛을 즐길 수 있는데 반죽에 블루베리를 넣고 막 섞기보다는 와플에 들어가는 생크림에 블루베리를 넣어준다거나 스콘 등을 만들 때 쓰는 틀에 반죽을 반 정도 넣고 블루베리를 집어넣고 다시 반죽을 부어주고 블루베리를 위에 얹어주어 굽는 것이 블루베리가 짓이겨지지 않아 눈으로 보기에도 좋고 맛과 식감을 제대로 느낄 수 있다.

새로운 베리가 나타났다

베리^{berry}는 보통 산딸기류의 열매를 일컫는 말로 블루베리를 비롯하여 블랙베리, 블랙커런트, 스트로베리, 라즈베리, 크랜베리 등 베리류라 부르는 그 종류가 꽤 많다. 그런데 요즘 새롭게 주목받고 있는 아주 핫한 베리라 불리는 녀석들이 등장해서 소개해 볼까 한다. 아사이베리와 인삼베리가 그 주인공들이다.

먼저 아사이베리는 브라질 열대우림의 척박한 자연환경에서 자생하는 야자나무과의 열매로 세계적으로 유명한 할리우드 스타 안젤리나 졸리와 모델 배우 미란다 커가 아사이베리로 몸매를 관리한다는 소식이 전해지며 화제를 불

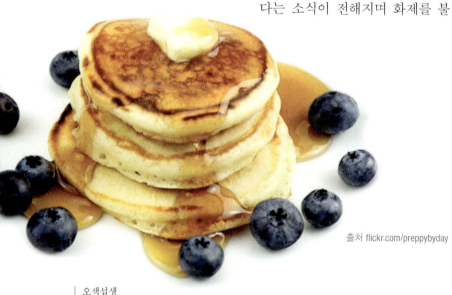

출처 flickr.com/preppybyday

러 일으켰다. 더불어 몇 년 전 〈오프라 윈프리 쇼〉에 소개되면서 그해 UCLA의 10대 건강음료로 선정되어 미국 내에서 수요가 급격하게 늘어나게 된 과일이다.

미국 피츠버그대학 연구팀의 논문에 따르면 아사이베리의 풍부한 안토시아닌은 건강한 세포에 영향을 주지 않고 암세포만을 선별적으로 죽이는 것으로 나타났으며 다른 연구에서도 쥐 실험 등을 통해 아사이베리가 암세포의 크기와 수를 줄이는 등 항암효과가 뛰어난 것으로 밝혀졌다. 이외에도 아사이베리는 세포의 노화를 발생시키는 세포의 산화작용을 억제하고, 활성산소를 제거하는 항산화, 면역력강화, 시력개선, 간 기능과 위 기능 강화, 신장 기능 향상, 혈류개선 효과 등이 있어 건강에 좋은 식품이다. 그러나 아사이베리는 맛과 향이 없어 맛으로 즐기기는 어려워 다른 과일 등과 함께 갈아 주스 등으로 만들어 먹는 것이 대부분이며, 과당의 함유량이 높아 혈중 중성지방의 수치를 높일 수 있으므로 과잉섭취해서는 안 된다는 단점도 가지고 있다.

다음에 소개할 진생베리라고도 불리는 인삼베리는 인삼에 열리는 붉은 열매로 시간의 값어치와 희소성 등 여러 면에서 베리라고 불리는 것들 중 가장 만나기 힘들고 귀한 베리라고 할 수 있다. 인삼베리는 태생부터 다른 베리와는 비교할 수가 없다. 해마다 열매를 맺어 수확할 수 있는 다른 베리들과 달리 인삼베리는 일반적으로 4

년 이상의 인삼에서 1년 중 한여름인 7월 중순경 겨우 일주일 동안만 채취할 수 있는, 4년을 기다려 단 한번 얻는 열매이기에 그 귀함은 이루 말할 수 없다.

그동안 인삼베리는 과육과 껍질은 버려지고 그 안의 씨만 종자로서만 사용되었다. 그러나 인삼베리에 인삼의 핵심영양소인 사포닌의 함량이 뿌리보다 2~3배 이상으로 훨씬 많고, 특히 간 기능 개선과 항당뇨 효과가 있는 사포닌인 진세노사이드-Re 성분은 인삼뿌리보다 2~6배 가량 함유량이 많은 것으로 밝혀졌을 뿐 아니라 비타민은 물론 칼슘, 마그네슘, 아연 등 각종 무기질이 풍부하여 최근 들어 '21세기 불로초'라는 명성까지 얻으며 건강식품으로 각광받고 있다.

강력한 항암 작용, 노화방지 등의 효능을 가지고 있는 인삼의 사포닌 성분이 가진 특별함은 앞에서 이미 충분히 설명했으니 다시 말할 필요도 없을 것 같다. 이러한 성분들로 인해 인삼보다 더 귀하다는 이야기를 듣고 있는 인삼베리에 대한 연구는 우리나라는 물론 미국, 영국, 일본 등에서 활발하게 진행되고 있으며 연구결과 밝혀지고 있는 효능이 계속 주목받고 있다. 한 예로 미국 아인슈타인 대학의 서유신 교수는 인삼열매의 추출물을 쥐의 심장내막세포를 배양해 투여한 결과 인삼열매추출물이 유해한 활성산소에 노출되어도 유해산소가 투입되지 않은 대조군과 마찬가지로 건강했다고 실

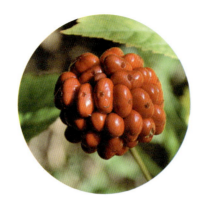

인삼베리

출처 Wikipedia

험결과를 밝히며 인삼열매추출물이 다른 항노화 유전자의 활성화를 증가시키고 반대로 노화유전자의 활성은 억제하는 것을 확인했다고 말했다.

7년간 임신이 되지 않아 고민이던 일본의 나루히토 황태자 부부가 인삼베리로 만든 건강식품을 먹고 임신에 성공, 공주를 출산한 일화도 유명하다. 이로 인해 일본에서는 인삼베리 열풍이 불기도 했다.

바다를 품은 면역식품, 오징어먹물

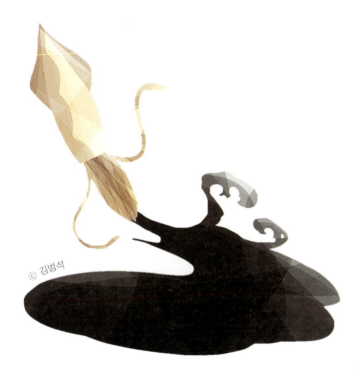
ⓒ 김범석

'무엇이 유익이 되며, 무엇이 해가 되는지를
자각하는 것이 건강을 유지하는 최상의 물리학이다.'

- 베이컨

한국인이 사랑하는 오징어

지금까지 컬러 푸드로 선정한 식품들은 대부분 과일과 채소, 곡류, 해조류나 그것들을 가공하여 만든 음식으로 굳이 따지자면 식물성 식품들이었고 마음만 먹으면 주변에서 쉽게 구할 수 있는 식재료들이었다. 그런데 갑자기 오징어먹물이라는 동물성 식품, 그것도 오징어라는 익숙한 동물 그 자체가 아니라 일반적으로 가정에서 요리할 때 사용하지 않고 버리는 오징어의 먹물을 컬러 푸드로 들고 나왔는지 의아한 분들이 계실 것이라 생각된다.

거기에 대해 이야기하자면 건강한 식습관의 기본 중 하나가 바로 편식 없이 모든 음식을 골고루 섭취하여 음식마다 다르게 함유되어 있는 영양소를 편중됨 없이 섭취하는 것이기에 적어도 하나쯤은 몸에 좋은 동물성 식품을 소개하고 싶었다. 이것저것 알아보고 살펴본 결과 블랙 푸드를 대표하는 식품 중 하나로 알려진 오징어먹물이 건강식품으로 추천하기에 손색이 없는 효능을 가지고 있을 뿐 아니라, 오징어먹물을 품은 오징어가 오랜 세월 우리 국민들에게 사랑받아 온 대한민국을 대표할 만한 음식 중 하나인 동시에 오징어 자체가 가진 영양성분도 좋아 오징어먹물과 함께 소개하고 싶어 선택하게 되었다. 그런 의미에서 선물을 받으면 선물 포장을 먼저 개봉하여 내용물을 확인하듯이 오징어먹물 이야기를 하기 전에 오징어먹물을 품은 오징어 이야기를 먼저해보도록 하겠다.

PURPLE & BLACK

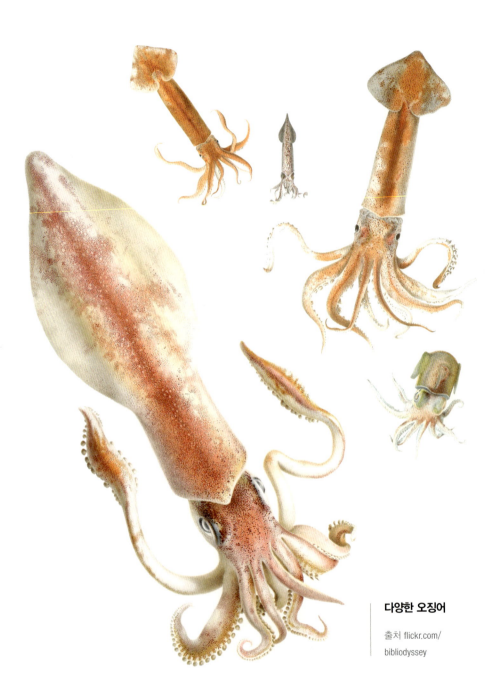

다양한 오징어

출처 flickr.com/
bibliodyssey

오색섭생

오징어는 우리나라 사람들에게 꽤나 사랑받았던 수산물이다. 한 예로 요즘에야 치맥이라고 맥주하면 치킨이 떠오르지만 치킨이 이렇게 대중화되기 전인 20여 년 전까지 맥주하면 마른 오징어에 땅콩이 최고의 안주거리로 애주가들의 사랑을 독차지 했었다. 오징어가 우리나라 사람들에게 사랑받았던 이유는 수확량이 많아 비교적 저렴해 생으로도 먹고 데쳐서 초장에 찍어 먹거나 무쳐먹기도 하고, 말려 건오징어로 먹거나 오징어포로 먹을 수도 있으며, 튀기거나 해물전으로 요리해 먹는 등 다양한 요리가 가능했기 때문인데 최근에는 국내산 오징어의 가격이 예전같이 싸지 않고, 과거에 비해 오징어 외의 다양한 수산물이 대중화되어 식탁에 오르는 일이 많아지고, 값싼 수입산 수산물들도 등장하다보니 과거에 비해 국내산 오징어의 소비가 점점 줄고 있는 추세다.

그래도 여전히 오징어의 소비량이 적다고는 할 수 없는데 국립수산과학부 2012년 통계자료에 의하면 국내에서 생산된 수산물 중 오징어가 김, 미역, 다시마, 굴에 이어 다섯 번째로 많이 소비된 것으로 집계되었다. 이러한 오징어는 전 세계에 450~500종이 있는데 크기도 다양하여 대왕오징어류에 속하는 대양대왕오징어는 길이가 15m를 넘어서며, 최소종인 꼬마 오징어류의 녀석들은 길이가 겨우 2.5cm 정도에 불과하다. 참고로 모든 종류의 오징어가 식용되는 것은 아니다.

오징어하면 역시 특이한 생김을 이야기하지 않을 수 없다. 사람은 물론 보통 우리가 보는 동물들의 경우 머리, 몸, 다리 순으로 몸체가 붙어있는 것과 달리 오징어는 몸통이 가장 위에 있고, 그 다음에 머리가 있으며, 마지막으로 다리가 있고, 눈은 머리 좌우 양쪽에 벌어져 붙어있다. 그리고 2개의 촉완이라 불리는 먹이 포획용 길다란 더듬이 팔과 촉완에 비해 짧은 8개의 다리가 있으며, 보통 빨판이라 부르는 흡반이 붙어있다. 모두들 한번쯤 오징어 다리가 10개냐 8개냐로 친구들과 다툰 기억들이 있을 텐데 정확하게 말하자면 다리는 8개고 팔이 두 개인 셈이다. 오징어의 몸통 위에 붙어있는 날개같이 생긴 삼각형으로 된 부분은 지느러미다.

오징어하면 떠오르는 또 다른 특징은 야행성이라는 것과, 밝은 빛을 좋아한다는 것, 카멜레온처럼 몸의 색깔이 변한다는 것, 그리고 역시 먹물을 빼놓을 수 없다. 낮에는 바다 깊은 곳에 머물다가 밤이 되어야 바다 위쪽으로 올라오는 야행성과 빛에 반응하는 주광성 때문에 오징어잡이는 모두 밤에 이루어진다. 해마다 오징어잡이 철이 되면 오징어잡이 배들이 내건 집어등으로 인해 바다는 불야성의 장관을 이룬다. 오징어가 몸에 색깔을 바꾸는 것은 상대를 위협해 위기를 모면하거나 자기 몸을 감추려는 자기보호의 수단이자 감정의 표현이다. 오징어뿐 아니라 문어 등의 두족류는 피부색을 변화시킬 수 있는 능력을 가지고 있는데 주변 환경에 맞춰 몸의 색을 변

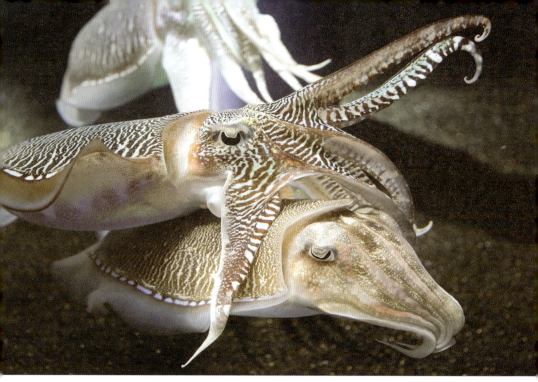

출처 Wikipedia

화시킴으로써 먹이사냥을 용이하게 하거나 적으로부터 몸을 숨기기도 하고, 때로는 색으로 상대방을 위협해 도망가도록 만든다. 채색의 변화로도 위기를 모면하지 못할 때에는 마지막 수단으로 먹물을 내뿜는다. 검은 오징어의 먹물은 적의 시야를 가리는 것뿐만 아니라 후각을 마비시키는 성분이 포함되어 있다고 한다.

    옛 문헌들에 따르면 오징어는 우리말로 오중어, 오증어, 오적이, 오직어 등으로 다양하게 불렸으며, 한자로는 오적어烏賊魚라고 하였으며, 또는 오적烏賊, 남어纜魚, 묵어墨魚, 흑어黑魚라고도 하였다고 한다. 오적어라고 이름 붙여진 이유가 재미있는데 정약전의 『자산어보』에 따르면 오징어가 까마귀를 먹이로 좋아해서 물 위에 죽은 척하고 떠 있다가 까마귀가 죽을 줄 알고 달려들면 다리로 까마귀를 감아 물속으로 끌고 들어가서 먹으므로 까마귀를 해치는 도둑이란 의미로 오적烏賊이라 이름 붙여지게 되었다고 한다. 설마 오징어가 정말로 까마귀를 잡아먹었을까 싶고, 현대에 들어와 까마귀를 잡아먹는 오징어를 보았다는 사람도 없지만 아이들에게 오징어를 앞에 두고 들려주기에는 재미난 이야기인 것 같다. 그리고 또 모르는 일이지 않는가. 요즘 사람들이 못 봐서 그렇지 거대한 대왕오징어는 사람들이 안 보는 곳에서 까마귀를 잡아먹는지. 인간이 목도하지 못한 자연계의 일이란 수도 없으니 말이다.

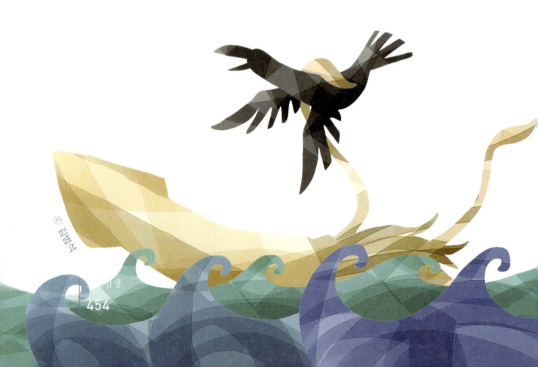

제대로 알고 먹자. 오징어 영양과 효능

오징어는 탄수화물과 지방이 거의 없는 반면 단백질이 풍부한 식품으로 다이어트와 비만예방에 좋은 고단백 저칼로리 식품이다. 지방의 함량이 매우 적어 1% 정도밖에 되지 않는데, 지방이 16% 정도 되는 소고기 안심이나 지방이 38% 정도 되는 삼겹살과 비교하면 얼마나 지방이 적은지 확실히 비교된다. 반면 생오징어의 경우 단백질 함유량이 20% 정도나 되며, 말린 오징어의 경우에는 단백질 함유량이 더 높아져 60%를 차지한다. 그러나 말린 오징어의 경우에는 칼로리도 높아져 생오징어의 경우 100g당 약 85~95kcal였던 것이 약 350kcal 정도 되므로 다이어트를 하는 사람이라면 말린 오징어는 주의해서 섭취할 필요가 있다.

또한 오징어에는 각종 아미노산이 풍부하며, 두뇌발달과 기억력 향상, 치매예방에 도움을 주는 EPS, DHA 등 몸에 좋은 불포화지방산이 들어있다. EPS, DHA는 고등어를 비롯한 등푸른 생선에 많이 함유되어 있다고 알려진 성분으로 뇌를 건강하게 해주고, 심장질환을 예방하며, 간을 해독하는 데 도움을 준다. 비타민 B군과 비타민 C, 비타민 E 및 철분, 엽산, 인, 칼륨, 칼슘, 아연, 셀레늄 등 무기질도 다양하게 함유되어 있는데 칼슘의 경우 쇠고기보다 여덟 배나 많다.

PURPLE & BLACK

특히 주목할 것은 아미노산의 일종인 타우린이다. 오징어에는 타우린이 다량 함유되어 있는데 타우린은 우리가 흔히 마시는 피로회복제에 많이 들어가는 성분이다. 여러 가지 효능을 가지고 있는 타우린은 피로회복의 효과가 매우 크고 체내 콜레스테롤의 흡수 및 축적을 감소시키며, 인슐린 분비를 촉진시켜 당뇨병을 예방하고, 심장병, 동맥경화, 암 등의 각종 성인병 및 노화로 인한 질병에도 예방효과를 가지고 있는 것으로 알려져 있다. 오징어를 말리면 이 타우린 성분은 더욱 증가하게 되는데 마른 오징어 표면에 보이는 하얀 가루가 바로 타우린이라고 보면 된다.

그렇다고 오징어가 완벽한 식품은 아니다. 오징어에는 몸에 해롭다고 알려진 콜레스테롤도 함유되어 있다. 하지만 다른 어패류들과 비교해도 함유량이 2~3배 많은 오징어의 타우린이 콜레스테롤의 체내 흡수를 막아주어 콜레스테롤 수치가 크게 높지 않은 사람이라면 오징어를 섭취해도 크게 문제될 것은 없다. 다만 오징어를 말리면 콜레스테롤 함유가 더욱 늘어나므로 주의하도록 한다.

굳이 오징어의 좋은 점만 이야기하지 않고 단점도 얘기한 이유가 있다. 사실 모든 식품은 장점과 단점을 동시에 가지고 있다고 보는 것이 옳다. 독이 없는 음식은 없다는 말도 있지 않은가. 결국 건강한 음식을 섭취하고 만드는 것은 사람에게 달렸다. 자신에게 맞는 음식을 올바르게 섭취하면 되는 것이다. 오징어 역시 마찬가지

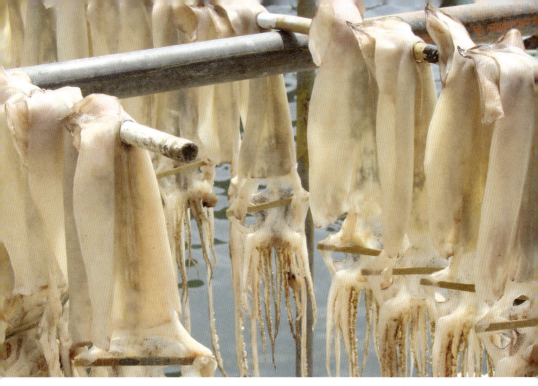

출처 flickr.com/7741046@N06

다. 콜레스테롤에 문제가 없는 사람은 피곤하고 스테미너가 필요할 때 자양강장제보다는 오징어로 기력을 보충하고, 콜레스테롤이 높은 사람은 오징어의 섭취를 제한하고, 먹을 때는 콜레스테롤 수치를 낮춰줄 수 있는 식품과 함께 먹고, 마른오징어보다는 생오징어나 생오징어로 만든 요리를 먹는 지혜를 발휘하는 것이 건강을 지키는 방법이다. 세상에 무조건 모든 사람이 먹어 100% 좋은 음식과 나쁜 음식이란 존재하지 않는 법이다.

오징어먹물주머니 어디에 붙어있나

대체 어떻게, 어디서 오징어먹물을 구입해서 먹으란 말이야?

오징어먹물 좋다는 소리는 언론 등을 통해 들었지만 우리나라 가정에서 오징어먹물은 익숙하지 않은 식재료이기에 이런 질문을 던지시는 분들이 대부분일거라고 생각한다. 그에 대한 답을 드리자면 편하게 오징어먹물을 음식에 이용해보고 싶은 분들이라면 식용 오징어먹물 팩을 대형마트나 향신료 등 이태리 요리재료를 전문적으로 파는 곳이나 사이트 등을 통해 구입하여 사용하는 것을 권하고, 좀 귀찮더라도 직접 오징어에서 먹물을 채취해 사용해보고 싶은 분들은 싱싱한 오징어를 구입해 손질과정에서 먹물주머니를 분리해 사용할 수 있다.

오징어먹물은 신선한 생오징어에서 채취한 것, 이물질이 들어가지 않도록 위생적인 환경에서 분리한 것만을 사용해야 한다. 그러기 위해서는 먼저 싱싱한 오징어를 구입해야 하는데 생오징어의 경우 살에 탄력이 있고, 눈은 맑고 또렷하며, 붉은기나 갈색을 띠면서도 투명하여 속이 비춰 보이고, 윤기가 나며, 배 부분은 유백색이 선명한 것이 신선한 오징어다. 구입한 생오징어는 무조건 몸통을 갈라 내장과 뼈를 제거하는 손질을 거친 후 씻어서 냉장이나 냉동 보관해야 하는데, 내장 등의 손질과정에서 오징어먹물주머니를 따로 분리해낸 뒤 먹물을 채취해 바로 사용하거나 밀폐용기에 담아 냉장

오색섭생

458

보관하면 된다. 단, 오징어와 마찬가지로 오징어먹물 역시 오래두면 고약한 냄새가 나기 때문에 냉장 보관을 해야 하는데 그렇다 해도 보관할 수 있는 기간은 짧으므로 되도록 빨리 요리에 사용하는 것이 좋다. 또한 오징어먹물주머니가 위치한 곳은 아가미와 항문 사이로 내장, 지느러미와 붙어있다시피 하므로 평소 오징어를 손질할 때처럼 내장을 쭉 잡아당기면 오징어먹물주머니가 터질 수 있으니 주의하도록 한다.

갈아놓은 먹물보다 색이 진하고 찐득한 느낌을 주는 오징어먹물은 식재료에서 좀처럼 볼 수 없는 진한 검은색으로 음식에 사용되며 그 특이한 색으로 시선을 붙잡고 맛도 좋아 서양에서는 여러 음식에 사용되고 있다. 최근 들어서는 국내에서도 오징어먹물을 이용한 요리들이 많은데 소스나, 파스타, 쌀요리, 리조또, 아이스크림, 피자, 국수, 수제비, 빵, 카레, 라면 등에 사용되어 인기를 얻고 있다. 오징어 먹물을 음식에 사용하는 방법은 비교적 간단한 편인데 반죽에 넣거나 요리할 때 적당한 양의 오징어먹물을 부어주기만 하면 된다. 앞으로도 계속 오징어먹물을 이용한 요리들이 추가되지 않을까 싶은데 오징어먹물로 담은 오징어먹물 젓갈도 있으니 창의력만 발휘한다면 생각보다 다양한 요리에 오징어먹물을 사용할 수 있다.

우리나라에서는 아직 즐기는 사람만 즐기는 오징어먹물 요리지만 알고 보면 오징어먹물 요리의 역사는 오래됐다. 오징어먹물로 수프를 만든다는 기록이 기원전 1세기 경 로마의 의사이자 박물학자인 아울루스 셀수스가 남긴 저서에 쓰여 있는 등 고대 로마시대부터 오징어먹물을 요리에 사용한 것으로 보인다. 오징어먹물 요리 중 가장 대중적으로 알려진 오징어먹물 스파게티의 원조는 물의 도시로 유명한 이탈리아 베니스이다. 르네상스 시대의 베니스는 문화와 경제가 매우 발달했는데, 풍요로운 경제력으로 인해 음식문화도 당시의 다른 유럽보다 발달해 음식을 단순히 배를 채우는 것으로 보지 않고 맛과 시각적으로도 즐겨 오징어먹물을 사용한 특이한 색의 파스타가 만들어지게 되었다. 그러나 오징어먹물 스파게티나 피자, 리조또 등이 이탈리아의 고유음식으로 보기는 힘든 것이 이탈리아뿐 아니라 오징어가 많이 잡히는 지중해 연안의 스페인 등의 여러 나라에서도 오래전부터 오징어먹물을 이용한 음식들이 사랑받아 왔다. 한 예로 오징어먹물을 이용한 대표적인 쌀요리인 '아로스 네

오징어먹물 수프와 농어를 곁들인 요리

출처 flickr.com/29229401@N05

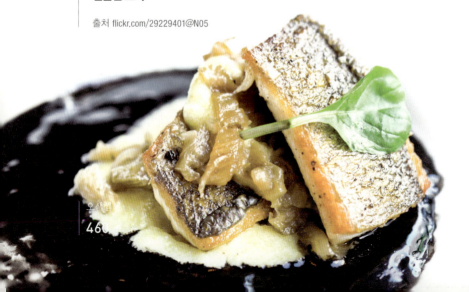

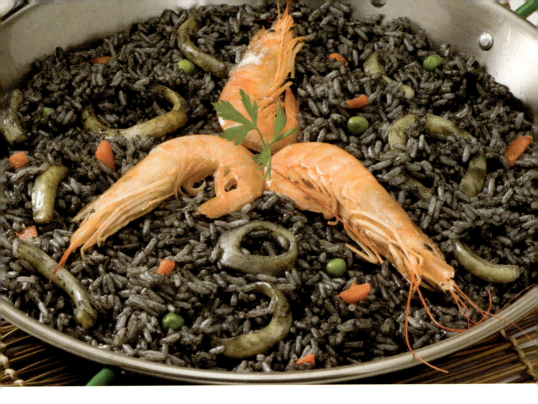

아로스 네그레

스페인의 대표적인 오징어먹물 쌀요리 아로스 네그레.
출처 iStockphoto

그레^{Arros negre}'는 검은색 쌀이란 뜻의 스페인 대표요리 중 하나이다.

오징어먹물 요리를 사랑하는 사람들은 오징어먹물로 만든 요리가 시선을 붙잡는 검은색과 바다의 향과 짭짤함이 조화를 이뤄 더할 수 없이 매력적이라고 한다. 그러나 오징어먹물 요리를 먹을 때에는 감수해야 할 것이 있으니 입안이 검은색으로 변할 수 있다는 것이다. 검은색 오징어먹물이 옷에 튈 수도 있으므로 조심하자.

PURPLE & BLACK

오징어먹물, 무엇이 좋은가

오징어먹물 요리를 오래전부터 즐겨온 이탈리아 사람들은 오징어먹물이 여성의 건강과 남성의 정력에 좋다고 생각했으며, 중세 유럽에 흑사병이 발생한 당시 베니스 사람들은 오징어먹물 스파게티가 흑사병, 즉 페스트에 효과가 있다고 믿어 남녀노소 구분 없이 널리 즐겨 먹었다고 한다. 우리나라의『동의보감』에도 오징어먹물의 효능에 대해 적혀있는데 오적어복중묵烏賊魚·腹中墨, 즉 오징어 먹물은 어혈로 찌르는 것 같이 아픈 가슴앓이를 다스린다고 쓰여 있다. 과연 오징어먹물의 효능에 대한 국적을 초월한 옛 사람들의 믿음과 생각이 맞는지 지금부터 알아보도록 하겠다.

오징어먹물은 멜라닌 색소에 단백질이 결합된 것으로 검은색소를 포함한 단백질의 일종으로 보면 된다. 당연히 단백질이 풍부하고 수분의 함량이 높으며 지방은 적어 오징어와 마찬가지로 저칼로리 고단백 식품이다. 당질, 아미노산, 비타민, 미네랄 등도 들어있다. 오징어먹물의 특별한 성분으로는 뮤코 다당류 등의 세포를 활성화시키는 성분들이 들어있는데 뮤코 다당류는 면역력을 향상시키는 항암작용을 하는 것으로 연구되었다. 핵산 역시 오징어먹물에 풍부하게 들어있는 성분인데 세포를 활성화시키고 노화 방지에 효과가 있는 성분이다. 또한 오징어와 마찬가지로 타우린 역시 다량 함유하고 있어 피로를 회복시켜 주고, 콜레스테롤을 낮추어 동맥경

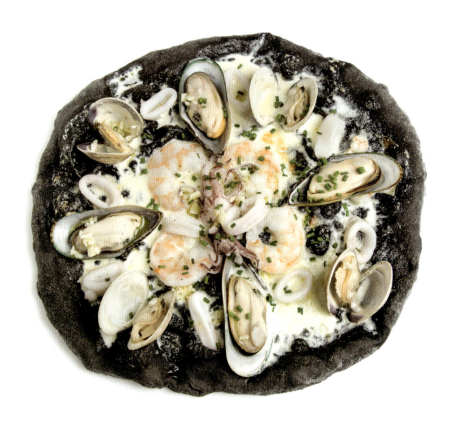

오징어먹물 해산물 피자

출처 iStockphoto

화 및 고혈압 등의 성인병 예방효과가 있다.

　오징어먹물의 리조팀성분은 영국의 미생물학자인 알렉산더 플레밍에 의해 발견된 물질로 감기약이나 안약 등에도 들어있고, 사람의 침과 계란 흰자에도 있는 세균용해성 효소로서 세균의 세포벽을 파괴하여 죽이는 등의 살균 작용, 항바이러스 작용을 하는데 에 이즈 바이러스를 억제하는 효과가 있을 정도로 살균 및 항바이러스 효능이 뛰어나다. 리조팀은 항암작용을 하고 협심증에 좋다고도 알려져 있다.

그리고 보면 옛날 베니스 사람들이 페스트의 예방 및 치료에 오징어먹물이 도움이 된다고 믿었던 것이 아주 근거가 없어 보이지는 않는다. 페스트는 균에 의한 감염으로 일어나는 급성 감염질병이므로 살균 및 항바이러스 작용이 뛰어난 오징어먹물이 어느 정도는 도움이 될 수도 있었을 것이다. 적어도 오징어먹물로 인한 면역력의 향상으로 감염의 위험을 낮췄을 가능성도 없지 않다. 다른 경우도 마찬가지로 오징어먹물의 타우린이 피로회복효능이 좋으니 남성들의 정력향상에 좋다는 말도 일리가 있다.

이외에도 오징어먹물에는 간기능을 향상시키는 효능이 있어 알코올로 인한 간기능 저하를 개선시키며, 위액분비를 촉진하여 소화흡수를 용이하게 하므로 소화불량 등에 도움을 준다.

신기한 오징어먹물 이야기

먹물과 거의 흡사한 색을 가진 오징어먹물은 먹물처럼 이용해 글을 쓸 수 있다. 단, 오징어먹물로 글을 쓰면 처음에는 일반먹물보다 광택이 나고 진하지만 시간이 지나면 말라붙은 오징어 먹물이 종이에서 떼어져 나가기도 하고 글씨가 점점 흐려져 나중에는 아예 사라져 버리는 단점을 가지고 있다. 이러한 오징어먹물로 쓴 글의 특징 때문에 믿지 못할 약속이나 지켜지지 않는 약속을 두고 '오적어 묵계烏賊魚 墨契'라고 한다.

중국에도 재미있는 이야기가 전해진다. 어떤 이가 돈을 빌려주고 차용증을 받았는데, 하필 그 차용증이 오징어 먹물로 쓰여져 나중에 차용증의 글씨가 사라지는 바람에 돈을 받을 수 없게 되었다고 한다. 이를 두고 오징어먹물이 돈을 훔쳐간 것이나 마찬가지라 하여 오징어를 검은 도둑이라는 의미의 오적烏賊이라고 이름으로 부르기도 했는데, 오징어먹물로 쓴 글이 흔적도 없이 사라졌다가도 종이를 물에 적시면 다시 글씨가 나타나 옛날 사람들은 오징어 먹물을 사용하여 암호문이나 비밀문서 등을 작성하기도 했다고 전해진다.

2009년도에는 영국에서 무려 1억 5천만 년 전에 산 오징어의 선조로 추정되는 화석이 발견되었는데 그 화석에는 신기하게도 1인치 가량의 먹물주머니가 화석화되지 않은 채 완벽하게 그대로 보존되어 있었다. 심지어 이 먹물 주머니에서 채취한 먹물로 그림을 그리고 글씨를 쓸 수도 있었는데, 이 놀라운 화석에 대해 영국 지질조사국의 필 월비 박사는 이렇게 보고했다.

'그것은 마치 살아있는 오징어의 것처럼 절개될 수 있었으며, 근육
섬유와 세포들을 볼 수 있었다. 1억 5,500만 년 전의 암석 안에서
3차원적인, 그리고 아직도 검은 색의 먹물주머니와 같은 부드럽고
질퍽한 어떤 것이 들어있다는 것은 상상하기조차 어려운 일이다.'

세상엔 참 신기하고 흥미로운 일이 많다. 1억 5천만 년 된 오징어
먹물로 요리를 할 수는 없었겠지만, 더 건강히 오래 살다 보면 혹시
아는가. 더 대단한 오징어를 만나게 될지도 모를 일이다.

신의 선물, 초콜릿

'생각은 맑아야 하고
초콜릿은 진해야 한다.'

- 에스파냐 속담

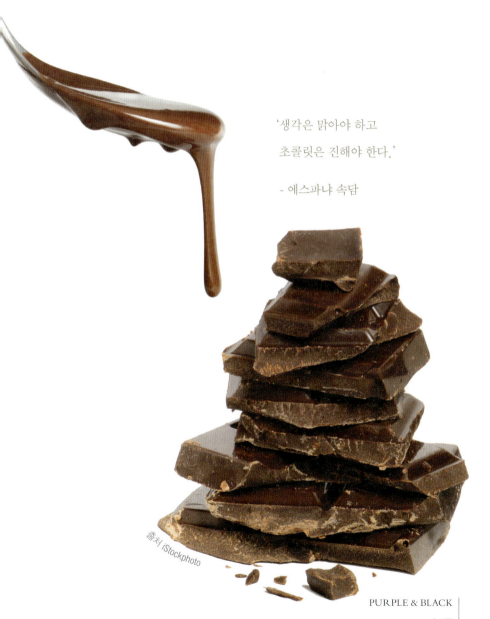
출처 iStockphoto

PURPLE & BLACK

정신건강을 위한 소소한 선물

이 책의 대미를 장식할 음식으로 초콜릿을 선택하기까지 약간의 고민이 있었다. 고칼로리 식품으로 지방의 함량이 높고 설탕의 첨가로 단맛이 강해 비만, 여드름, 충치, 당뇨병, 중독 등을 유발하는 것으로 인식되고 있는 대표적인 식품이기 때문에 사람들의 오해와 편견을 물리치고 선뜻 소개하기가 그리 만만하지는 않았다. 그럼에도 결국 초콜릿을 소개하기로 마음먹은 것은 입으로 들어가는 음식 중 100% 완벽한 식품이란 존재하지 않으며 장단점을 가지고 있어 한 가지 음식만으로 건강을 유지할 수 없고, 여러 음식을 고루 섭취함으로써 조화를 이루기 마련인데 유독 초콜릿에 대해서는 사람들이 초콜릿이 가진 훌륭한 장점을 깡그리 무시하고 외면하며 초콜릿을 먹는 것이 무슨 범법행위라도 되는 듯 몰아붙이고 있는 사태를 바로잡고 싶었다. 또한 올바른 초콜릿의 선택과 섭취로 초콜릿이 가진 장점을 취함으로써 건강에 도움을 받는 쪽으로 초콜릿 섭취를 개선하고 싶은 마음이 들었기 때문이다.

무엇보다도 초콜릿이 가진 스트레스와 우울증 해소 같은 정신건강에 도움을 주는 측면을 무시할 수 없다. 알다시피 우리의 육체와 정신은 매우 유기적으로 연결되어 있다. 몸이 아프면 마음과 정신도 아프게 되고, 마음과 정신이 우울증과 스트레스 등으로 온전하지 못하면 육체도 병이 든다. 그래서 스트레스를 만병의 근원이라고 하는데 현대인 누구도 스트레스에서 자유로울 수 없고, 정도의 차이일 뿐 어느 정도의 우울증은 가지고 삶을 영위해 나가고 있다고 보는 것이 옳다. 안타깝게도 천형처럼 짊어지고 살아가야 하는 이 스트레스와 우울증이 점점 심각해지고 있어 분노범죄가 늘어나고, 자살률이 높아지는 등 사회적으로도 문제가 되는 이 시점에서 마지막 건강 음식을 정신건강에 도움이 되는 음식으로 선택하고 싶은 마음이 강렬했고, 그 결과 초콜릿 이야기를 하게 되었음을 밝히는 바이다.

초콜릿이 스트레스와 우울증에 도움이 되는 것은 초콜릿이 가진 '데오브로민' 성분 때문이다. 데오브로민은 대뇌 피질을 자극해 뇌의 활동을 활발하게 함으로써 사고력과 집중력을 향상시킬 뿐만 아니라 피로회복, 스트레스 해소, 정신안정에 효과가 있다고 밝혀진 성분이다. 또 초콜릿에는 '페닐에틸알민' 성분도 풍부한데, 페닐에틸알민은 사람이 무엇인가에 열중하고 있을 때나 사랑의 감정을 느낄 때 뇌에서 분비되는 화학물질로 중추신경을 자극시킴으로써 머리를 맑게 하고, 정신을 안정시키며, 우울한 기분을 해소시키는 효과를 가지고 있다. 초콜릿의 주재료가 되는 코코아의 독특한 향과 초콜릿의 또 다른 성분인 디오프로만, 카페인 역시 스트레스 해소와 기분을 밝게 하는 효능을 가지고 있어 초콜릿에는 매우 다양한 스트레스 해소 및 우울한 감정에 도움이 되는 성분들이 포진해 있는 셈이다.

초콜릿이 '사랑의 묘약'으로 불리는 이유도 바로 초콜릿에 들어 있는 이상의 성분들 때문이다. 초콜릿을 먹으면 기분이 좋아져 마치 사랑에 빠진 것과 같은 기분과 비슷해지는데 특히 초콜릿의 페닐에 틸아민은 연애감정과 연관이 깊어 오래전부터 초콜릿은 상대를 유혹할 때 많이 사용되어왔다. '나는 이성을 위해 태어났다는 사명감을 가졌다. 그래서 늘 사랑을 했고 사랑을 쟁취하기 위해 내 전부를 걸었다'고 말한 세기의 바람둥이 카사노바를 사랑했던 여인들이 초콜릿을 카사노바에게 많이 권했다고 하며, 중세유럽 왕의 총애를 받았던 여인들 또한 왕을 유혹하거나 곁에 두기 위해 초콜릿을 대접하기를 즐겼다고 한다. 초콜릿이 성욕을 불러일으키고 성적흥분을 고취시킨다는 믿음은 귀족들 사이에 만연하여 초콜릿의 남용으로까지 이어졌던 모양인데, 결국 18세기 유럽에서는 초콜릿을 최음제로 여겨 금지하기까지 한 역사가 있다.

출처 iStockphoto

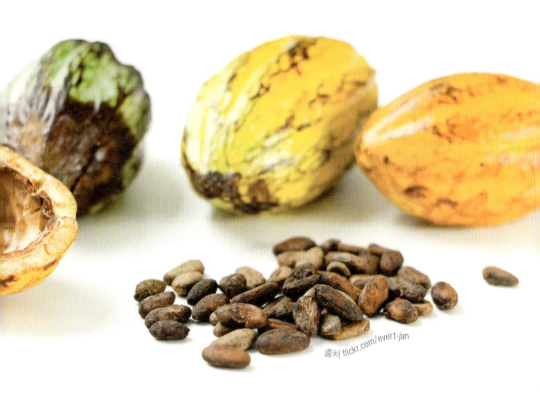
출처 flickr.com/evert-jan

그런데 알고 보면 초콜릿은 실연에 빠진 사람에게 더 좋다고 한다. 실연을 당하게 되면 우리 뇌에서 페닐에틸아민의 생성이 중단되어 불안감, 초조감, 우울감, 히스테리 등이 일어나는데 초콜릿으로 페닐에틸아민을 보충해 주면 실연의 아픔을 달래는 데 도움이 된다. 실제로 유럽 왕실에서는 사랑의 상처를 치유하기 위해 초콜릿을 먹곤 했다.

누구도 치유할 수 없고 오직 시간만이 해결해주는 사랑의 상처로 인한 마음의 고통까지 달래주는 초콜릿을 어찌 미워할 수 있을까? 우울하고 스트레스를 받는 날, 한두 조각의 초콜릿으로 마음과 정신을 달랠 수 있다면 굳이 초콜릿을 마다할 이유가 없다고 생각한다.

스스로의 정신건강을 위해 자그마한 선물로 초콜릿을 즐겨보자.

초콜릿의 역사 속으로

'오, 성스러운 초콜릿이여!
사람들은 무릎 꿇고 갈고 있고,
두 손 모아 당신을 부수고 있구나.
그리고는 하늘을 바라보며 당신을 마시네.'

스페인의 한 시인이 쓴 초콜릿을 찬양하는 시다. 시인이 찬양할 정도로 입안에서 살살 녹아드는 달콤하면서도 쌉싸래한 독특한 마성의 맛으로 세계인들을 사로잡는 초콜릿은 그 주재료가 아메리카 열대지방이 원산지인 카카오로, 지금으로부터 약 3,000년 이전부터 카카오나무가 재배된 것으로 알려져 있다. 고대인들은 카카오를 '신의 선물'이라 부르며 카카오 열매를 갈거나 빻아 물에 타서 마셨는데, 남미의 고대 마야 유적지에서 출토된 항아리에 카카오나무에 마야인들이 섬긴 신들 중에서도 상급신에 속하는 옥수수신의 머리가 매달려 있는 그림들로 보아 고대인들은 카카오를 식용했으며 매우 귀하게 여겼음을 알 수 있다. 카카오는 그 가치 때문에 화폐로 이용되기도 했는데 카카오 10알로 토끼 한 마리를 살 수 있었고, 100알로는 노예를 살 수 있었다고 하니 그 가치가 상당했던 모양이다.

이렇게 귀중한 것을 아무나 먹을 수 있었을 리는 없다. 세금과 공물로도 사용될 만큼 귀하고 값이 비쌌던 카카오는 일반시민들은 엄두도 내기 힘들었고, 주로 지배층에서 소비되거나 결혼식이나 종교적 의식 등에 사용되었는데 아즈텍의 왕이었던 몬테수마는 카카오로 만든 음료를 스테미너 음식으로 여겨 여인들을 만나러 가기 전 여러 잔을 마셨다고 전해진다.

마야문명이 발달했던 멕시코와 중앙아메리카지역을 넘어 카카오가 유럽으로 전해지게 된 것은 15세기 말이다. 아메리카대륙을 발견한 콜럼버스가 항해 중 카카오를 발견해 고국으로 돌아가 에스파냐 즉 스페인의 왕에게 카카오 열매를 바쳤다. 그러나 당시에는 카카오가 유럽에 그리 널리 퍼지지는 않고, 1520년에 아즈텍왕국을 정복한 스페인의 에르난 코르테스Hernán Cortés가 스페인으로 돌아가 카카오 열매와 음료를 소개하면서 왕족과 귀족들 사이에 유행하기 시

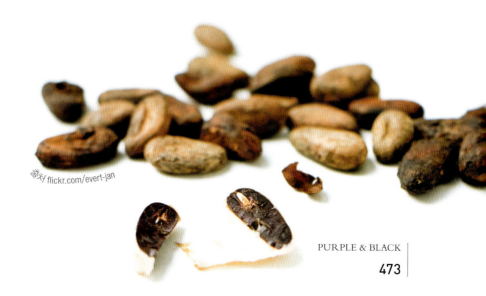
출처 flickr.com/evert-jan

PURPLE & BLACK

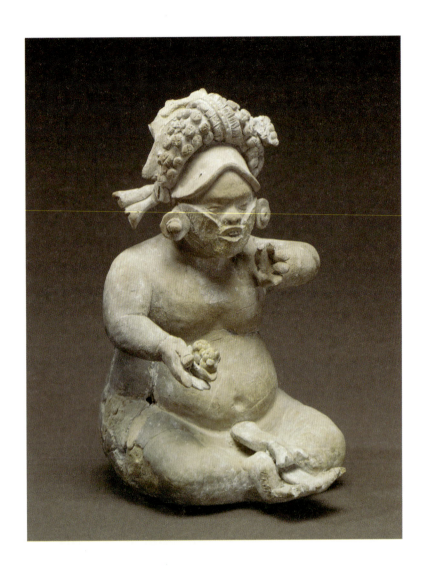

난쟁이 조각

마야의 조각 속에 등장한 카카오 열매.
Dwarf Figurine, Anonymous(Mayan), AD 550-850(Late Classic), Walters Art Museum, 출처 Wikipedia

작했고 본격적으로 유럽 전역으로 퍼져 나갔다. 그 후 유럽 각지에서 상류층의 소비가 높아지자 유럽의 여러나라들은 멕시코, 브라질 등의 식민지에서 노예들을 이용해 카카오 농장을 운영하며 아메리카 대륙과 유럽 사이에 카카오 무역이 시작됐다.

17세기에는 우유를 탄 초콜릿 음료가 개발되고 대중들에게 판매가 되었는데 고대부터 주로 음료로 이용되던 카카오에 변화가 시작된 것은 19세기다. 1828년 네덜란드의 반 호텐Van Houten이란 사람이 카카오를 압축하여 지방을 추출하는 기술을 개발, 코코아 버터가 탄생했는데 이것이 고체 형태의 초콜릿의 시초다. 이후 1847년에는 영국의 조지프 프라이Joseph Fry가 지방분의 압착과 설탕의 혼합 및 초콜릿의 형태를 바꾸는 방법을 고안하여 고형 초콜릿이 생산되기 시작했으며, 1876년에는 비로소 스위스의 다니엘 피터스Daniel Peters에 의해 기존의 초콜릿의 쓴 맛을 감소시킨 카카오에 우유를 첨가시킨 밀크초콜릿이 탄생하게 되었다. 밀크초콜릿의 개발과 초콜릿의 입자를 곱게 만드는 정제장치가 19세기 말에 발명되어 초콜릿의 품질은 더욱 향상되었고, 초콜릿 산업 역시 한층 발달하게 되었다.

그렇다면 우리나라에는 언제, 어떻게 초콜릿이 들어왔을까?

쇄국정책을 폈던 우리나라에 초콜릿이 전해진 것은 조선시대말기로 러시아 공관의 부인이 명성황후에게 서양과자와 화장품을 바쳤는데 그 중 초콜릿이 포함된 것이 처음이었다는 설과 일본의 이

PURPLE & BLACK

475

토 히로부미가 대한제국의 상궁들에게 초콜릿을 선물한 것이 최초라는 두 가지 설이 있다.

초콜릿은 우리나라의 아픈 역사를 기억하게 하는 식품이기도 하다. 해외세력들에 짓눌려 지내야만 했던 구한말에 달콤한 초콜릿이 비운의 대명사가 된 명성황후에게 전해진 것도 아이러니하지만 8.15 광복과 6.25 전쟁이라는 커다란 역사의 소용돌이에 휩쓸리며 배고프고 가난했던 국민들에게 미군이 들고 온 초콜릿은 어떻게든지 얻고 싶은 구호식품 중 하나였다. 아이들에게 미제 초콜릿을 던져 주면, 어떻게든 그 초콜릿을 얻으려 안달하던 당시 이 땅의 철모르던 아이들이었던 기성세대에게 과연 초콜릿은 달콤하기만 한 기억이 될 수 있을까. 그러나 언제까지 과거의 기억만 붙잡고 있을 수도 없는 일. 과거는 잊지 않되 즐거운 추억으로 상처에 새살을 돋게 하는 것도 소홀히 해서는 안 되겠다. 젊은 사람들처럼 발렌타인데이나 화이트데이 등에 사랑하는 부인이나 남편, 가족에게 초콜릿을 선물해 사랑을 표현한다든지 활기찬 인생을 위해 하루 초콜릿 한 두 조각을 섭취한다든지 하는 방법으로 말이다. 세상에서 사람들을 가장 행복하고 즐겁게 해주는 음식이 있다면 단연코 초콜릿을 들 수 있을 텐데 그것을 즐겁게 맛보는 행복을 놓쳐서는 안 될 테니까 말이다.

초콜릿에는 천연 항산화제 폴리페놀이 들어있다

초콜릿은 어떻게 만들어지는 것일까? 아주 간단하게 설명하자면 카카오나무의 열매에서 종자를 꺼내 며칠 동안 발효시키면 붉은 빛을 띤 갈색으로 변하며 독특한 향기가 나는데 이것을 물로 씻어 건조시키면 카카오콩이 된다. 이 카카오콩을 볶아 가루로 만들면 카카오 페이스트가 만들어지고, 카카오 페이스트에 설탕, 우유, 향료 등을 첨가하여 굳히면 초콜릿이 탄생하게 된다.

이러한 초콜릿에는 다양한 영양분이 포함되어 있는데 3대 영양소인 탄수화물, 지방, 단백질은 물론 칼륨, 인, 나트륨, 칼슘, 철, 아연, 엽산 등의 무기질과 비타민 A, 비타민 B_1, 비타민 B_2, 비타민 B_6, 비타민 C, 비타민 E 등의 비타민, 식이섬유가 들어있으며 카페인, 테오브로민, 폴리페놀, 페닐에틸아민, 타우린, 카테킨 등의 물질도 풍부하게 함유되어 있다. 이 중 과일과 채소 등의 식물성 식품에 많이 들어있는 천연 항산화제로 활성산소의 억제효과와 혈압강하 효과가 뛰어나 동맥경화, 암, 노화, 협심증, 심근경색, 고혈압의 예방에 도움을 주며 노인성 치매와 뇌졸중, 스트레스 해소, 알레르기성 질환의 완화에도 효능이 있는 것으로 알려진 폴리페놀은 '제4의 비타민'이라고도 불리는데 초콜릿의 주성분인 카카오에 들어있는 항산화물질로 놀랍게도 같은 양의 적포도주보다 2배, 녹차보다 3배, 홍차보다 5배 이상 함유되어 있는 것으로 알려져 초콜릿이 건

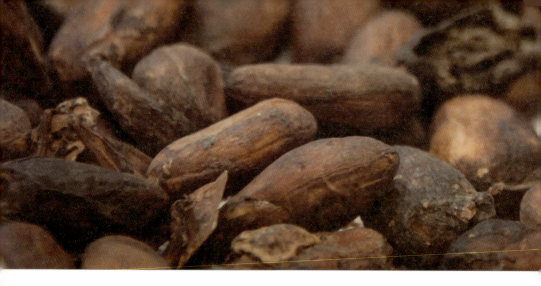

강식품으로 새롭게 주목받는 데 한 역할을 톡톡히 하고 있다.

　카페인과 테오브로민은 초콜릿에 함유된 알칼로이드 화합물로 대뇌의 중추신경계를 자극한다. 피로회복, 스트레스와 우울감 해소, 집중력과 사고력 향상과 함께 이뇨작용으로 체내노폐물 제거의 효과가 있다. 참고로 간혹 초콜릿의 카페인 함유 때문에 카페인 중독 등을 걱정하시는 분들이 있는데 초콜릿의 카페인 함유량은 커피의 20분의 1에서 60분의 1정도 밖에 되지 않으므로 크게 걱정할 필요가 없다. 페닐에틸아민 역시 정신을 안정시키고 기분을 좋게 하며, 타우린과 카테킨은 항산화 작용은 물론 알코올 분해를 적극적으로 도와주는 등 해독능력이 뛰어난 물질로 초콜릿을 한 두알 음주 전후 먹어주면 숙취해소에 도움을 받을 수 있다.

　또한 초콜릿은 사람들이 생각하는 것과 달리 뼈를 튼튼하게 해주는 칼슘, 혈액을 만들어 주는 철분, 에너지대사 및 뇌기능을 활성화

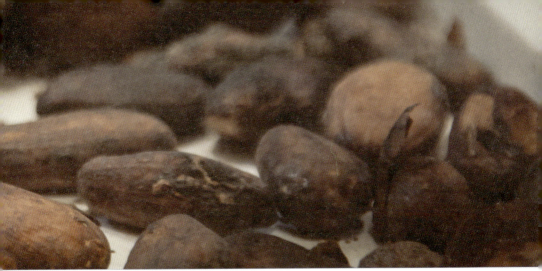

출처 flickr.com/sunxez

시키고 정상혈압을 유지시키는 칼륨, 칼륨과 함께 체내의 산알카리를 조절하는 나트륨, 인 등의 무기질의 함유량이 풍부한 편이며 시력보호와 피부미용 등에 좋은 비타민 A, 비타민 B군에 속하며 아미노산과 핵산의 합성에 없어서는 안 될 성분이며 세포의 성장과 혈액의 생성에 관여하는 엽산, 신진대사를 원활하게 도와주는 비타민 B_1, 비타민 B_2, 비타민 B 복합체인 나이아신 등 꽤 다양한 비타민이 포진하고 있어 건강에 도움을 준다.

초콜릿과 비만

필자를 포함하여 등산을 좋아하는 산사람들에게 오이와 초콜릿은 참으로 유익한 동반자다. 산을 타다보면 한두 번쯤은 꼴딱꼴딱 숨이 넘어가 산행을 포기하고 싶은 순간이 찾아오기 마련인데 이때 잠시 쉬며 수분 함유량이 많은 오이를 씹어 먹으면 허기를 채워줌과 동시에 땀으로 배출된 수분을 보충할 수 있고, 휴대가 간편하면서도 열량이 높은 초콜릿을 먹으면 새롭게 에너지를 얻게 되어 나머지 산행을 마칠 수 있는 힘을 낼 수 있게 된다. 산에서 조난당했던 사람이 초콜릿만 먹으며 구조될 때까지 며칠을 버틴 경우도 있으니 만약의 사태를 대비해서라도 산행 시에는 초콜릿을 꼭 챙겨가는 것이 좋다.

그런데 산사람들에게는 고열량 식품으로 환영받는 초콜릿이 보통의 경우에는 고열량 식품이란 이유로 푸대접 받기 일쑤다. 초콜릿 100g당 400~550kcal로 밥 한 공기 반과 비슷한 열량을 내니 고열량식품임에는 틀림이 없지만 과연 사람들의 인식처럼 푸대접을 받아도 싼 비만을 불러오는 해로운 식품인지, 비만을 불러오지 않도록 건강하게 먹을 수 있는 방법은 없는지 등에 대해 알아보기로 하겠다. 맛도 좋고, 기분도 좋아지는 초콜릿을 마냥 포기하는 것보다는 먹고 행복해지며 건강까지 챙길 수 있다면 그야말로 일석다조일테니 말이다.

초콜릿의 열량이 높은 것은 크게 두 가지 이유가 있다. 첫째, 초콜릿의 주재료인 카카오 자체에 지방의 함량이 높고, 가공과정에서 설탕, 카카오 버터 등이 들어가기 때문이다. 그런데 카카오의 지방에 대해서 말하자면(카카오버터 역시 카카오에서 추출한 지방이므로 별다를 것이 없다) 카카오의 지방은 식물성 지방으로 혈중 콜레스테롤을 낮추고 혈관을 보호하는 몸에 좋은 올레인산 등의 불포화지방산을 많이 함유하고 있으며, 포화지방산 역시 체내 흡수율이 낮아 과하게 초콜릿을 많이 먹지 않고 건강을 위해 하루 한두 조각씩 초콜릿을 섭취한다면 별로 문제가 되지 않는다. 또 폴리페놀 등 초콜릿 자체에 체내의 지방흡수를 억제해주는 성분이 들어있고, 뇌를 자극해 식욕을 억제해 주는 테오브로민 성분도 있어 연구결과에 따르면 식전에 초콜릿을 한두 조각 먹으면 오히려 비만방지에 도움이 된다고 한다. 더구나 시중에 판매되는 초콜릿에 실제 카카오 함유량은 종류에 따라 다르긴 하지만 20~30% 정도 밖에 안 되는 것도 많아 카카오 자체의 지방이 생각보다 문제가 되지는 않는다.

문제는 설탕을 비롯한 초콜릿의 당질, 즉 탄수화물 성분이다. 초콜릿에는 당질이 60~70%를 차지하고 있다. 그러나 당질 역시 무조건 나쁘게만 보아서는 안 되는 것이 당질은 우리 몸에 에너지를 공급해주는 기초성분으로 당질이 부족하면 사람은 쉽게 피곤해지고, 뇌도 제 기능을 할 수 없게 된다. 등산 등으로 몸이 피로하고 지쳤을 때 초콜릿을 먹어주는 것도 초콜릿을 통해 당질을 빠르게 보충해 기력을 회복하기 위해서다. 물론 당질이 우리 몸에 꼭 필요한 성분이긴 하지만 이를 과하게 섭취하면 체내에 축적되어 지방으로 변해 비만 등을 유발하기 때문에 좋지 않은 것은 사실이다. 초콜릿의 당질은 흡수가 빨라 순간적으로 혈당을 높여줄 수 있으므로 당대사에 관여하는 인슐린 분비에 문제가 있는 당뇨환자들도 섭취해 주의해야 한다. 하지만 특별히 인슐린 분비에 문제가 없고 비만인이 아니라면 초콜릿을 먹되 그 양을 적절히 하면 된다. 초콜릿에 당질 성분이 많긴 하지만 사탕과 설탕처럼 오로지 단맛을 내는 당분으로 채워진 음식이 아니고, 다른 영양소와 성분들이 다양하게 들어 있어 조화를 이루므로 심신이 피로하여 단 것이 자꾸만 당길 때 사탕 등을 입에 물 바에는 초콜릿 한 두 조각을 입에 물고 살살 녹여 먹는 것이 훨씬 좋다.

초콜릿의 당분, 단맛으로 인한 충치 걱정도 사탕보다는 덜하다. 초콜릿에 들어있는 탄닌 성분이 충치균을 억제해 주기 때문이다. 밀크초콜릿의 경우 충치 유발 지수가 귤과 비슷한 수준 정도이고, 사탕은 물론 비스킷이나 젤리, 딸기보다도 충치 유발 지수가 낮다. 그렇다고 100% 충치가 안 생긴다는 것은 아니므로 먹고 난 후에는 양치를 해 치아 건강을 지키면 좋을 것이다. 사실 충치는 음식을 먹은 후 양치하는 습관을 갖는 것이 더 좋은 예방법이다.

이제 건강에 좋으려면 초콜릿 섭취는 어떻게 해야 하는지 생각해 보자. 그에 대한 답은 솔직히 다른 식품들과 크게 다르지 않다. 초콜릿 역시 좋은 초콜릿을 선택해 먹고, 적당하게 먹어야 건강에 도움이 된다. 좋은 초콜릿이란 주재료인 카카오의 함유량이 많아 상대적으로 설탕 등의 다른 첨가물이 적게 들어간 것이라고 할 수 있다. 여

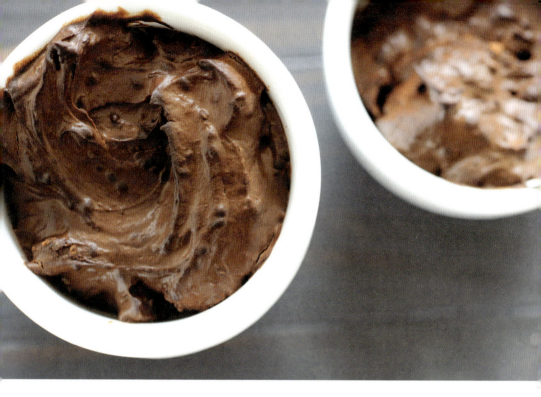

초콜릿 무스
출처 thestonesoup.com

기서 다른 첨가물이란 대표적으로 값싼 초콜릿을 만들기 위해 올리브유와 함께 고급지방으로 알려진 코코아버터대신 팜유나 코코넛유 등의 다른 대용유지 등을 말한다. 초콜릿의 카카오 함유량이 많을수록 카카오 본연의 맛을 느낄 수 있을 뿐 아니라 건강에 좋은 폴리페놀 성분 역시 풍부하다. 이렇게 볼 때 고형 우유 등이 들어가는 밀크초콜릿이나 카카오가 아닌 카카오 버터가 주재료인 화이트 초콜릿 보다는 카카오 함량이 70% 이상인 다크 초콜릿을 하루에 1~2

조각 정도 섭취하는 것이 가장 바람직하고, 건강하게 초콜릿을 섭취하는 방법이라 할 수 있다. 1~2 조각이라고 했음을 잊지 말자. 세상에서 가장 달콤하고 유혹적인 음식인 초콜릿이지만 그만큼 절제가 필요한 음식이 초콜릿이다. 절제를 하지 않고 마음껏 먹는 순간 초콜릿은 건강음식이 아니게 된다. 그래서 초콜릿을 먹을 때에는 음식을 먹는다는 생각보다는 하루 한번 찾아오는 작은 행복을 음미한다거나 스스로에게 주는 작은 선물을 풀어본다는 생각으로 양보다는 질에 만족하며 즐기는 것이 좋을 것 같다.

참고로 초콜릿을 냉장 보관하면 초콜릿이 하얗게 변한 경우를 볼 수 있는데 이것은 '블룸'이라고 불리는 현상으로 초콜릿의 유지나 설탕이 표면으로 떠올라 생기는 백화현상이다. 보기엔 좀 이상해 보이지만 상한 것은 아니므로 먹어도 안전상 문제는 없다. 초콜릿 보관의 이상적인 온도는 15~17도이고 습도는 50% 이상이다.

초콜릿에 대한 기사들

초콜릿을 예술적으로까지 승화시키는 초콜릿 요리사인 쇼콜라티에chocolatier의 수제초콜릿들은 그 모양이 다양해 시각적 즐거움을 주는데, 대체 어떤 맛을 내고 안에는 무엇이 들었을까가 절로 궁금해지는 호기심과 상상력을 불러일으키며, 맛이 훌륭하여 입안에 두

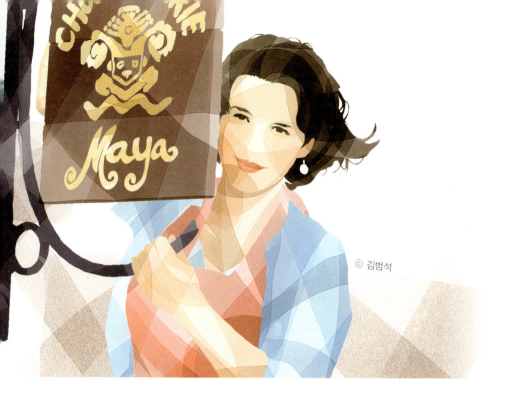
ⓒ 김범석

고 살살 녹여 먹으며 시간을 들여 음미하게 만드는 힘을 가지고 있다. 재료의 매력에 요리사의 정성과 창의력이 먹는 이의 상상력으로 까지 이어지니 입도 즐겁고 머리도 즐겁고 마지막으로는 마음까지 즐겁다. 이런 초콜릿의 특성을 아주 잘 살린 〈초콜릿^{Chocolat}〉이라는 영화가 있다. 2000년에 만들어진 라세 할스트롬 감독의 영화로 프랑스의 유명 배우인 '줄리엣 비노쉬'와 미국의 할리우드 스타 '조니 뎁'이 주연한 영화다.

아주 간단하게 영화를 소개하자면 어느 날 프랑스의 작은 마을에 어딘지 신비해 보이는 여인인 비안느가 나타나고 초콜릿 가게를 여는데, 그녀가 만든 초콜릿은 맛도 훌륭하지만 뭐라 설명할 수 없는 힘을 가지고 있어 보수적이었던 마을 사람들을 사랑과 정열에 빠지게 만들고 만다. 삶의 활력을 잃었던 노인들이 활기차지고, 위기의 연인들은 다시 불타는 사랑 속으로 빠져들며, 불화가 끊이지 않았던 이웃들은 화해를 하며 한번 초콜릿을 먹은 사람들은 초콜릿의 유혹에서 빠져나오지 못하고 계속 찾게 된다. 보수주의자들은 마을에 불어 온 변화의 바람을 못 마땅하게 여기고, 마을 사람들의 너무 큰 변화에 비안느 역시 책임감을 느끼며 갈등하게 된다. 그러던 와중에 마을에 찾아든 유랑자 같은 낯선 남자와 사랑에 빠지고……. 뭐 이렇게 전개되는 영화다.

영화를 보면서 초콜릿의 힘이 저렇게 대단한가 싶기도 하고, 약간 판타지적인 내용에 웃음이 나기도 하고, 어쩔 때는 '아니 아무리 맛이 좋고 기분이 좋아져도 그렇지 저렇게 먹어대면 건강은 어떡하자는 거야?'라는 의사다운 생각도 들었었던 것 같다. 아마도 당시에는 초콜릿이 블랙 푸드로, 기능성 건강식품으로 새삼 조명을 받기 전이라 더 그런 생각이 들었던 모양이다. 그래서 이참에 10년이 넘는 세월 동안 초콜릿에 대한 건강효능에 어떤 연구나 기사들이 발표가 되었는지 찾아보았다. 아무래도 초콜릿의 건강효능이 우리나라에서 언급되고 부각받기 시작한 것이 그리 오래되지 않아 많은 분들이 아직도 고개를 갸우뚱하고 반신반의하실 것 같아 몇 가지 소개를 해 본다. 연구결과나 기사는 핵심만 간단하게 정리했음을 밝

오색섭생

486

히는 바이다.

•• 영국의 일간지 〈텔레그라프〉는 하루에 다크 초콜릿을 한 조
각을 먹으면 30분 운동을 한 것과 비슷한 효과를 볼 수 있다는 연
구 결과가 나왔다고 보도했다. 미국 웨인주립대학교 모 말렉 박사
는 초콜릿 성분이 생쥐의 몸에 어떤 영향을 미치는지에 관한 연구
를 위해 생쥐를 두 그룹으로 나눈 뒤 한 그룹에게는 초콜릿에서 추
출한 물질을 하루에 두 번 씩 투여하고, 다른 그룹은 하루에 30분
씩 러닝머신에서 달리도록 하여 세포 속 작은 기관이자 세포 안에
서 에너지 생산 공장의 역할을 하는 미토콘드리아를 관찰했다. 미
토콘드리아의 증가는 달리기 등의 유산소 운동을 꾸준히 하면 나
타나는데 실험 결과 초콜릿 추출물을 투여한 생쥐그룹과 운동을
시킨 생쥐그룹의 미토콘드리아 생산양이 비슷하게 나타나 초콜릿
추출물을 먹는 것만으로도 30분 유산소 운동의 효과가 난 것으로
파악됐다고 밝혔다. 또한 모 말렉 박사에 의하면 초콜릿 추출물과
운동을 병행한 경우 그 효과는 배가 됐다고 한다.

•• 영국 〈데일리 메일〉은 영국 스코틀랜드 글래스고대 연구진
이 신경학지에 기고한 논문을 인용해 초콜릿 한 개가 뇌혈관에 직
접적인 영향을 줌으로써 뇌졸중 발병 확률을 낮출 수 있다고 전
했다. 매튜 월터스 글래스고대 교수는 초콜릿의 일부 성분이 뇌
혈관에 변화를 줌으로써 뇌졸중 위험이 감소된다고 보고 있다고
밝혔다.

PURPLE & BLACK

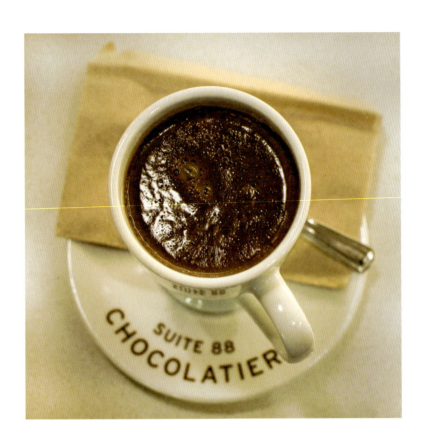

핫 초콜릿

초콜릿을 그대로 녹여 음료형태로 만든 핫 초콜릿.
출처 flickr.com/tmab2003

•• 미국 딜리셔스리빙닷컴은 초콜릿에 다량으로 함유된 항산화 물질이 기미와 피부암의 원인이 되는 자외선으로부터 피부를 보호하는 역할을 하는 연구결과가 나왔다고 보도했다.

•• 이탈리아 텔아비브 연구팀은 아침에 초콜릿처럼 단것을 먹으면 하루 종일 단맛에 대한 갈증이 덜해지고 공복감을 없애는데 도움을 주어 체중감량에 도움이 된다고 밝혔다.

•• 호주 모나쉬 대학 연구진은 심장질환의 발병 위험이 높은 성인 남녀 2,000명을 대상으로 조사한 결과, 매일 다크초콜릿 100g을 먹은 사람은 그렇지 않은 사람에 비해 10년 후 심장마비 또는 뇌졸중 위험이 감소하는 것으로 나타났다고 연구결과를 발표했다.

•• 독일의 쾰른 대학병원 연구진은 초콜릿에 혈압을 낮추는 효과가 있다는 연구결과를 발표했다. 쾰른 대학의 도버트 박사는 초콜릿 한 조각이 혈압을 낮출 수 있다며 다크초콜릿에 혈관을 깨끗하게 해주는 폴리페놀 성분이 많이 들어 있기 때문이라고 말했다.

•• 미국 〈타임〉지는 2012년 4월호에 초콜릿을 자주 먹는 사람일수록 체질량지수[BMI]가 낮다고 보도했다.

•• 롯데중앙연구소는 서울대학교 의과대학 정명희 교수팀, 농업생명과학대학 이형주 교수팀과 공동연구를 통해 카카오의 폴리페놀 성분이 헬리코박터 파일로리균이 일으키는 위점막 손상을 억제, 위염 예방효과는 물론 암 억제 효과도 있다는 사실을 입증했다.

•• 미국 하버드 의과대학 연구진이 총 320명이 참여한 10건의 임상시험 결과를 분석한 결과, 폴리페놀[polyphenol] 함량이 높은 다크

초콜릿이나 코쿠아 제품을 섭취하면 체내 저밀도 콜레스테롤 및
총 콜레스테롤이 낮아질 수 있는 것으로 나타났다.

•• 하버드 의과대학 소론드 박사 연구팀은 노년층이 하루 2잔 정
도의 핫 초콜릿을 마시면, 두뇌 건강을 유지할 수 있으며 사고력
이 예리해진다는 논문을 발표했다.

•• 2009년 스웨덴에서 연구한 바에 따르면 심장마비 발생 후 생
존한 사람들에 대해 조사한 결과 일주일에 최소한 두세 차례 초콜
릿을 섭취한 사람이 그렇지 않은 사람들보다 생존할 확률이 세 배
나 높았다고 한다.

초콜릿의 효능에 관한 논문은 이외에도 많다. 이 책에 쓰인 우리
주변의 흔한 음식들처럼, 절대적으로 좋은 음식도 절대적으로 나쁜
음식도 세상에는 흔하지 않다. 초콜릿 역시 마찬가지다. 몸을 알고
음식을 알면 먹는 것의 소중함을 새삼 더 깨닫게 된다.

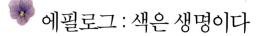
에필로그 : 색은 생명이다

    빨간색 토마토로 시작하여 검은색 초콜릿에 이르기까지 다섯 가지 색깔별로 대표적인 컬러 푸드를 소개하였다. 부담 없는 토마토로 만든 입맛 돋우는 애피타이저로 시작해 소박하지만 건강한 웰빙 풀코스 요리를 거쳐 마지막 디저트로 기분까지 좋아지는 수제초콜릿까지 한상 거하게 먹은 느낌이 든다. 음식의 색을 얘기했는데 인생의 색 얘기를 더한 느낌이 들고, 새삼 세상의 색이 주는 다채로움과 활기, 생명력을 생각하는 계기도 되었다.

    생각해 보면 색이란 빛의 다른 이름이 아닌가 싶다. 빛이 없는 세상이란 것은 암흑의 세상을 의미함과 동시에 색이 없는 세상을 일컫는 것이니 말이다. 빛은 인간은 물론이고 지구상의 모든 생명체가 생명을 유지하기 위해서 꼭 필요한 요소이다. 이것은 다른 말로 하면 색 역시 우리가 살아가기 위해 없어서는 안 될 요소라는 말과 같지 않을까?

색이 없는 세상을 상상해보라. 운이 좋아 사물의 형체 구분은 가능하다고 전제를 해도 그리 희망차게 느껴지지 않는다. 보이는 모든 것이 회색빛이라면(신기하게도 색이 없는 세상하면 모든 것이 회색빛인 세상이 가장 먼저 떠오른다) 우리는 세상이라는 커다란 교도소에 갇힌 기분일 것이다. 우울증은 만연하고, 자살률은 높아지고, 색이 주는 자극의 상실로 감각도 둔화되고, 뇌의 자극이 적어지니 치매 같은 질병의 발생 수치도 기하급수적으로 늘어날 것이다. 색의 부재는 곧 건강의 부재요, 온갖 질병의 발병 원인이 될 수도 있는 셈이다.

음식에 있어서의 색도 마찬가지인 것 같다. 보통 음식은 눈으로 먼저 즐기고 입으로 먹는 것이라고 하는데 색이 없다면 음식이 지금처럼 사람들에게 즐거움을 주며 스트레스를 해소시킬 수는 없을 것이다. 오히려 검은색이나 회색, 또는 흰색 한 가지 만으로 세상의 모든 음식이 통일되어 있다면 음식을 먹는 것이 우울해지고, 고역이 될 수도 있을 것 같다. 그렇게 먹는 음식은 결코 건강에 도움을 주지 못하리라. 정말 그저 살기 위해 어쩔 수 없이 먹는 음식에 지나지 않으리라.

그렇다면 음식의 색은, 색 그 자체가 시각적으로 보여 지는 것만으로도 건강을 지켜준다고 볼 수 있을 것 같다. 여기에 식품의 색이 가진 생리활성물질인 파이토케미컬 성분이 더해지니 '음식의 색은 곧 건강이다'라고 말해도 크게 어긋나지 않아 보인다.

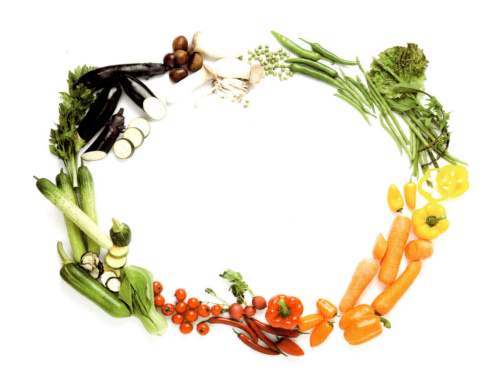

　이러한 음식의 색으로 한상을 정성스럽게 차려 보았다. 보시는 분들이 건강해지길 바라는 마음으로 차린 상이니 다소 미흡한 점이 있더라도 즐겨주셨길 바란다. 마지막으로 부디 당신의 식탁이 보다 컬러풀해지고, 그로 인해 당신의 인생도 컬러풀해지길 바라는 기원을 담으며 컬러 푸드로 차려진 밥상을 이만 물린다.

참고도서

— 괴테 '색채론'의 구조와 그 현대적 의미 (한국 괴테학회)

— 나이를 거꾸로 먹는 100가지 비결 (아베 히로유키 저, 베텔스만)

— 난 슈퍼푸드를 먹는다 (스티븐 G. 프랫 저, 시공사)

— 내 삶에 색을 입히자 (하워드 선, 도로시 선 저, 예경북스)

— 도시 사람을 위한 주말농사 텃밭 가꾸기 (전국귀농운동본부 저, 들녘)

— 먹을거리 위기와 로컬 푸드 (김종덕 저, 이후)

— 면역력을 키워주는 식재료 BEST 66 (진혜운 저, 이젠미디어)

— 몸과 마음을 치료하는 색채 (릴리안 베르너 본즈 저, 도서출판 국제)

— 몸에 좋은 색깔음식 50 (정이안 저, 고려원 북스)

— 민족문화대백과사전 (한국정신문화연구원 저)

— 색, 색을 먹자 (윤동혁 저, 거름)

— 색감으로 먹는 슈퍼칼라푸드 (양향자 저, 백산출판사)

— 색을 사랑한 뮤즈 (이상효 저, 음악세계)

— 색의 유혹 (오수연 저, 살림출판사)

— 색의 힘 (하랄드 브램 저, 일진사)

— 색채 심리 (스에나가 타미오 저, 예경)

— **색채론** (요한 볼프강 폰 괴테 저, 민음사)

— **색채용어사전** (박연선 저, 도서출판 예림)

— **색채의 상징, 색채의 심리** (박영수 저, 살림출판사)

— **색채의 역사** (존 게이지 저, 사회평론)

— **식품과학기술대사전**(한국식품과학회 저)

— **알고 먹으면 좋은 우리 식재료 Q&A** (윤숙자, 최봉순, 최은희 저, 지구문화사)

— **에곤 실레** (박덕흠 저, 도서출판 재원)

— **우리 몸에 좋은 음식 대사전** (미우라 마사요 저, 동학사)

— **우리가 정말 알아야 할 우리 음식 백가지** (한복진 저, 현암사)

— **음식이야기** (윤진아 저, 살림출판사)

— **의심 많은 교양인을 위한 상식의 반전 101** (김규회 저, 끌리는 책)

— **자연이 만든 음식재료의 비밀** (정이안 저, 21세기 북스)

— **죽기 전에 꼭 먹어야 할 세계 음식재료 1001** (프랜시스 케이스 저, 마로니에 북스)

— **천년의 밥상** (오한샘, 최유진 저, MID)

— **청국장 다이어트&건강법** (김한복 저, 휴먼앤북스)

— **청국장, 100세 건강법**(홍영재 저, 서울문화사)

— **컬러 스타일 북** (황정선 저, 황금부엉이)

— **컬러푸드 건강혁명** (이강권 저, 팜파스)

— **클림트 황금빛 유혹** (신성림 저, 다빈치)

— **파워 푸드 101** (데이비드 그로토 저, 티트리)

— **파워 푸드, 슈퍼 푸드** (박명윤, 이건순, 박선주 저. 푸른 행복)

— **한국인 무병장수 밥상의 비밀** (KBS 생로병사의 비밀 제작팀, 허완석 저, 비타북스)

— **홍성욱의 과학에세이** (홍성욱 저, 동아시아)

오색섭생
496